COMPTES-RENDUS

DU

XII CONGRÈS INTERNATIONAL DE MÉDECINE

MOSCOU, 7 (19)—14 (26) AOÛT 1897

PUBLIÉS

PAR LE

COMITÉ EXÉCUTIF.

SECTION IXa.

ODONTOLOGIE

MOSCOU.

Société de l'Imprimerie „S. P. Yakovlev", Saltykovski péréoulok, 9.

1899.

Table des matières.

Première Séance, Vendredi, le 8 (20) Août, matin.

Deuxième Séance, Vendredi, le 8 (20) Août, après-midi

Troisième Séance, Samedi, le 9 (21) Août.

Quatrième Séance, Lundi, le 11 (23) Août.

Cinquième Séance, Mardi, le 12 (24) Août.

Sixième Séance, Mercredi, le 13 (25) Août.

Annexes:

Odontologie.

Pros. F. A. Rein, Président.
Dr. S. Urenius, Secrétaire.

Première Séance.

Vendredi, le 8 (20) Août, 9 h. du matin.

Pros. F. A. Rein (Moscou)

déclare la session ouverte et souhaite la bienvenue à tous les partici-
pants de la Section. Il présente la liste des présidents honoraires qui
est acceptée par acclamation:

Dr. Amoëdo (Paris), Dr. Bonwill (Philadelphie), Dr. Richter
(Berlin), Dr. Sauvez (Paris), Prof. Scheff jun. (Vienne), Dr. Talbot
(Chicago), Dr. Wolf (Agram).

Dr. Martin Wolf (Agram).

Die Mundpflege der Schuljugend.

Hochverehrte Versammlung!

Dass die Zahnverderbniss bei der Menschheit von Tag zu Tag
immer grössere Dimensionen annimmt, ist eine erwiesene Thatsache,
und gerade dieser Umstand ist es, der uns die brennende Frage auf-
drängt, ob diesem Uebel keine Schranken gesetzt werden können.

Es ist Gott Lob durch die conservirende Zahnheilkunde, deren
treuer Anhänger heute jeder moderngebildete Zahnarzt ist, schon ein
grosser Schritt zur Besserung gethan, und viele tausende kranke Zähne,
die noch vor kurzer Zeit als verloren betrachtet und demgemäss auch
behandelt wurden, werden heute zum Wol der Menschheit erhalten.

Ja ich zweifle gar nicht daran, dass es den Bemühungen und rast-
losen Forschungen unserer hervorragenden Fachgenossen, die auf der
Basis der allgemeinen medicinischen Wissenschaft unser Specialfach
täglich mit anerkannten Schätzen bereichern, gelingen wird, die Zahnheilkunde auf weit höhere Stufen der Vervollkommnung zu heben.

Jedoch dürfen wir die Inschrankenlegung der Zahnverderbniss nicht von der conservirenden Zahnheilkunde allein erwarten, sondern müssen trachten letzterer zu Hilfe zu kommen durch Vorarbeiten, indem wir uns bemühen Mittel und Wege zu finden, dem so rapiden Fortschreiten der Zahnverderbniss Einhalt zu thun; und ich glaube ein solches Mittel besitzen wir in der rationellen und streng durchgeführten Mundpflege.

Eine gute zweckentsprechende Mundpflege, meine Herren, ist bei dem grössten Teil unserer Bevölkerung eine terra incognita, und zwar ist dies, bis auf wenige Ausnahmen, durchwegs bei unserer zarten Jugend der Fall.

Ich habe, nachdem mich die hohe kroatische Landes-Regirung mit der speciellen zahnärztlichen Behandlung der Zöglinge zweier Institute betraut hat, seit 4 Jahren Gelegenheit bei Schülern zwischen 8—14 Jahren Erfahrungen zu sammeln, die geradezu traurige sind. Ich will die Herren Collegen durch Anführen statistischer Zahlen nicht ermüden, es kennt wol jeder den bedenkenerregenden Procentsatz, den unser geehrter und unermüdlicher Herr College Dr. Röse Freiberg bei seinen ausgedehnten Untersuchungen gefunden hat, und ich will nur bemerken, dass es bei uns in Kroatien noch um einen Grad schlimmer steht.

Bis zum 6-ten Lebensjahre steht das Kind ausschliesslich unter der Obhut seiner Eltern respective deren Stellvertreter, und können wir unseren Einfluss höchstens dadurch geltend machen, dass wir durch Belehrung des grossen Publicums trachten, den grossen Vorteil und Nutzen einer rationellen Mundpflege auch bis zum 6-ten Lebensjahre zur Erkenntniss zu bringen.

Mit dem 6-ten Lebensjahre aber, meine Herren, tritt das Kind in das Alter der allgemeinen Schulpflicht. Von da an ist jedes Kind in den civilisirten Staaten verpflichtet eine öffentliche Lehranstalt zu besuchen und das ist der Zeitpunkt, wo sich in die Erziehung der Kinder ausser den Eltern auch andere Personen einmischen, es sind dies der Lehrer, die Lehrerin etc.; zusammengefasst ist es eben der Staat, der für eine gute Erziehung seiner jungen Bürger Sorge trägt.

Und in der That werden von den Cultur-Staaten heute keine Mittel und Ausgaben geschont, um in ihren Lehranstalten die möglichst besten Lehr- und Erziehungsmethoden einzuführen. Es wird sowol für die geistige, als auch für die körperliche Ausbildung des Knaben, so wie des Mädchens die grösste Sorge getragen. Es muss das Kind schon in seiner zarten Jugend geimpft werden, um seinen Körper gegen ein starkes Krankheitsgift unempfänglich zu machen. Durch Turnen, Fechten, Slöjd etc. wird die Muskelkraft und Gewandtheit mit einem Worte die ganze Entwickelung des Körpers gefördert.

Mit Bedauern müssen wir aber bemerken, dass für eine rationelle und strenge Mundpflege noch gar nicht, oder sehr mangelhaft gesorgt worden ist.

Meine Herren! Ich glaube, dass die Mundpflege gar nicht weniger Recht hat, ebenso, wenn nicht noch mehr berücksichtigt zu werden, wie die früher erwähnten Disciplinen, wenn wir bedenken, dass die Mundhöhle die Eingangspforte in das Innere des Körpers bildet.

Es ist selbstverständlich, dass, wenn die Luft, welche, bevor sie in die Lunge, ihren Bestimmungsort, gelangt, eine schmierige, inficirte, mit einer Unzahl von Krankheitspilzen geschwängerte Höhle passiren muss, dem Körper nicht so zuträglich, und die physiologische Aufgabe, die ihr im Organismus zufällt, nicht so zufriedenstellend erfüllen kann, als im entgegengesetzten Falle.

Betrachten wir auch noch die Zufuhr der Nahrung. — Die Mundhöhle ist der Beginn des Verdauungscanales. Hier werden den Nahrungsstoffen, die durch die Mastication entsprechend vorbereitet werden, zugleich chemische Stoffe beigemengt, die zur weiteren Verdauung unbedingt notwendig sind. Diese Beimengung geschieht nun um so vollständiger und ist die Verdauung eine um so leichtere, je besser die Nahrungsstoffe zerkaut werden, was jedoch nur ein tadelloses Gebiss in einer vollkommen gesunden Mundhöhle bewerkstelligen kann.

Wenn aber die Mundhöhle noch eine Menge kleiner, aber nicht physiologischer Höhlen besitzt, in die wärend des Kauens die Nahrungsstoffe hineingepresst werden, von wo sie nur teilweise oder garnicht entfernt werden können, werden da nicht die schönsten Gährungs- und Fäulnissprocesse vor sich gehen, da ja die günstigsten Bedingungen hierzu, als gleichmässige Wärme, Feuchtigkeit, hinlängliche Nahrungsstoffe etc. vorhanden sind? Selbstverständlich wird eine solche Mundhöhle den Lagerplatz einer Unzahl von schädlichen Säften, Gasen und Keimen bilden, die wärend des Kauacktes recht gründlich den Nahrungsstoffen beigesetzt werden. Kann man nun da voraussetzen, dass auf diese Weise vergiftete Nahruugsstoffe durch längere Zeit, Jahre hindurch dem Körper ungestraft zugeführt werden können?

Ich glaube garnicht zu weit zu gehen, wenn ich die Schuld vieler Magen- und Darmkatarrhe, Blutarmut, Bleichsucht etc. mit allen diese Krankheiten begleitenden Zuständen, gerade einer vernachlässigten Mundhöhle zuschreibe. Freilich sucht man in diesen Fällen zumeist sonst wo die Ursache, weil sie gewöhnlich erst nach jahrelangem Vergiften auftreten und muss dann ein Trunk kalten Wassers, eine Verkühlung an einem schönen Sommerabende u. s. w. als causa gerendi herhalten, und es beginnen die langwierigsten Kuren. Vom Mineralwasser geht man zu den verschiedenen Bädern, Luftkuren und Klimawechsel über, schliesslich ist es die Kneippkur, von der noch die einzige Rettung erwartet wird.

Nun sind aber die Fälle gar nicht selten, wo durch eine gründliche Heilung der vernachlässigten und in Folge dessen erkrankten Mundhöhle alle diese Krankheiten wieder. zum Schwinden gebracht worden sind.

Ich muss aber bemerken, meine Herren, dass ich unter einer rationellen Mundpflege nicht blos das tägliche Ausspülen mit irgend einem Mundwasser und Putzen mit irgend einem Pulver und Bürste verstehe, sondern vielmehr darauf Gewicht lege, dass jedes Schulkind von einem Fachmanne wärend des Schuljahres gründlich behandelt werde. Dass jeder unrettbar verlorene Zahn aus dem Munde entfernt, jeder bereits hohle, jedoch noch erhaltbare durch Plombiren seiner Höhlen und Fäulnissherde beraubt, unregelmässige Stellungen der Zähne corrigirt, erkranktes Zahnfleisch und erkrankte Schleimhaut und Drüsen etc. geheilt, Ablagerungen von fremden Stoffen entfernt, mit einem Worte die ganze Mundhöhle in einem Naturgemäss gesunden Zustande erhalten

1*

werden soll. Das alles, meine Herren, fasse ich unter der Bezeichnung „Mundpflege" zusammen.

Auf Grund dieser Bemerkungen halte ich es für dringend notwendig, die Bewachung und Pflege der Mundhöhle bei der Schuljugend von Fachmännern ausführen zu lassen. Es soll z. B. ein College, der nebst der Kenntniss der gesammten Heilkunde noch die vollkommene Ausbildung in unserem Specialfache besitzt, von der Regirung für eine bestimmte Anzahl von Zöglingen als specieller Arzt für die Stomatologie ernannt werden, dessen Aufgabe es sein soll bei Beginn eines jeden Schuljahres die ihm anvertrauten Zöglinge einer genauen Untersuchung zu unterziehen, den Befund in zu diesem Zwecke gedruckte Formulare einzutragen, die nötigen Anordnungen und Operationen im Laufe des Schuljahres durchzuführen, und am Schlusse des Schuljahres wieder von jedem einzelnen Zögling den dermaligen Zustand in dem Formulare zu notiren.

Auf diese Weise wird es ermöglicht, dass Jedermann, wenn er auch nicht Fachmann ist, und sich für die Sache interessirt, sich sehr leicht über den Stand der Mundpflege orientiren kann, und wird es ferner ermöglicht, dass die competenten Persönlichkeiten der Regirung sich ein klares Urteil bilden können über den Fortschritt zur Besserung, den wir durch diese Einführung auf diesem Gebiete erzielen wollen.

Wir gelangen auf diese Weise in den Besitz einer alle Schulkinder des Landes betreffenden ausführlichen Statistik, aus der sich dann eventuelle Mängel und notwendige Abänderungen der Behandlungsweise ergeben werden, und die für uns Fachleute von besonderer Wichtigkeit sein dürfte.

Um jedoch ein entsprechend günstiges Resultat erzielen zu können ist es erfahrungsgemäss notwendig, dass die Mundpflege in dem eben angeführten Sinne von der Regirung obligat angeordnet werde, dass jedes Kind verpflichtet werde, sich den Anordnungen und Operationen des Specialarztes unterziehen zu müssen, denn leider ist die Erkenntniss dieser Notwendigkeit noch nicht so weit gedrungen, dass alle Zöglinge aus eigenem Antriebe freiwillig die Hilfe des Stomatologen in Anspruch nehmen würden. Dasselbe ungünstige Resultat würde sich auch bei mancher anderen Disciplin ergeben, wenn der Wunsch des Staates nicht im Befehlsform gefasst wäre, und dieses ist eben auch bei der obligatorischen Mundpflege notwendig. Was nützt es, wenn die Anstalt einen separaten Specialarzt besitzt, und es den Zöglingen gesagt wird: „Herr N. N. ist der Zahnarzt der Schule, wenn also jemand denselben benötigt, er wohnt № so und so viel," oder was nützen die Zahnbürsten und Zahnpulver auf den Waschtischen der Internate oder Convicte, wenn sie bloss als Decorationsartikel betrachtet werden. Damit ist gar nichts gethan. Sobald es den Zöglingen freigestellt wird, den Arzt dann in Anspruch zu nehmen, wann sie wollen, so wird dies, mit kleinen Ausnahmen, nach meinen Erfahrungen nur im äussersten Falle eintreten. Der Zögling der Anstalt kommt zum Schularzt erst dann, wenn er eine dick geschwollene Backe und unerträgliche Schmerzen hat, mit dem directen Verlangen, den Zahn sofort möglichst schmerzlos zu reissen. Das ist kein Fortschritt und auf diese Weise werden wir unser angestrebtes Ziel nie erreichen.

Die Anordnung der obgligatorischen Mundpflege soll von der Regirung veröffentlicht, die Directoren, Lehrer und Lehrerinnen mit der Ueberwachung der strengen Durchführung betraut, und in dem Schulzeugniss durch eine Note erkenntlich gemacht werden.

Ich will gerne zugestehen, dass es an Anfangsschwierigkeiten nicht fehlen wird, dies darf uns jedoch nicht abhalten, eine für notwendig erachtete Neuerung einzuführen. Alles Neue wird anfangs beanständet, bemängelt und angefeindet, und dürfen wir darauf gefasst sein, dass es auch in diesem Falle daran nicht fehlen wird; dass alles soll uns jedoch nicht abschrecken, eine Einführung an competenter Stelle zu erwirken, die für das allgemeine Wol der Menschheit von grosser Tragweite sein wird.

In kurzen 20 Jahren, meine Herren, wird eine neue Generation geschaffen sein, die den Zahnarzt nicht mehr als, ihren Schrecken und bösen Geist ansehen wird, sondern sie wird an seine Behandlung gewöhnt sein, es wird das Bedürfniss, die Mundhöhle in Ordnung zu halten und jährlich wenigstens einmal vom Fachmanne untersuchen zu lassen, zur zweiten Natur werden und wenn dann diese so erzogene Kinder, beranwachsen, ins öffentliche Leben treten, Bürger des Staates und selbst Eltern werden, wird da die Durchführung einer strengen obligatorischen Mundpflege noch weiter auf so grosse Schwierigkeiten stossen, wie heute? Nein! die Kinder werden schon zu Hause das gute Beispiel haben und werden schon bis zur Schulpflicht, also bis zum 6-ten Lebensjahre, einer regelmässigen Mundpflege teilhaftig werden. Es wird meiner Meinung nach ein Zustand geschaffen werden, für den uns unsere. Nachkommen gewiss dankbar sein werden.

Nach all' diesem, meine Herren, bin ich so frei folgenden Antrag zu stellen: „der XII internationale medicinische Congress, Abteilung für Zahnheilkunde, als das höchste competente Forum möge nach gründlicher Ueberlegung und Besprechung dieses Themas den Beschluss fassen, den Regirungen diesbezüglich einen Plan vorzulegen und zu fordern, dass die Mundpflege bei der Schuljugend, bis zu deren Reife obligatorisch angeordnet werde, und die Durchführung und Ueberwachung derselben einem mit Decret hierzu ernannten Fachmanne anvertraut werde."

Indem ich nun die hochverehrten Herren Collegen bitte, diesbezüglich ihre Meinungen auszusprechen, schliesse ich meinen Antrag mit dem Wunsche: es möge dem Congress gelingen eine unserem Zeitgeist mitsprechende Neuerung zur Durchführung zu bringen.

Discussion.

Dr. **Hillischer** (Wien) beantragt, dass darauf hinausgearbeitet werde, dass obligatorische Untersuchung der Kinder, Mitteilung des Resultates an die betreffenden Eltern, aber nur facultative Behandlung (armer oder sonst die Behandlung wünschender Kinder) behördlich eingeführt werde.

Mr. **M. Lipschitz** (Berlin).

Beiträge zur Cariesfrequenz bei Schulkindern und ihrer Bekämpfung.

Die weite Verbreitung der Caries der Zähne ist jedem zahnärztlichen Praktiker zur Genüge bekannt, trotzdem eine statistische Grundlage hierfür bis vor wenigen Jahren noch vollständig fehlte. Um in der breiten Volksmasse Verständniss für eine richtige Zahnpflege zu wecken, musste aber auch zahlenmässig der Beweis erbracht werden, dass die Caries heutzutage so verheerend auf das menschliche Gebiss einwirkt, wie kaum eine andere Krankheit auf irgend einen Teil des menschlichen Organismus. Es nimmt daher nicht Wunder, dass, um die unentbehrlichste Grundlage für weitere praktische Massnahmen zur Verringerung der Caries der Zähne zu treffen, zu gleicher Zeit in verschiedenen Ländern und Orten der Gedanke auftauchte, Untersuchungen über Cariesfrequenz der Zähne, besser bei Schulkindern anzustellen. Man hoffte durch die zu erwartenden traurigen Resultate so überzeugend auf die massgebenden Behörden aller Orten einzuwirken, dass diese sich veranlasst sehen würden, zur Bekämpfung dieser allgemeinen Volkskrankheit auch ihrerseits Einrichtungen zu schaffen.

Im Jahre 1891 ging unseres Wissens die erste Nachricht über zahnärztliche Untersuchungen von Schulkindern durch die zahnärztliche Presse. Nach derselben sollen in Luzern (Schweiz) unter 1000 im Alter von 7—14 Jahren untersuchten Schulkindern nur 58, d. i. 5,8$\%$ durchgehend gute und demnach 94,2$\%$ mehr oder weniger cariöse Zähne aufzuweisen haben. Die Gesammtzahl der untersuchten Zähne belief sich auf 22298 und zwar waren darunter bleibende 14213, Milchzähne 8085.

In Deutschland haben sich besonders Fenchel (Hamburg), C. Röse (München) und Berten (Würzburg) mit Untersuchungen der Zähne von Schulkindern befasst.

Fenchel[1]) hat im Jahre 1893 335 Kinder des Hamburger Staatswaisenhauses untersucht. Die Untersuchung ergab, dass von 335 untersuchten Kinder nur 12 ein tadelloses Gebiss besassen. Die restirenden 323 Kinder wiesen insgesammt 2471 cariöse Zähne auf, sodass im Durchschnitt 8 schadhafte Zähne auf jedes Kind kamen. Die Cariesfrequenz betrug unter den 200 Knaben 97,5$\%$, den 135 Mädchen 95$\%$, im Durchschnitt also 96,25$\%$.

Diese Resultate gaben dem Hamburger Medicinal-Collegium, um zu entscheiden, ob die bei Waisenkindern festgestellte Cariesfrequenz von durchschnittlich 96,25$\%$ einen Ausnahmezustand darstelle, Veranlassung. Herrn Fenchel[2]) zur Untersuchung von 693 Kindern der sogenannten Seminarschulen anzuregen. Es wurden 362 Mädchen und 331 Knaben im Alter von 6$^1/_2$—14$^3/_4$ Jahren untersucht. Diese zweite Statistik beschäftigte sich nicht allein mit der Cariesfrequenz, sondern dehnte sich auch

---

[1]) Fenchel, Die Cariesfrequenz der Zähne hamburgischer Kinder. „Coresp.-Blatt für Zahnärzte". 1893. IV Heft.

[2]) Unter demselben Titel in derselben Zeitschrift. 1895. I Heft.

auf verschiedene andere Fragen aus, so z. B. auf die Zahl der Kinder, welche 1) schon an Zahnschmerzen gelitten haben, 2) durch Zahnschmerzen am Schulbesuch behindert gewesen sind, 3) im Besitze einer Zahnbürste waren und solche täglich benutzten u. s. w. Sie ergab in den Hauptresultaten, dass die 362 Mädchen 2782 kranke, bzw. gezogene Zähne hatten, die 331 Knaben deren 2478. Nur 7 Knaben und 3 Mädchen hatten ein cariesfreies Gebiss, es waren also unter den Knaben 99%, unter den Mädchen 98%, im Durchschnitt $98^{1}/_{2}$% mit Caries behaftet. Das Resultat der ersten Untersuchung wurde also nicht nur bestätigt, sondern sogar noch übertroffen.

Röse [1]) hat die Untersuchungen bei Schulkindern in viel grösserem Umfange ausgeführt. So untersuchte er in Freiburg und Umgegend allein 7366 Kinder mit 181136 Zähnen, ferner in Thüringer Landorten 6303 Kindern mit 154250 Zähnen, zusammen also 13669 Kinder mit 335386 Zähnen. Das Ergebniss dieser umfassenden Untersuchungen ergab als Resultat:

	Zahl der untersuchten Kinder.	Procente der an Caries erkrankten Kinder.	Procente aller erkrankten Zähne.
1) Freiburger Volksschulen	3460	98,7	35
2) Kalkarme Landorte...............	747	98,7	35,3
3) Kalkhaltige ⟩	911	79	16,1
4) In Thüringen:			
a. Kalkarme Ortschaften	2973	98	34,9
b. Kalkhaltige ⟩	2708	82,8	16,7

Berten [2]) hat 3347 Schulkinder aus 21 Orten Würzburgs im Alter von 6—14 Jahren untersucht. Von 1645 Knaben hatten 307=18 7% cariesfreie Gebisse, von 1702 Mädchen 262=15,4%. Von den Knaben hatten demnach 81,3%, von den Mädchen 84,6% ein Gebiss mit mehr oder minder hohlen Zähnen. Die Zahl der untersuchten Zähne betrug 78348, davon waren 15,3% erkrankt; von den 48180 bleibenden Zähnen waren 5090=10,3%, von den 30168 Milchzähnen 6935=22,9% erkrankt.

Ausserdem sind, im letzten Jahre in Kaiserslautern (Pfalz) 2746 Kinder, darunter 1420 Knaben und 1326 Mädchen mit 61599 Zähnen untersucht worden. 99,05% sämmtlicher Kinder hatten cariöse Zähne. Zu erwähnen sind auch die bereits stattgehabten Untersuchungen von 17000 Kindern in den Volksschulen der Provinz Schleswig- Holstein, deren Resultate aber noch nicht vorliegen.

In Ungarn hat Unghvári [3]) 1000 Schulkinder, 627 Knaben und 373 Mädchen einer zahnärztlichen Untersuchung unterzogen. Die Zahl der untersuchten Zähne betrug 23906 und zwar die der Knaben 15081,

---

[1]) C. Röse, Ueber die Zahnverderbnis in den Volksschulen. Vortrag auf der 66. Versammlung deutscher Naturforscher und Aerzte in Wien. 1894.

[2]) Berten. Ueber die Häufigkeit und Ursachen der Caries bei Schulkindern nach statistischen Untersuchungen. Sitzungsberichte der physikalischen medicinischen Gesellschaft zu Würzburg. 1894. № 9.

[3]) Unghvári, Ueber die Zähne der Schulkinder. „Oester.- Ungar. Vierteljahrsschrift f. Zahnheilkunde". 1893. Juli-Heft.

die der Mädchen 8825. Die Cariesfrequenz betrug 87,2%. Von allen Zähnen waren 3961, das sind 15,4% erkrankt.

In England und Schottland hat eine von der Britisch Dental Association[1] unter Vorsitz von Ges. Cunningham-Cambridge zusammenberufene Untersuchungscommission 10517 Mundhöhlen untersucht. Bei 5249 Kindern fand man 10293 cariöse Milchzähne und 10683 cariöse bleibende Zähne. 485 Gebisse waren cariesfrei. Von den Gebissen mit noch vorhandenen Milchzähnen waren 5,5% cariesfrei, von den vollständig permanenten Gebissen 21,5%. Nach einem zweiten Bericht fanden sich 23,22% tadelloser Gebisse vor, untersucht wurden 3368 Kinder; nach dem dritten Bericht 12,7%, untersucht wurden 1900 Kinder. Bei diesen Kindern schwankte das Vorhandensein von gesunden Gebissen in den einzelnen Schulen zwischen 18,5 und 0,6%. Als klassisches Beispiel für die Behandlung oder richtiger gesagt „Misshandlung" der Zähne dient die Thatsache, dass einmal unter 40000 Zähnen nur 4 Füllungen verzeichnet waren, ein anderes Mal unter 100000 Zähnen 237 Füllungen.

Aus Schweden liegen Angaben über 1617 untersuchte Kinder vor. Davon waren 1500 Volksschulkinder und 117 Kinder eines Freimaurer-Waisenhauses. Bei den Volksschulkindern betrug die Zahl der Kinder mit einem cariösen Zahn 97,27%, davon unter Knaben 96,91%, unter Mädchen 97,59%. Bei den Kindern des Waisenhauses betrugen die entsprechenden Zahlen 93,16, Knaben 92,24, Mädchen 93,75. Sie waren also etwas günstiger. Die Ursache war die, dass am Freimaurer-Waisenhaus ein Zahnarzt angestellt war[2].

Ich komme nunmehr zu meinen eigenen Untersuchungen. Dieselben sind bei 407 Kindern einer Berliner Privat-Mädchenschule im Alter von 6—16 Jahren ausgeführt worden und zwar bereits im Frühjahr 1894. Ich habe mit der Veröffentlichung der Resultate gewartet, da ich ein grösseres Material durch Untersuchungen an mehreren Schulen zu erlangen hoffte. Ich legte, um die Behörden aufmerksamer zu machen, besonders Wert darauf, an städtischen Schulen Untersuchungen anzustellen. Meine Absicht konnte jedoch nicht zur Ausführung kommen, da die Schuldeputation der Stadt Berlin, trotz Hinweis auf die bereits an verschiedenen Orten Deutschlands gewährte Genehmigung, die Erlaubniss hierzu versagte mit der Begründung, das- „eine solche Untersuchung ausserhalb des Interessenkreises der Schulsverwaltung liege." Um so mehr fühle ich das Bedürfniss, Herrn Rector Dr. Adler, dem Leiter genannter Mädchenschule für die Erlaubniss zur Untersuchung auch an dieser Stelle meinen wärmsten Dank auszusprechen[3].

Die Resultate der einzelnen Klassen gebe ich in folgender Tabelle wieder:

---

[1] Berichte der School Committes der British Dental Association. Citirt nach Fenchel, Ueber die Versorgung von Volksschulkindern mit zahnärztlicher Hilfe. „Deutsch. Monatsschr. f. Zahnheilkunde". Jahrgang 1894. Heft X.

[2] Elof Förberg (Stockholm), Ueber Zahncaries und Untersuchung von Schulkinderzähnen. „Odontolog. Blätter", 1897, № 3.

[3] Ich erwähne auch dankend die Unterstützung, die mir der inzwischen verstorbene Dr. med. Weiss und mein Bruder der prakt. Arzt Dr. med. Lipschitz noch als Candidaten der Medicin durch die Niederschrift der Untersuchungsresultate gewährt haben.

Tabelle I.

Klasse.	Durchschnittsalter.	Zahl der Kinder.	Zahl der Kinder, die früher Zahnschmerzen gehabt haben.	Zahl der Kinder, welche wegen Zahnschmerzen die Schule versäumt haben. bestimmt.	unbestimmt.	Zahl der putzenden Kinder. täglich mit Pulver.	täglich ohne Pulver.	unregelmässig mit Pulver.	unregelmässig ohne Pulver.	garnicht.	Cariesfreie Gebisse.
VII.	6,5	42	29	3	3	3	2	—	7	30	—
VI.	7,7	48	39	12	2	2	13	2	3	28	1
V.M.	9,7	37	31	3	5	5	11	2	12	7	—
V.O.	8,4	39	35	8	1	5	7	1	3	23	—
IV.M	10,6	42	35	6	—	7	10	1	2	24	1
IV.O	10,7	44	35	1	3	19	6	—	14	6	—
III.M	12	44	36	17	2	11	21	5	4	2	1
III.O	11,8	41	37	12	1	15	13	3	10	—	—
II.	13,2	43	40	13	4	26	13	—	—	4	—
I.	13,5	27	22	4	—	21	5	—	1	—	—
S-ma		407	339	79	19	114	101	14	56	124	3

Klasse.	Zahl aller vorhandenen Zähne.	Zahl der Milchzähne.	Zahl der gesund. Milchz.	Zahl der cariös. Milchz.	Procentzahl der cariösen Milchzähne.	Zahl der bleibenden Zähne.	Zahl der gesund bleibenden Zähne.	Zahl der cariös bleibenden Zähne.	Procentzahl der cariös bleibenden Zähne.
VII.	877	664	361	303	45,63	213	131	82	38,49
VI.	1060	581	294	287	49,40	479	350	129	26,93
V.M.	814	238	85	153	64,29	576	428	148	25,69
V.O.	842	370	162	208	56,21	472	366	106	22,45
IV.M	943	150	68	82	54,66	793	631	162	20,42
IV.O	1008	168	61	107	63,69	840	660	180	21,42
III.M	1041	74	29	45	60,81	967	766	201	20,78
III.O	1003	94	43	51	54,25	909	710	199	21,89
II.	1130	40	16	24	60,00	1090	812	278	25,50
I.	714	6	3	3	50,00	708	533	175	24,71
S-ma	9432	2385	1122	1263	52,95	7047	5387	1660	23,57

Klasse.	Zahl der gefüllten Milchzähne.	Zahl der gefüllten bleib. Zähne.	Zahl der durch Füllung hergestellten Gebisse.	Zahl der durch Extraction hergestellten Gebisse.	Zahl d-r mit Füllung versehenen Kinder.	Anomalieen der Structur (typ. und atyp. Erosion.)	Anomalieen der Stellung einzelner Zähne.	Anomalieen des Bisses.
VII.	1	—	—	—	1	11	2	5
VI.	—	—	—	—	—	6	24	2
V.M.	—	2	—	—	1	16	3	1
V.O.	—		—	—	—	7	11	4
IV.M	—	8	—	—	4	10	8	—
IV.O		22	1	—	7	5	6	—
III.M	—	17	2	—	6	7	7	1
III.O	—	15	—	—	5	9	13	—
II.	—	24	2	—	9	5	4	3
I.	—	16	—	—	7	2	5	4
S-ma	1	104	3	2	40	78	83	20

Dem Gesammtresultate ist zu entnehmen: Von den 407 Schülerinnen haben 339 früher schon Zahnschmerzen gehabt, das sind 83,3%; 79 haben bestimmt und 19 unbestimmt wegen Zahnschmerzen die Schule versäumt, zusammen also 98, das sind 24,08% 114 Kinder haben täglich mit, 101 täglich ohne Pulver, 14 unregelmässig mit, 56 unregelmässig ohne Pulver und 124 haben garnicht geputzt. 3 Gebisse waren cariesfrei, das sind 0,74%, mithin haben 99,26% Schulkinder cariöse Zähne — ein geradezu trauriges Resultat. Unter den vorhandenen 9432 Zähnen waren 2385 Milchzähne und 7047 bleibende Zähne vorhanden. Von den Milchzähnen waren 1263 krank, das sind 52,95%, gefüllt war 1 Zahn. d. i. 0,08%. Von den bleibenden waren 1660 cariös, d. i. 23,57%, davon gefüllt 104, d. i. 6,26%. Von allen Zähnen waren 2923 cariös, das sind 30,99%. Nur 3 Gebisse waren durch Füllung wieder ganz hergestellt, durch Extraction und Füllung 2 andere, so dass zu den 3 cariesfreien Gebissen noch 5 Gebisse hinzukommen, die durch zahnärztliche Hilfe wieder hergestellt waren; es hatten demnach 399 Gebisse zahnärztliche Hilfe nötig, das sind 98%. Die vorhandenen 105 Füllungen verteilen sich auf 40 Kinder, demnach sind bisher 367 Kinder, das sind 90,17% ohne conservativ zahnärztliche Hilfe geblieben. Die Zahlen erscheinen noch ungeheuerlicher, wenn wir berücksichtigen, dass von den 40 Kindern allein 29 in Waisenhäusern erzogen werden, in denen zahnärztliche Hilfe vorgesehen ist. — Auch Anomalieen, die zu oft die Güte eines Gebisses beeinflussen, waren reichlich vorhanden. Allein 78 typische und atypische Erosionen, 83 Zähne wichen mehr oder weniger von ihrer richtigen Stellung in der Zahnreihe ab, ferner lagen 20 Bissanomalieen vor. Die vernach·lässigte Zahnpflege in früher Jugend kennzeichneten 5 untere Bicuspidaten, mit verkümmerter Krone. Anomalieen der Zahl und der Form haben wir nicht registrirt, obwol auch sie vorhanden waren, weil sie für zahnärztliche Behandlungen nicht in Frage kommen.

Der Uebersichtlichkeit wegen habe ich die bisher bekannt gewordenen Untersuchungen mit den Resultaten in Tabelle II geordnet.

Fassen wir die Ergebnisse zusammen, so finden wir, dass im Ganzen 35331 Kinder mit ungefähr 833695 Zähnen untersucht worden sind. (Die Zahl der untersuchten Zähne liess sich nicht genau feststellen, weil einzelne Autoren dieselben nicht angegeben haben. Daher das ? in der Tabelle. Man erhält die ungefähr richtige Zahl der Zähne, wenn man die Anzahl der Kinder mit 23 multipliciert). Die Cariesfrequenz betrug im Minimum 76,78%, im Maximum 99,26%. Das Verhältniss bei Knaben und Mädchen variierte bei den angegebenen Zahlen wenig; manchmal war der Procentsatz bei Knaben, manchmal bei Mädchen etwas höher. Die Procentzahl der cariösen Zähne stand, so weit Angaben gemacht waren, zwischen 15,3 und 35,3.

Aus den Zusammenstellungen Röse's (pag. 7) ersieht man, dass die Kinder in den kalkhaltigen Ortschaften viel bessere Gebisse haben, als in den kalkarmen. Gegenüber den 1,3—2% von cariesfreien Kindern in kalkarmen Orten haben wir in den kalkhaltigen 17,2—27% Kinder mit gesunden Gebissen. Röse[1] meint, dass die Ursache dieser

---

[1] Röse. l. c.

Tabelle II

Ort der Unter-suchung.	Zahl der Kinder.	Zahl der Zähne.	Procent-zahl d. Er-krankten.	Procentzahl der erkrankten		Procent-zahl d. er-krankten Zähne.
				Knaben.	Mädchen.	
Schweiz	1000	22298	94,2	—	—	—
Hamburg	{ 335 693	7705? 15939?	96,25 98,50	97,5 99	95 98	—
Freiburg und Um-gegend	7366	181136	{ 98,7 79	—	—	16,1—35,3
Thüringer Landorte	6303	154250	{ 98 82,8	—	—	16,7—34,9
Würzburg........	3347	78348	—	81,3	84,6	15,3
Kaiserslaut. (Pfalz)	2746	61599	99,05	99,15	98,94	—
Ungarn..........	1000	23906	87,2	--	—	15,4
England u. Schott-land	10517	241891?	{ 76,78 78,5 87,3	—	—	—
Schweden........	1617	37191 ?	{ 97,27 93,16	96,91 92,24	97,59 93,75	—
Berlin	407	9432	99,26	—	99,26	30,99
Summa	35331	833695				

Erscheinung nur darin liege, „dass in kalkarmen Gegenden infolge der geringeren Kalkaufnahme des Körpers wärend der Entwickelung die Zähne weniger gut verkalkt sind und darum den Einflüssen der weichen vegetabilischen Nahrung viel rascher erliegen, als gut verkalkte Zähne." W. Dieck [1]) (Berlin) ist zu ganz entgegen gesetzten Resultaten gekommen. Wie weit die Bodenverhältnisse die Structur und somit den grösseren bzw. geringeren Widerstand gegen die Caries beeinflussen, lässt sich nach dem heutigen Stande der Wissenschaft nicht mit Sicherheit angeben. Trotzdem möchten wir den Ansichten Röses unsere Berliner Resultate entgegen halten, wo der Härtegrad des Wassers nach Feststellungen an vier verschiedenen Stellen [2]) 9,9 ⁰ (Spree), 10,1 ⁰ (Müggelsee), 12,4 ⁰ (Tegelersee) und 12,1 ⁰ (Havel) beträgt, Grade, die also gut mittelmässigem kalkreichem Boden entsprechen und wo trotzdem der Cariesprocentsatz der höchste ist, der bis jetzt gefunden

[1]) W. Dieck, Die Resultate der Untersuchungen über die Bodenbeschaffenheit in ihrem Einflusse auf die Caries der Zähne. „Deutsch. Monatsschr. f. Zahnheilkunde." 1895. Heft XII.

[2]) Die öffentliche Gesundheits- und Krankenpflege der Stadt Berlin. „Festschrift zum X. Int. Med. Congress". 1890. pag. 268.

wurde. Allerdings darf nicht vergessen werden, dass zur Berliner Bevölkerung ein grosser Procentsatz aus allen Provinz-Gegenden Eingewanderte gehört. Die Röse'schen Schlussfolgerungen sind aber auch schon deswegen anfechtbar, weil er einen für seine Resultate nicht passenden Ort einfach gestrichen hat.

Die Abweichungen bei den einzelnen Ergebnissen sind öfter gewiss auch auf die Art der Untersuchung zurückzuführen. Bei Röse z. B. galt jeder Zahn als krank, in dessen Erkrankungsherd eine spitze Wurzelsonde leicht eindringen kann. Warum leicht? Ich bezeichnete — und das scheint mir das Richtigere zu sein—auch denjenigen Zahn als krank, wo die Sonde überhaupt, also auch schwer eindringen konnte. Dagegen wurde auch von mir ein Zahn mit leichter Verfärbung als gesund betrachtet, oder mit anderen Worten ausgedrückt: Jeder Zahn, der gefüllt oder extrahirt werden musste, wurde als krank bezeichnet. Dagegen haben wir die bereits extrahirten Zähne nicht als krank bezeichnet, auch wenn sie infolge von Caries zu Grunde gegangen waren, was sich ja nicht einmal in jedem Falle feststellen lässt, weil die extrahirten Zähne für eine Behandlung ja nicht mehr in Frage kommen. Das ist der einzig richtige Massstab, nach dem untersucht werden muss. Aber selbst die geringste Cariesfrequenz ist noch so hoch, dass sie allein schon zu Gegenmassregeln auffordern müsste.

So ist die Notwendigkeit, Mittel und Wege zu schaffen, um dem immer rapider fortschreitenden Krankheitsprocess der Zähne Einhalt zu thun, von allen anerkannt worden, welche sich mit dieser Frage bisher intensiver beschäftigt haben. Nur in der Wahl des Mittels ist bisher eine Einigung nicht erzielt worden. Sie scheint auch recht schwierig zu sein. Beweis dafür sind die Vorschläge zur Wahl eines internationalen Comités auf dem XI. Intern. Medic. Congress in Rom (Ostern 1894), welches ein einheitliches System zur Behandlung der Zähne bei Kindern abfassen und darüber auf diesem Congress Bericht erstatten sollte; dann die Behandlung desselben Gegenstandes auf der Intern. zahnärztlichen Versammlung zu Kopenhagen (August 1894). Zu praktischen Vorschlägen mit einheitlichen Gesichtspunkten ist er jedoch bis jetzt nicht gekommen. Die Anschauung der Meisten geht dahin, dass die Frage durch Anstellung von Schulzahnärzten, welche mit der Untersuchung der Schulkinder betraut würden, schon gelöst sei. Andere wollen durch Mitteilung der Untersuchungs-Resultate an die Eltern helfen; wieder andere wollen Schulzahnärzte zur Behandlung angestellt wissen. Alle diese Vorschläge halte ich für verfehlt, weil man sich zu sehr an die Schule anlehnt. Die zahnärztliche Behandlung von Kindern hat mit der Schule eigentlich nichts zu thun. Die bisherigen Untersuchungen sind in den Schulen gemacht worden, weil hier ein grosses und bequemes Untersuchungsmaterial zur Verfügung steht. Dass viele Kinder mal infolge von Zahnschmerzen behindert sind, einen Tag die Schule zu besuchen oder wegen Zahnschmerzen nicht so gut dem Unterrichte folgen können, sind keineswegs Umstände, welche die Anstellung von Schulzahnärzten rechtfertigen. Die Schule als solche beeinflusst die Caries der Zähne ja auch in keiner Weise. Die Caries ist keine Schulkrankheit, wie z. B. die Myopie oder die Skoliose. Die Caries der Zähne würde fortschreiten, auch wenn die Kinder die Schule nicht besuchen würden. Infolge dessen hat auch nicht die Schule die Pflicht, für die Behandlung zahnkranker Kinder zu sorgen. Würde die zahnärztliche Hilfe auch erst bei Kindern, welche bereits die Schule besuchen, also das 6. Lebensjahr schon überschritten haben, beginnen, so käme sie, wie die Erfahrung in der Praxis und die Beispiele der Kinder aus dem ersten Schuljahre lehren, in sehr vielen Fällen schon zu spät. Es handelt sich also darum sämmtlichen Kindern, deren Zähne erkrankt sind, Hilfe zu gewähren. Und das lässt sich am besten dadurch erreichen, dass wir — so weit es sich nicht um blosse Belehrung handelt — vollständig von der Schule absehen und für die Gründung von zahnärztlichen Anstalten eintreten, in welchen allen Kindern unbemittelter Eltern bis zum 14 Lebensjahr, d. i. ungefähr die Zeit des Schulaustritts, unentgeltlich zahnärztliche Hilfe gewährt wird.

In England hat man sich allerdings für den Schulzahnarzt entschieden und es sind dort bereits einige Schulzahnärzte angestellt worden, welche die Untersuchung und Behandlung der Zähne von Schulkindern vorzunehmen haben. Die Erfolge sollen aber nach den Angaben eines der angestellten Zahnärzte nicht sehr bedeutend sein. Ebenso unzureichend ist auch die zahnärztliche Behandlung, wie sie verschiedentlich in Waisenhäusern, Kadetten-Anstalten, Alumnaten und ähnlichen Instituten gewährt wird.

Dieser sporadischen und unvollkommenen Hilfe kann eine grössere Bedeutung nicht beigemessen werden. Will man etwas erreichen, dann müssen Einrichtungen geschaffen werden, die es allen unbemittelten Kindern ermöglichen, gründliche zahnärztliche Behandlung zu erhalten. Und so glaube ich dann die beste Lösung der Frage in der Durchführung folgender 4 Thesen gefunden zu haben:

1) Die zahnärztliche Untersuchung von Schulkindern ist nicht Selbstzweck. Sie hat nur die Aufgabe, den Nachweis zu führen, dass die Caries der Zähne eine allgemeine Volkskrankheit ist, welche schon das Gebiss jugendlicher Individuen in hohem Masse angreift, bzw. vernichtet.

2) Durch die bisher stattgehabten Untersuchungen ist das Vorhandensein einer hohen Cariesfrequenz bei Zähnen von Kindern zur Genüge erwiesen.

3) Regelmässige, in bestimmten Zwischenräumen vorzunehmende Untersuchungen der Gebisse von Schulkindern, welche lediglich der Feststellung der Caries bei den einzelnen Individuen dienen sollen, um diese selbst über ihre Zahnverhältnisse aufzuklären, sind demnach als überflüssig zu betrachten. Es sind daher Schulzahnärzte, welche nur gleiche Functionen haben sollen, nicht anzustreben.

4) Im Interesse der Verringerung der Cariesfrequenz bei Zähnen unbemittelter Kinder sind:

a. die städtischen Behörden der grösseren Städte zur Gründung von zahnärztlichen Anstalten anzuhalten, in welchen die Kinder der Armen vollständig unentgeltlich zahnärztliche Hilfe erhalten;

b. in Krankenhäusern, in welchen bereits durch Extrahieren von Zähnen teilweise zahnärztliche Hilfe geleistet wird, ist diese auf die Conservirung von Zähnen auszudehnen. — Mit der Leitung derartiger Abteilungen sind nur approbirte Zahnärzte zu betrauen;

c. in Städten, in welchen a und b nicht durchgeführt werden kann, sind zur zahnärztlichen Behandlung unbemittelter Kinder Armen-Zahnärzte anzustellen.

Discussion.

Dr. **Hillischer** (Wien) bemerkt, dass die von Lipschitz beantragte Errichtung von zahnärztlichen Ambulatorien für Schulkinder ohne Erfolg bleiben würde, wenn die Kinder, resp. deren Eltern nicht durch die obligatorische Zahnuntersuchung darüber unterrichtet, dass sie zahnärztliche Hilfe benötigen auch wenn sie noch nicht durch Schmerzen gezwungen sind Hilfe zu suchen. Bezüglich der Behörden, welche das Nötige zu veranstalten haben, lassen sich keine allgemeine Bestimmungen treffen, weil diese wol fast in jedem Lande in jeder Stadt nach localen Verhältnissen geregelt werden müsste.

Mr. **James Levy** (Varsovie): Cariesfrequenz ist, wie jedem Laien bekannt, in progressiver Proportion. Die Schuluntersuchungen der einzelnen Länder gehören nicht vor einem internationalen Congress, da Resolutionen der Versammlungen über diesen Gegenstand nicht gefasst werden würden.

Mr. **Lipschitz**: Es kommt sehr wol darauf an, an welche Behörde wir uns wenden, und es ist durchaus nicht gleichgiltig, ob wir an die Regirung oder an die städtischen Behörden petitioniren. Der Weg an die städtischen Behörden ist der kürzere und darum bessere und mehr Erfolg versprechende. Herr College Hillischer ist für eine obligatorische Untersuchung. Was soll sie nun für einen Zweck haben, es ist doch nun einmal das Resultat, das fast überall das gleiche ist, festgestellt worden. Wozu also sich eine unnötige Arbeit machen, die bei der heutigen Zahl der Zahnärzte und der grossen Zahl von Volksschulkindern gar nicht, oder doch nur unter grossen Opfern an Zeit, die die Praxis beeinträchtigen würde, durchgeführt werden kann?!—Herr Hillischer meint ferner, dass ohne obligatorische Massnahmen von 100 Kindern kaum eins zur zahnärztlichen Behandlung kommen würde. Dem muss ich doch ein Beispiel aus Hamburg entgegenhalten. Dort ist vor einem Jahre eine Anstalt von einem Privatmanne (eine wolthätige Stiftung) ins Leben gerufen worden, welche armen Personen vielfach ganz unentgeltlich oder zu ganz niedrigen Preisen zahnärztliche Hilfe gewährt. Die Anstalt begann ihre Thätigkeit mit 2 Assistenten, jetzt nach einem Jahre besitzt sie deren 12. Das ist der beste Beweis dafür, dass zahnärztliche Hilfe, wenn sie zum grössten Teil unentgeltlich gewährt wird, auch gern in Anspruch genommen wird.

Dr. **Wolf** (Agram) schliesst sich dem Antrage des Herrn Professor Hillischer, dass die Schulkinder einer obligatorischen Untersuchung unterzogen werden müssen.

Dr. **Eugen Rado** (Agram) meint, dass die Errichtung von unentgeltlichen Behandlungsanstalten für Kinder, wie Dr. Lipschitz vorschlägt, die zwangsmässige Untersuchung der Schulkinder in den Schulen nicht ausschliesst. Dies sind 2 verschiedene Fragen, welche separat behandelt werden müssen, und die eine neben der anderen gelöst werden kann. Man soll Schritte einleiten um unentgeltliche Anstalten zu errichten, nebenbei aber die Zähne der Schulkinder untersuchen, diese in die Anstalten schicken, und nachdem diese Letzteren zur Genüge erweitert sind, zwangsweise die Behandlung anzuordnen.

Dr. Reichhelm (Ratibor): Die Zähne der Schulkinder sollten in der Schule untersucht werden.

Dr. Adolf Müller (Agram) meint, man sollte sich mit der schon lange Zeit bekannten Sache, nämlich, dass viele Schulkinder schlechte Zähne haben, was wir alle wissen, jetzt nicht befassen, wir sollten vielmehr uns mit der Frage befassen, wer und wie man sich an die Regirungen wenden soll, respective, wer derjenige sein soll, der einer Regirung Vorschläge machen soll. Was vorgeschlagen wird ist sehr einfach. Wir wenden uns z. B. an ärztliche Vereine verschiedener Länder mit dem Ersuchen, sie mögen der Regirung den Vorschlag machen etwas in der Sache zu unternehmen, nachdem bei den vorgenommenen Untersuchungen in den Schulen wiederholt grosse Zahlen von Schulkindern mit cariösen Zähnen constatirt wurden.

Ich bitte also die verehrten Collegen, jemand soll einen Antrag diesen Gegenstand betreffend stellen.

Mr. Lipschitz: Auch die letzten Herren Redner sind für eine Untersuchung in den Schulen eingetreten. Ich betone nochmals, dass dies verfehlt ist. Herr Hillischer meint, die Kinder werden nicht eher zum Zahnarzt kommen, bis sie Schmerzen haben. Ich bin in meinem Vortrage ja noch viel weiter gegangen, ich habe verlangt, dass die Kinder nicht erst warten sollen, bis sie in die Schule gehen und dann Schmerzen kommen, sondern dass sie schon im dritten Lebensjahre, gleich nachdem das Milchgebiss fertig gebildet ist, zur zahnärztlichen Besichtigung bzw. Behandlung in die zahnärztliche Anstalt kommen sollen. Herr College Reichhelm hat doch eine zu schlechte Meinung von unseren Zahnärzten, wenn er glaubt, dass derartige Anstalten zu Extractionspolikliniken herabsinken würden, wenn nur Patienten, die bereits Schmerzen gehabt haben, zur Behandlung. Wir müssen von unseren heutigen Zahnärzten wol mit Recht erwarten, dass sie die Behandlung auch in zahnärztlichen Anstalten nach bestem Wissen und Gewissen ausführen. — Wer Lust hat, durchaus noch weiter Untersuchungen vorzunehmen, mag das ja thun, dieselben haben aber nicht die geringste Bedeutung.

Dr. Müller: Nachdem bis nun niemand einen Antrag gestellt hat, stelle ich den Antrag die verehrte Versammlung möge jetzt gleich ein Comité, bestehend aus einigen Mitgliedern wählen, welches uns innerhalb drei Tagen, also bei der letzten Sitzung über die von mir oben erwähnte Durchführung dieser Sache einen Vorschlag machen soll.

Une commission est constituée pour élaborer une résolution qui devra être présentée à la section.

Prof. **Eugene S. Talbot** (Chicago).

Oral hygiene.

That the mouth and teeth should be kept absolutely clean and free from deposits, every practitioner will admit is but an axiomatic statement. Neglect in this direction entails degeneration to the teeth and soft parts of the mouth, which, in turn, ultimately affect the general health. Many dentists and most patients are unmindful of the necessity of keeping the gums and mucous mebrane healthy. Frequëntly, despite strict injunctions, the patient returns with the mouth in the most unhygienic condition. The patient has gradually lost ambition and allowed the teeth and mouth to fall far beneath the ideal of prophylacis.

As a profession, dentists are apt to congratulate themselves upon the rapid advancement, made in the specialty forgetting, that bacteriologic research demonstrates (a fact, which physicians and dentists have suspected) that the mouth is the culture medium for germs, which, when opportunity offers, play their part in producing many diseases, to which flesh is heir.

Galippe, Black and Miller, after special microscopic study of fluids and excretions of the mouth, have shown, that this organ is a very fruitful field for the propagation of bacteria. Miller [1]) says: „Within the last few years I have isolated more, than one hundred different kinds of bacteria from the juices and deposits in the mouth. Physiologists and chemists have also shown, that foods, especially starch and sugar, taken into the mouth, coming in contact with the saliva, chemical changes immediately take place, the result of which lactic acid is produced".

Miller has found, that lactic acid is the source, from which decay of the teeth results. It would be strange, if, of the numerous bacteria, some under favorable environment should not produce diseases of the mouth, alimentary canal and general system.

Micro-organisms are more destructive in the mouths of persons, whose vitality is below par, than those, who are normal. People, who have been ill for any length of time, soon realize, that the teeth are giving way; that pus germs infect the mouth and that the soft tissues are very unhealthy. A class coming for treatment, whose mouths are exceedingly prone to disease, is that of the degenerate. It is almost impossible, at present, for the majority of dentists to distinguish this class from the normal, yet they exist in dental practice in large numbers. The mouths of this class are in an unhealthy condition; the teeth irregular and often badly decayed, gums and mucous membrane swollen with pyorrhoeal oozing from gums and teeth. Frequently ulcers occur at different localities. Saliva flows in large quantities from enlarged glands.

Degeneracy is stamped upon their faces. The bones and mucous membrane of the nose are often hypertrophied. In such cases adenoid vegetation, together with other obstructing factors, prevent nose-breath-

---

[1]) Micro-organisms in the Human Mouth, p. 8.

ing and mouthbreathing results. Necessarily many germs, otherwise absent, are taken into the mouth, which afterwards infect the lungs and alimentary canal.

These types of mouths are observed in their most exaggerated forms among the imbeciles, dements and stuporous lunatics. Local treatment of such patients would be fallacy.

I lay stress upon this class of cases because of the lack of literature on the subject and of the difficulty of impressing the patient with the importance of the care of the mouth. Such persons, even if otherwise fairly well balanced, are too unstable to master sufficiently continuous will power to carry out successfully instructions of the operator. These patients (including those, who are afflicted with disease), require constitutional treatment to restore the tonicity of structure, after which local treatment will prove successful. I would not, however, for one moment be thought to discourage the attempt to keep the mouth in hygienic condition, especially in cases of invalids and small children, who must receive the greatest care from nurse or parent.

As absence of general tonicity will prevent a local restoration to health, in like manner will lack of local cleanliness cause systematic disturbances. Beside illness, worry, anxiety, trouble will produce malnutrition and tissue degeneration. It is not necessary to discuss the various bacteria and their action upon the fluids and tissues of the mouth, since this has been thoroughly brought before the profession by Miller [1]). To treat the subject of this paper in a proper manner, it is only necessary to speak of a few forms of bacteria, which, if destroyed, the other forms will succumb.

Two of the most marked forms of degeneration of tissue, as the result of uncleanliness, are tooth decay and gum imflammation resulting in pyorrhoea. Pasteur has remarked, „that whenever and wherever there is decomposition of organic matter—whether it be the case of an herb or an oak, of a worm or whale,—the work is exclusively done by infinitely small organisms“. Therefore I commend the two following propositions: If the mouth and teeth were kept absolutely clean so, that chemical changes could not take place, the teeth would certainly never decay, no matter, how imperfectly the enamel may develope. If the gums be stimulated in a proper manner, and kept in a healthy condition, they are decidedly less liable to become infected with pyorrhoea.

Bearing these two propositions in mind and striving to attain the results, the mouth will become comparatively healthy. How then shall we accomplish the desired object?

Use of proper tooth-brush, mouth wash and a knowledge of their use is the indication. The ordinary tooth brush falls far short of what is required for proper care of the teeth. Most have soft bristles or those, that become soft for the reason, that they are sometimes kept in a close vessel, or used so often, that they are not allowed to dry. A soft bristle brush should never be used, only a medium or hard one. The size of the brush is also to be taken into consideration. Most of them are too large, and, on that account, it is difficult

---

[1]) „Dental Cosmos“, Sept. 1891.

to get beyond the molars. The shape of the brush is also to be borne
in mind. Dr. M. L. Rhein of New York has taught the evolution of
the tooth brush. The curved handle and small end, which contain the
bristles, are certainly a great improvement over straight handles or
those bent in the opposite direction from the bristles. The tuft and
concavity of the bristles (so far as they go) are an improvement over
bristles, which are parallel with the handle. This allows the posterior
portion of the molars, as well as the spaces between the teeth to be
reached, when the brush is properly used. With the proper use of such
a brush three times a day and floss silk twice a day, any person of
ordinary intelligence, after being instructed, can keep the teeth clean.
There can be no question but that, if the gums be well stimulated and
an antiseptic wash used, pyorrhoea will never appear. Pyorrhoea is
due either to simple inflammation, or chronic inflammation of the gums.
No matter, whether the cause be local or constitutional. Both, simple
and chronic inflammation, may be reduced first by blood letting to remove
the congestion, and, second, by stimulation in all their parts. This,
however, cannot be accomplished with the tooth brushes now in use.
The bristles are not only too soft, but they are so close together, that,
when the brush is applied to the tooth those bristles, which come in
contact with the teeth, prevent the others reaching the gums. I have
given this subject considerable study, the result of which is the following brush, which for the past two years I have had my patients use,
and with the greatest satisfaction. It is made similar to the prophy-
lactic, only smaller in every way. Spaces are left at every two rows so,
that the teeth will pass in between them, and the bristles reach the
gums. Between the tuft upon the end and the body of the brush quite
a space is left so, that the front teeth, upper and lower, will go
between, and the tuft reach the gums above, below and posterior to
the incisor teeth. Inflammation of the gums starts most frequently at
these localities first and is most always in its most severe form, since
with the ordinary tooth brush it is more difficult to reach these parts.

It is not an easy matter to find a mouth wash, that will destroy
bacteria, and at the same time not become injurious to the mucous
membrane. Miller[1]), after repeated experiments, says: „an examination
of the above results will soon convince us, that there are very few
substances at present in the dental materia medica, which are available for disinfecting the human mouth." After experimenting with
twenty-six different drugs, it was found, that, with one exception, not
one of these drugs would destroy bacteria in less, than five minutes,
most of them requiring over eight minutes. Out of all the drugs, which
are used daily, iodine trichloride destroyed bacteria in one and one fourth
minutes; saccharine in three-fourths to one minute; benzoic acid two
to two and one-half minutes; salicylic acid in three-fourths to one
minute. Of these, benzoic acid seems to be the only drug, from which
a suitable mouth wash can be made. Listerine and thymol have been
favorite mouth washes in America, but lately a new preparation has
become very popular, namely, Borolyptol. It is composed of 5% aceto-

---

[1]) „Dental Cosmos", Nov. 1891.

boro-glyceride, 0.2 per cent fomaldelyde, in combination with the antiseptic constituents of pinus pumileo, eucalyptus, myrrh, storax. benzoin. Experiments, made by able chemists, have shown, that it is fully as strong and will destroy bacteria, as readily as 1—1000 mercury bichloride. These experiments are also confirmed by Prof. Adolph Gehrman, and are of as much interest, that I here present his report.

Borolyptol and Bichloride test.

Report of Microscopist.

Cultures made at times.	At once.	2 min.	4 min.	10 min.	20 min.	40 min.	1 hour.	2 hour.	4 hour.	Bacteria applied.
Borolyptol.	+ +	+	+	−	−					Staphylococcus
Bichloride .	+ +	+	−	−	−					pyogenes citreus.
Borolyptol.	+ +	+	+	−	−					Bacillus pyocya-
Bichloride .	+ +	+	+	−	−					neus given pus.
Borolyptol.	+ +	+	−	−	−					Staphylococcus
Bichloride .	+ +	+	+	−	−					pyogenes aureus.
Borolyptol	+ +	−	−	−	−					Bacillus typhi abdominalis typhoid.
Bichloride .	+ +	−	−	−	−					
Borolyptol.	+ +	+	−	−	−					Streptococcus pyogenes Erysi- pelas.
Bichloride .	+ +	+	−	−	−					
Borolyptol.	+ +	−	−	−	−					Bacillus diph- theriae.
Bichloride .	+ +	−	−	−	−					
Borolyptol.	+ +	+	+	−	−					Sarcina auran- tiaca.
Bichloride .	+ +	+	+	+	−					
Borolyptol.	+ +	+	+	−	−					Bacillus Anthra- cis no spores.
Bichloride .	+ +	+	+	−	−					
Borolyptol.	+ +	+ +	+ +	+	+	+	+	+	−	Bacillus Anthra- cis spores.
Bichloride .	+ +	+ +	+ +	+	+	+	+	+	−	

Borolyptol full strength added to bouillon cultures.
Bichloride 1:1000 in water „   „   „   „

+ = Living.
— = Dead.

The experiments were conducted by adding one-half cubic centimeter of bouillon culture to eight or ten cubic centimeters of Borolyptol or Mercuric Chloride. From these mixtures drops were removed with the platinum loop at intervals of one, two, four, ten, twenty minutes, etc. These drops were transferred to sterile bouillon and incubated for three days with the result indicated. The comparison shows, that Borolyptol, when undiluted, has an antiseptic value about equal to Mercuric Chloride, 1,1000.

I have used Borolyptol in my practice for the past year with success, especially in cases of pyorrhoea alveolaris, without injury to

2*

the mucous membrane. Miller says that „Trichloride of Iodin is decidedly superior to the bichloride, it is, further more, far less disagreeable, than the latter, in fact, not at all disagreeable; it has, however, most unfortunately, an acid reaction, and is, therefore, not suitable for daily use, as a mouth wash.“ Nevertheless in cases of pyorrhoea alveolaris, after the deposits are removed, I know of nothing better, than the officinal preparation of iodin, saturating the gums and pockets throughout three times a week. It acts not only, as an astringent, but it prevents putrefactive changes, decomposes sulphurated and phosphorated compounds; it therefore acts, as a powerful astringent, and will destroy most forms of bacteria. These two drugs with a faithful stimulation of the toot brush is all, that is necessary to keep the mouth in a healthy condition. By this method the worst forms of diseased gums and inflamed mucous membrane can be successfully treated.

In regard to tooth powder, I have but little to say, as every practitioner has his own particular formula. I feel confident, however, that many dentists make a mistake in recommending nothing but soft substances. One writer upon the subject of Oral Hygiene says in speaking of a tooth powder: „It should contain a scouring or polishing agent of the nature of a minutely-divided powder, such as precipitated chalk“. I would like to ask, how much souring and polishing can be done with chalk? There is no objection to using the chalk for bulk, but to scour and polish the teeth I prescribe equal parts precipitated chalk and powdered cuttlefish, carmine to color, orris root and fine sugar to sweeten. This mixture, when rubbed up and put through a № 60 sieve, makes an excellent powder, which may be used two or three times a week.

Discussion.

Dr. **Aguilar** (Madrid): I do not wish to discuss the interesting paper of Dr. Talbot. My desire is only to present to him some ques tions, that relate with oral hygiene.

1^0 What influence has pregnancy upon decay of teeth; 2^0 What is the profilactic treatment for the mouth to be followed by patients subject to mercurial treatment; 3^0 What antiseptic does he recommend to add to tooth powder an mouth wasches, and at which hours of the day should the mouth be cleaned.

Dr. **Talbot**: The questions of Dr. Aguilar are very interesting. We do not know exactly, what roll does pregnancy represent in regards to caries, but, in a general sense, the want of tonicity of the tissues, by any pathological cause, will induce to dental caries.

Antiseptics, that I recommend in mouth toilet preparations, carbolic acid and tymol. Patients, subject to mercurial treatment, cannot be cured, until the general medication has been stoped. The time to clean the teeth is morning, and night, and after each meal.

Dr. **Joseph v. Mesnitz** (Wien).

Ueber Dentinneubildung.

Mit Demonstrationen.

Ich habe mir für den Fall, als die Verhandlungen unserer Section noch Zeit übrig lassen sollten, das Wort erbeten, um durch Demonstrirung meiner Praeparate Dentinneubildungen betreffend das Interesse meiner sehr geehrten Herren Collegen für die genannten Processe zu erwecken.

Wir wissen, dass der jugendliche Zahn eine grosse Höhlung in sich schliesst und sein Dentinkörper noch sehr wenig entwickelt ist, wärend der senile Zahn fast nur aus harten Substanzen besteht und die Pulpa, Kammer desselben auf einen kleinen Raum reducirt ist. Ein Eingriff, der im jugendlichen Zahne die Pulpa sicher bloszulegen im Stande ist, schadet bei einem Zahne eines älteren Individuums gar nicht. Die Kenntniss der pathologischen Processe, welche sich in der Pulpa, Kammer abspielen, wird wesentlich gefördert durch die Untersuchung der extrahirten Zähne, oder der extrahirten Pulpen. Dies gilt namentlich für solche Fälle, in denen man über die Ursache des Leidens irgend einen Zweifel hegt.

Sehr häufig verfallen Zähne ohne erkrankte Beinhaut der Zange, weil die Patienten den Schmerz nicht länger ertragen und auch eine auf die Erhaltung des Zahnes abzielende Behandlung nicht mitmachen wollen. Auf diese Weise gelangen Zähne zur Extraction, welche durch Caries noch sehr wenig gelitten haben. Nach Aufsprengung des Zahnes stellt es sich heraus, dass der etwa vorhandene cariöse Process die Pulpakammer gar nicht erreicht hat, dass also die Pulpa nicht blosgelegt sein konnte. Auch die Abnützung oder Abreibung hat die Dentinkapsel nicht durchbrochen.

Wir können in solchen Zähnen beobachten, dass sich Processe abgespielt haben, welche zu Neubildung von Dentin geführt haben, sei es, dass durch die Neubildung die Bloslegung des Pulpagewebes verhindert werden sollte, oder dass es zur Entstehung von Hartgebilden in der Pulpahöhle gekommen ist.

An stark abgekauten Zähnen, ferner an Zähnen mit kielförmigen Zahnhalsdefecten findet man der geschwundenen Partie entsprechend neugebildete Dentinsubstanz an der Wand der Pulpakammer. Man sieht oft das ganze Horn der Pulpakammer mit neugebildeter Dentinmasse erfüllt, wenn die Schneide oder der Höcker des Zahnes durch den Kauact stark abgeschliffen worden ist. Cariösen Teilen des Dentins entsprechend bildet sich, namentlich wenn die Zahncaries den Dentinkörper langsam fortschreitend zerstört, Ersatzdentin (Ebur secundarius).

Ersatzdentin. — Diese neugebildete Zahnbeinmasse zeichnet sich dadurch aus, dass der Verlauf der Dentincanälchen im Grossen und Ganzen mit demjenigen der Dentincanälchen des normalen Zahnbeines übereinstimmt, ohne dass jedoch die einen eine directe Fortsetzung der anderen darstellen. An der Grenze beider sieht man meistens eine

kleine Knickung aller Zahnbeinröhrchen im selben Sinne. Die neugebildete Dentinsubstanz zeichnet sich durch grössere Transparenz aus.
Hingegen erscheint die Grenzschichte zwischen dem normalen und dem
neugebildeten Dentin in der Regel opaker als ihre Umgebung und lässt
sich daselbst erkennen. dass die neugebildeten Dentincanälchen in mehr
oder weniger starkem Winkel auf die Richtung der normalen Dentincanälchen stossen.

Weiters erscheinen Zahnbeinneubildungen in der Form von kleineren und grösseren, glänzenden, bernsteingelben Gebilden von knol-
liger Gestalt. Wir nennen sie, nach Baume, Dentikel. Von mikrosko-
pisch kleinen Anfängen können sie sich vergrössern, so dass sie das
Pulpagewebe verdrängen, Schmerzen verursachen und im vorgeschritten-
sten Stadium die ganze Pulpahöhle ausfüllen.

Wir unterscheiden freie Dentikel, das sind solche, die mit der Wand
der Pulpahöhle in keiner Verbindung stehen, wandständige, die mit
der Pulpahöhlenwand verwachsen oder auch nur durch einen Stiel mit
derselben verbunden sind, endlich Dentikel die im normalen Dentin eingeschlossen sind, sogenannte interstitielle Dentikel.

An Schliffen können wir die concentrische Schichtung der Grund-
substanz und einen radiären (Centripetalen) Verlauf der Dentincanälchen constatiren. Centripetal, weil sie an der Peripherie der Neubildung weiter sind und sich gegen das Centrum zu verzweigen und in
immer kleiner werdende Aestchen auflösen. Im Centrum treffen wir
einen Hohlraum an, welcher unregelmässig zackig begrenzt ist und
Globularmassen erkennen lässt.

Auch in Milchzähnen beobachtet man die Entstehung von Dentinneubildungen. In einem meiner Praeparate sehen Sie die Kronenpulpakammer fast ganz erfüllt mit Dentinneubildungen, wärend der Rest des
Raumes von neugebildeter Knochensubstanz eingenommen wird.

Ueber die interstitiellen Dentikel will ich kurz bemerken, dass
dieselben auch in Säugethierzähnen häufig vorkommen und den Elfen-
beinarbeitern wegen ihrer geringen Dichte und geringen Elasticität sehr
unangenehm sind. In Menschenzähnen erscheinen sie als ovale oder
kreisrunde Systeme von Dentinsubstanz. Man trifft sie oft von der
Pulpahöhle weit entfernt und sogar in der Nähe vom Wurzelcemente.
Im Kronendentin eines Menschenzahnes sind sie selten, im Wurzeldentin sind sie häufiger zu finden. Sie sind in das Wurzeldentin hineingelangt dadurch, dass das letztere über sie hinweg gewachsen ist und
sie eingeschlossen hat. Der Verlauf der Dentinröhrchen im Umkreise
eines solchen interstitiellen Dentikels spricht dafür; denn sie sind aus
ihrer Richtung auffallend abgelenkt in der Weise, dass sie die sphae-
rische Dentinneubildung umkreisen und sodann wieder ihren normalen
Verlauf gegen die Pulpahöhle annehmen.

Durch Behinderung des Wachstums eines Zahnkeimes kann es zur
Entwicklung von massenhaften Dentikeln kommen. Die Verbildung des
Zahnkeimes kann soweit gedeihen, dass die Pulpakammer auf spalten-
förmige Räume reducirt wird.

Ueber die Entstehung der Dentikel herrschen verschiedene Meinungen. Heider und Wedl nehmen als Grund dafür eine Inversion
der Dentinzellenschichte aus folgenden Gründen an:

1) Ist der Verlauf der Dentincanälchen ein centripetaler; es müssen daher die zur Bildung derselben notwendigen Dentinzellen, welche von der Peripherie der stattgehabten Einbuchtung gegen deren Centrum gewachsen sind, eine adaequate Lage angenommen haben;

2) haben sie bei multiplen encystirten Neubildungen sternförmige Gruppirungen der Dentinzellen gesehen und deuteten sie als Beginn einer Insinuation;

3) entspricht eine Inversion einer Dentinzellengruppe und eine Abschnürung auch physiologischen Processen, z. B. der Bildung von Eierstock, Follikeln etc.

Die Dentikel können vorhanden sein, ohne dass der Besitzer des Zahnes Beschwerden hat. Sie können jedoch zu Reizungen der Pulpa und zwar wie Witzel bemerkt, zu Irritationshyperaemieen Veranlassung geben, welche das Bild des einseitigen Gesichtsschmerzes (Tic douloureux, Prosopalgie etc.) zu Wege bringen.

Fälle von hochgradigstem, einseitigem Gesichtsschmerz kommen uns hin und wieder zur Beobachtung, deren Heilung nach Extraction eines mit Dentikeln behafteten Zahnes sofort eintritt. Es werden mit dem genannten Leiden Behaftete von Nervenärzten ohne Erfolg behandelt bis durch Auffindung des schuldtragenden Zahnes durch den Zahnarzt und Zerstörung der Pulpa oder Extraction des Zahnes dem Zustande ein Ende gemacht wird.

Wärend der Entstehung von Ersatzdentin die Bedeutung eines physiologischen reparatorischen Processes zukommt, ist die Dentikelbildung ein pathologischer Process. Das Ersatzdentin hat die Aufgabe die Pulpa vor den äusseren Reizen zu schützen und ist diese Art der Dentinneubildung eine Schutzvorrichtung. Bei den Dentikeln handelt es sich in den meisten Fällen um echte pathologische Processe, wenngleich nicht geleugnet werden kann, dass diese Processe sich vorwiegend in dem Zustande des Seniums der Zähne finden und eine Grenze zwischen senilen und pathologischen Erscheinungen schwer zu ziehen ist.

Im Anschlusse an mein Thema möchte ich Ihnen noch ein Praeparat vorlegen, welches eine ausgeheilte Zahnfractur darstellt oder vortäuscht. Es ist dies ein unterer Bicuspis, dessen Krone gegen die Wurzel in horizontaler Richtung verschoben und mit derselben wieder zusammengewachsen erscheint.

Wir kennen aus der Literatur sehr wenige Fälle von ausgeheilter Querfractur. Die Ausheilung einer Längsfractur eines Zahnes kann man sich leichter vorstellen.

Die Stosszähne der Elephanten sind durch die Jagd auf diese Tiergattung vielfachen Verletzungen durch Geschosse ausgesetzt. Wenn das Tier den anderweitigen Verletzungen nicht erliegt und trotz der Insulte am Leben bleibt, reagirt die Pulpa des Stosszahnes auf die in dieselbe eingedrungenen Fremdkörper durch Dentinneubildung. Der Schusscanal im Dentin kann durch neugebildete Dentinsubstanz ausgefüllt werden. Das Pulpagewebe selbst erleidet eine Verdrängung durch die Dentinneubildung.

Bei der Untersuchung der an den Wänden der Pulpakammer von Elephantenstosszähnen vorkommenden stalactitenförmigen Dentinneubildungen findet man im Dentin Gefässcanäle wie auch Knochenkörperchen.

Im ersteren Falle sprechen wir von Vasodentin, im letzteren von Osteodentin.

In Menschenzähnen treffen wir Osteodentin und Vasodentin nur in Missbildungen an.

In Milchzähnen, die sich im Stadium der Resorption befinden, kann man Knochenneubildung sowol in der Pulpakammer wie auch mitten im Dentin vorfinden. Es handelt sich in diesen Fällen um neugebildeten Knochen, welcher entstanden ist durch Verknöcherung des Resorptionsorganes. In dem einen Falle, den ich Ihnen, meine sehr geehrten Herren Collegen, unter dem Mikroskope vorlege, sehen Sie Knochenneubildung als Begleiterscheinung der Resorption der Milchzahnwurzel in den Howshipschen Lacunen im Dentin.

In dem anderen Praeparate können Sie beobachten, dass die Kronenpulpakammer eines unteren Milchzahnes zu einem Drittel von Knochenneubildung (verknöchertes Resorptionsorgan) und zu zwei Drittel von multipler Dentinneubildung erfüllt ist. Die letztere wurde von Seite der Pulpa auf den durch den Resorptionsprocess hingegebenen Reiz producirt.

Discussion.

Mr. **Lipschitz** (Berlin): Einen Punkt möchte ich besonders hervorheben. Es handelt sich um diejenigen Fälle, bei denen trotz umiangreicher Caries, die fast die ganze Krone des Zahnes zerstört haben, fnfolge der Bildung von Ersatzdentin die Pulpa nicht freigelegt wurde. Die Fälle sind gar nicht so selten, sie kommen in jeder Praxis zur Beobachtung. Solche Zähne werden aber meist extrahirt, obwol die Patienten noch gar keine Schmerzen gehabt haben, weil die Diagnose auf Pulpagangraen gestellt wird. Ich bitte Sie also vorkommendenfalls erst mit löffelförmigen Excavatoren zu excaviren, sie finden dann die Pulpa intact und können sofort füllen.

Prof. **J. Scheff** (Wien): Mit Bezug auf das vom Herrn Vorredner gezeigte Praeparat „die Heilung eines querfracturirten Zahnes", habe ich zu bemerken, dass derartige Vorkommnisse sehr selten sind. Hauptsächlich können solche Fracturen nur innerhalb der Alveole zur Heilung kommen, weil die beiden fracturirten Teile gegenseitig gehalten werden. Bisher sind in der Literatur nur 2 Fälle von geheilter Fractur bekannt. Der eine Fall ist in Hyrtl's Anatomie erwähnt, der zweite von Bruck in Breslau veröffentlicht, der dritte der vom geehrten Herrn Vorredner gezeigte und endlich befindet sich in meinem Instituts-Museum ein Eckzahn, an welchem eine Querfractur durch deutlich sichtbare Callusmasse ersichtlich ist.

Deuxième Séance.

Vendredi, le 8 (20) Août, 2 h. de l'après-midi.

Dr. **W. G. Younger** (San-Francisco).

Pyorrhea Alveolaris.

The Chairman and Fellow Colleagues!.

When I informed the honourable President of our section, that I would, if desired, write a paper on „The Etiology and treatment of Pyorrhea Alveolaris", I was not aware, that the ground of this subject was to be covered by the distinguished men in the profession, whose names I have since heard announced. But, as he kindly accepted my offer, I feel, that I schould at least acknowledge his courtesy by a schort practical paper: leaving the scientific elaborations. revelations of the microscope, etc. to my learned confreres, thus avoiding the possibilities of repetition and in langage not so well chosen.

That Pyorrhea Alveolaris is a curable disease, even in very advanced stages, has been proven time to time again. But, notwithstanding this fact, there become to be a universal opinion, that Pyorrhea is incurable.

I sincerely hope, that the experiences, narrated in this little paper of mine, with the further aid of clinics, will assist in establishing the fact in the minds of those, who are thinking otherwise, that Pyorrhea Alveolaris is absolutely a curable disease, and that it is possible to stamp out this scourge of the mouth, which more, than all the other causes combined, induces the loss of organs, so necessary to beauty, speech, health and longivity.

The profusion has been led astray with the idea, that Pyorrhea was the oppression of a constitutional disorder akin to the chalky deposit in gout. And some have even gone so far, as to maintain, that the peculiar deposit on the roots of the teeth, which is always found in Pyorrhea, is due solely to a gouty diathesis, and that therefore the locale treatment of this disease was simply palliative.

In a paper, which I had the honour of reading before the American Medical Association, at their meeting in San-Francisco in June 1894, I opposed this theory and proved by actual experience, that such was not the case. But that, on the contrary, Pyorrhea Alveolaris was a purely local disorder. Since that time the researches, instituded by Dr. Talbot of Chicago, leaves no doubt, that the upholders of the theory, that this disease is due to the uric acid condition are wrong. What I claim is, that Pyorrhea is purely local and amenable solely to local treatment. That it has no connection whatever with the uric acid or gouty diathesis, nor with any other systemic perversion, is proved first by the fact, that persons, who in themselves and their ancetry have never been affected by gout, or any other disease hereditament, have Pyorrhea in its very worst condition; second—that persons, having these complications— Gout and Pyorrhea—have for many years, and, continuing to the present time, been entirely cured of the latter, notwithstanding the fact, that the gouty manifestations and deposits continue, as excessively as ever, on the other tissues of the system. Third—by the fact, that the cure in their cases has been brought about entirely by local means without any regard to constitutional aliment, or systemic treatment whatever. A case mentioned in the paper just alluded to, is so typical of this, that I may be pardoned for repeating it here.

A lady, who had a decidedly gouty diathesis, through inheritance (so marked, that her finger joints became tender and swollen, and the deposit of uric salts was being continually formed in the follicles of her throat) went to a friend of mine, one of the cleverest men in the profession, to have three upper molars, two on the left and one on the right in nearly the last stages of pyorrhea alveolaris, treated and filled. Their roots were so thoroughly incrusted with tartar, that they merely hung in their sockets by their apical extremities, and they were all more or less decayed, but especially the right molar, for it had a cavity extending almost to the pulp. She had also suffered for two or three years from frequent attacks of nervous prostration, and the impression commenced to grow that this condition was due, in a measure at least, to the state of her teeth, which in consequence of their looseness and tenderness made it impossible for her to masticate properly.

This gentleman advised her to have these molars drawn immediately for the sake of her health, as he considered it impossible to save them, but, as the lady would have to substitute artificial dentures, she demurred, and hoping to spur him on to some effort to preserve them, she remarked: „I think Dr. Younger could save them!" „Madam", was the retort, „neither Dr. Younger nor God Almighty could save those teeth. They are so loosened by disease, I could pull them out with my fingers!"

The idea, that God Almighty should not be able to save them, grated on her religious sensibilities, and she determined to wait until my return. I was then on my way home from Berlin, and one of the first persons to consult me on my arrival was this same lady. Having made a speciality of just such cases, I commenced treating her, ignorant of the judgment, that had been passed upon the teeth by my esteemed colleague. She feared to tell me until the cure was effected, lest it might prejudice my efforts. In six weeks the teeth were firm and the alveolar tissue strongly adherent throughout their full extent, certainly around the cervices.

It is now nearly four years since the cure was completed, and though the finger joints still swell and become tender and the uric incrustations still form in her throat, the teeth have had no return of the trouble; they are perfectly rigid in their sockets, and there is nothing in their appearance, nor in that of the environing gums, which would suggest the lesion, which had been so nearly fatal to their existence. Now, no constitutional treatment was made, the success being due entirely to local applications.

As the able gentlemen, who are announced to render papers in Pyorrhea, will, no doubt, give you the different theories fulminated on the etiologic of this subject, I will simply give you my personal opinion on the source of the deposit, known scrumal, but which, I claim, should be called Pyorrheal.

Thoroughly, dissatisfied with the different theories accounting for the deposit of this callus, it occured to me some months ago, while seriously considering this subject, that the true source of the deposit was the bony alveolus itself! And further consideration has convinced me, that this is the only theory, accounting for and explaining the presence of this incrustation everywhere, and presents none of the difficulties, which have proves stumptling blocks in the way of all other theories.

We all know, that the alveoalar process is much more cancellous, or spongy than the regular ossific formation, and that its elasticity is due to the greater amount of connective tissue, which holds its lime salts together. In consequence, its salts are held in looser compact, than ordinary bone. Therefore, when this reticulum of connective tissue is destroyed by such inflammatory conditions, as exist in Pyorrhea, the atomic partieles, composing the lime salts, are set free and are taken up by the exudat, viz: the pus. Now, as this pus forms, which it does very slowly, it is directed against the root, in contact with which it remains until pressure from the lips or tongue, or food, during mastication, forces it into the mouth. The force of impact against the sort causes the deposit of the lime salts, with which the pus is charged, and which, by bacterial action, is aglutinated and fastened to the substance of the root (the pericementum on that portium of the root, having been previously destroyed). The deposit, then, coming through the means of pus, is my reason for applying to it the term Pyorrheal.

There lime salts charged with their infections brood, of bacteria react against their former home, causing still further and continuous devastation of the alveolus and increasing their own bulk by the result.

The formation of this pus is at first beneficent. It is a scheme of nature to eliminate an irritant, it cannot dissolve. The same thing precisely, that occurs, when a splinter enters the flesch, and is thrown out by the formation of pus around it.

Moreover, this pus protects the inflamed tissues from direct contact with the irritant. It is only in the second any stage, when it becomes the medicine of carrying the lime salts from the alveolus to the tooth, and is infiltrated with the septic results of bacterial deposit, that it looses in a great success its beneficent properties.

The probabilities of this deposit, being from the wasted alveolus, I think is proved by the following facts:

First—this deposit is never found beyond, but rather within the original line of the bony alveolar margin.

Second, that the increase in the thickness and extent of the deposit is in corresponding ratio to the loos, and extent of the alveolare structure.

Third, that the chemical composition of one is nearly, if not identical, with the other.

Fourth,—if this deposit was scrumal, then would be no discrimination, but all the tooth would be applied at the same time. Whereas we know, that in many cases only one tooth is the seat of the deposit, while the others are entirely free from it.

The apparent differences in what are called „Types" of Pyorrhea, I think, are but different expressions of the same disease, due to personal idiosyncrasys. But be this, as it may — whether there are types or not, this thing is certain, that they are all subject to the same treatment.

There is an erroneous impression prevalent, that this deposit takes place only in or about the middle period of life.

I think, that the reason of this error is due to the fact, that it is about this period of life, that the overages of the disease forces itself upon the attention of the patient by either the growing tenderness

or loosening of a tooth, the sweling or fleeding of the gums on using
a tooth brush or pain in drinking cold, hot, sweet or sour liquids etc.
But that this condition was suddenly created, at this time, is untenable.
The deposit has often its beginning in childhood; more frequently about
the adolescent period, and I have even remarked it on deciduous tooth.

There is another fallacious idea, common among writers upon this
subject, and that is, that Pyorrhea exists principally among the anemic
those, whose systems are poorly nourished and whose blood is depraved.

Whereas my experience has taught me, that it exists mainly among
the strong, hearty and robust! The observance of this fact has caused
me sometimes to allude to Pyorrhea, as a disease of good health! Now,
while you will find some having Pyorrhea in a bad form, the tone of
whose systems are reduced, and who are anemic, you will also find, that
they were not in this condition, when the Pyorrhea become pronounced.
And I further think, that in many of these cases the disordered and
malnutrient condition of the system was due to the swallowing of Pyorrheal matter and the inhalation of its emanations. Therefore instead
of Pyorrhea, being due to this dyscratic condition, this dyscratic condition was due to Pyorrhea!

Now, as to the causes of Pyorrhea alveolaris. Anything will cause
Pyorrhea, that disturbes the nutritive function of the alveolar wall,
which surrounds the tooth, and the extent of the disease is in proportion to the amount of the creating cause or the time, that was
elapsed since the inception of the cause. The pressure of salivary calculus seeds of berries and grains of sand, that are often found in
thrombosies membranous and other esculents, growing near the earth,
which lodging between the cervical margin of the gum and cervix of
the tooth, become points of irritation. Particles of food caught and
decomposing in the intuspaces of the tooth, the abusive use of floss-
silk detached bristles from the tooth brusch unfinished cervical fillings,
the use of nuclear dental instruments around the necks of the tooth,
the ruinate flakes from the husks of cereal foods and nuts, charp cruets
of bread, etc. etc. All these and a hundred other, more or less assis-
ted by bacterial energy, are exciting causes of Pyorrhea.

The treatment of Pyorrhea involves two propositions.

First. The absolute removal of every particle of tartar!

Second. The perfect union of the wall of detached alveolus, or
pocket, as it is usually called with the tissue of the root.

The removal of the Pyorrheal calculus, however, is by far the most
difficult and necessary. But it requires keen sensibility of touch, strenght
of finger, skill in manipulation, a vast amount of patience, and a dogged
perseverance. But, when the tartar is completely removed, your Pyorrhea
is practically cured!

My method is to begin with one tooth and to stay with that tooth,
until I am satisfied not one atom of the callus remains, even if it takes
hours, to accomplish it. The reason for this is, that the tissues aro-
und that tooth want to get will, and if you do not complete the removal of the incrustation at the one sitting, you will at the next dis-
turbe the delicate fibers of attachement, that are forming and prevent,
as it were, a healing by first intention.

The tartar, having been thoroughly removed, the next proportion is to includ union. Not a simple contraction, but an absolute union, such as existed before the invasion of the tartar. This can best be accomplished by flooding the pocket with lactic acid, full strenght, being careful not to overflow the kroket.

The lactic acid seems to act in the following manner: By dissolving any necrotic alveolar surface by causing an exfoliation or destruction of the healed surface of the pocket, by removing from the minute mouths of the canaliculs the hardened connective tissue stopping and by stimmulating the proliferation of this, as well as the osseous tissue. It seems, besides, to have a cleansing effect on the root and by its sterilizing qualities distroying any pathogenic bacteria, that would otherwise be left to exercise their baneful influences prevent union and cause a recurrence of the disease. The usual cause of the disease recovering is imperfect treatment.

When the disease has over been absolutely cured, it is not more liable to return, than is muscles or smallsery. The lactic acid should be applied but once and a full water time given, before an other application is made, should another be regained. But it is only in extreme cases, that I have found more, than an application necessary.

As the mouth is a hot bed for pathogonic micro-organisms, it is well before beginning operations to have the patient hold some sterilising solution in the mouth for two or three minutes, and also to flood the pockets about to be operated on with a 1 per mille solution of the sublimate. Also, after operating, the patient should be made to use disinfectant in the mouth every hour or two, until the wounds are completely healed.

As the particles of tartar are removed, they should be wished out by forcible infections with a fine platineum pointed syring. All applications schould be warm, as cold ones produce pain. Never use caustics on the root, as by doing so the cementum, is injured, and the means of attachement destroyed.

As to instruments and in the removal of tartar etc., I think (my paper having already exhausted your patience), that it will be more satisfactory both to you and to myself to postpone their consideration until a clinic afford the opportunity of a practical illustration.

Discussion.

Dr. **Marchandé** (Paris): La pyorrhée alvéolaire, tout en étant une maladie locale, n'exclut pas l'origine arthritique qui semble la prédisposer. L'artbritique forme des urates en quantité considérable et les tophus constatés sur les articulations peuvent également se trouver sur la racine des dents. Il y a donc formation plus grande de sels calcaires et, par suite, irritation rapide de la membrane arthro-dentaire et de là il n'y a qu'un pas pour que la pyorrhée alvéolaire s'établisse rapidement. — Le décollement gengival favorise l'évolution des microbes et leur migration au fond de l'alvéole. Les mêmes causes irritatives peuvent être augmentées par certaines intoxications ainsi que par les maladies infectieuses et nerveuses.

On ne peut nier l'influence du tabac.

· **Dr. Kaloustov** (Moscou): Si Mr. Younger concerne la Pyorrhée alvéolaire comme une maladie purement locale, je demande alors de quelle origine est elle? Si elle est de nature inflammatoire, trophique ou de quelque autre genre spécifique? La réponse ne peut pas être la même pour tous les cas, j'en suis sûr. J'en ai observé une certaine quantité où le processus était, à mon avis, nettement local, sans aucun rapport à l'état général; mais plusieurs cas d'autre cathégorie m'ont convaincu qu'il y a un lien assez intime entre le processus alvéolaire et l'état général des malades. En tout cas je suis partisan de l'opinion que sous le nom collectif de „Pyorrhée alvéolaire" nous devons sous-entendre quelques différentes espèces de produits pathologiques que nous ne pouvons pas jusqu' aujourd'hui suffisamment distinguer. Un malade en ce genre bien démonstratif fut présenté par moi à la Société des médecins russes à Moscou, l'année passée.

Dr. Amoëdo (Paris): Je suis bien de l'avis du Dr. Younger. Je crois la pyorrhée alvéolaire une maladie locale et on peut en avoir la preuve en regardant les dents tombées par cette maladie. En effet toutes ces dents sont recouvertes de dépôt calcaire sur toute la racine. Et ceux qui prétendent avoir vu des dents tombées dans ces conditions sans avoir vu du tartre, c'est parce qu'on les a examinées macroscopiquement; au microscope on aurait sûrement trouvé du tartre. Je m'explique l'influence de l'état général d'une façon indirecte. Les malades négligent généralement les soins de toilette et spécialement ceux de la bouche. Or, nous sommes tous d'accord que c'est bien dans les cas de manque d'hygiène de la bouche, que la pyorrhée alvéolaire se développe.

Quant au traitement, je suis encore de l'avis de l'orateur; il faut enlever complétement le tartre et cela est très difficile.

Il y a bien des cas où, tout en ayant la dent à la main, il est très difficile d'enlever le tartre. J'emploie à cet effet des instruments très fins, et je les emploie avec grande force, tout en ayant soin de ne pas faire du mal au malade.

Comme topique j'employai autrefois l'acide chromique introduit en chirurgie dentive par notre regretté maître Magitot de Paris.

Maintenant j'emploie l'acide sulfurique pur, mais à l'avenir je me servirai de l'acide lactique.

Que le grattage le plus soigneux du tartre entourant les racines atteintes de cette maladie fait du bien, — ne sert pas pour un argument sûr de l'origine locale de „Pyorrhoea", car le tartre peut être précipité consécutivement dans les tissus déjà détruits. Là nous avons un „circulus vitiosus"; le tartre ne fait que d'irriter de nouveau ces tissus-là, qui sont déjà tombés presque en ruines. En enlevant cette irritation, nous mettons les tissus atteints d'une maladie grave dans des conditions plus favorables à la guérison peut-être même définitive.

M-lle **Rosner** (Yaroslavl): Je trouve que l'étiologie de la maladie n'est pas suffisamment expliquée et admettant qu'elle est exclusivement locale, il y a quelques contradictions.

Dr. **Reichhelm** (Agram) fragt, ob es zweckmässig ist, nach der Entfernung des Zahnsteines die Zähne mit Seide oder Golddraht festzubinden?

Dr. **Aguilar** (Madrid) prit aussi part à la discussion.

Prof. **W. G. A. Bonwill** (Philadelphia).

Pyorrhea Alveolaris.

Its Origin and Treatment.

For fifteen years this subject has been before us. It has been claimed to be an incurable disease. Its causes, from time to time, has been theorised. It has been looked upon, as of such vital importance as to call forth the special effort for many men, whose treatment has never proved to be a cure; and yet the investigation and treatment goes on, and is likely to do so, until men halt and use common sense surgery.

It was not until I had gone to Philadelphia to practice in 1871, that much was said about it, and there was no literature, that had given to it a momentum, until Dr. Briggs of Hartford, Connecticuts, made demonstrations of his method of treatment; but, without enough light to render it satisfactory.

The war of opinion has raged, particularly in America, until now the inquiry goes out from every section of the Earth for some method of treatment, that will prevent, as well as permanently cure,—and the end is not yet.

For some time, I was so apparently dumb, I could not understand, what was the issue. I could not recall such a horrid case in my own practice in the country for the seventeen years previous to going to Philadelphia.

I thought, perhaps, it was a new disease just arrived, or was confined only to large cities. When I did find out, what was this, so called horrid, disease, I at once said, that I never had such cases in my own practice, where the patients had come to me from childhood and had never before been to another operator.

I had frequently had adults from the age of 18 to 60 with the same conditions of this, so called, Pyorrhea, who had never been to a dentist; but the treatment was so simple, and definite, and satisfactory to me and patient, that I took no special notice of it, as a wonder. I was looked upon, of course, by the leaders of the Gout Theory cause, as unscientific and as not knowing, what the world of dentistry had gone mad over.

I was not disconcerted, however, but went on treating such cases, that came to me, without any drawbacks.

In the meantime, not a case could be found among any of my patients, who had commenced with me, as early as the third year (the age, at which I demand of my patients they shall send), — yes, bring to me, themselves their children. „If not that early, keep them awly, as I would not be responsible for the condition of their mouths or teeth".

My word for it again, Gentlemen, no cases of this incurable disease could be found in my practice.

When I have stated this, men would not believe me.

To convince and clinch my assertion at the semi-centennial Meeting of the American Medical Association at Philadelphia, in June last, I asked, that a committee be appointed by the Dental Section, to visit my office and make a most critical examination of some fifty patients; commencing with the first, I ever had forty two years back, and on up to date of clinic, with these, I had many children.

It was not alone the committee's function to see, if I had told the truth in regard to this disease; but I courted their scrutiny and criticism on the gold - fillings of Abbeys Cohesive and Old Fastenird or Soft Foil. Their immense plus-contours and the method of their insertion by the electric mechanical mallets, as well as by hand-pressure; and with smooth oral-pointed plugger points of fillings, which had been inserted from 10 to 35 years before; but special attention was called to the class of amalgam fillings that had been put in, side by side, and in contact in the same cavity, and on opposite approximal surfaces. The colour of the fillings in contact with gold; their edges; and the health of the walls of ewamel in contact; The health of the gums and also on their approximal sides; the freedom from recurrent decay at any point of the tooth substance; the perfect contour of every crown, as well as the plus-contour on the approximal sides: In a word, the perfect restoration by artificial means (Gold amalgam and oxy-phosphate gutta percha).

To this, I also called their special attention of the plates of gold and rubber of unique shapes, made with the view, that no point was left upon them, to cause irritation at the gengival borders, or where the air chamber was placed; and the size and extension of the plates; and how few plates of any kind were to be found in those shown of my original patients, save a Bonwill all porcelain crown. And never a gold crown or bridge (permanent), with gold caps.

I also asked their more than special criticism upon the new method of clasping natural teeth in sections of from one to a full set in patients, not in my care originally. The perfect usefulness of them and no irritation on the gums and no decay, where the clasps came in contact;· and further, I demanded their attention to the cases of full sets made in my anatomical articulation, to have them see the minute apposition on the grindial surfaces, with the very small shallow air chamber, and ask the patients, what trouble, if any, they had from the very beginning to wear them, or any questions, in any way, about my treatment to them and the results.

The object was to give them a chance to view my practice for 42 years of cases not selected long before, as I only had 12 hours'notice to get them to my office, and for them to report justly and critically all they saw, that, if it showed a condition of perfect health, and the operations done had fully restored, and were still preserving the teeth, to say, that it was worthy of being considered the foundation of a system of practice to be followed by the dental profession at large.

To give such a clinic was risking, what no other man anywhere had ever done his life's work.

It was an opportunity, that had never presented itself to me before in all my career, and it was not probable would ever occur again, as no body of men in dentistry would meet again in Philadelphia, where my patients were mostly to be found, although my patients are living at quite every place upon the globe, and make it convenient to come to me at periods of time, as they can suitably come, or should I send for them, if within seasonable distance.

If this practice could be followed every year, or when occasion offers, then we could have some hope for a system of practice, founded on the experience of men, who had lived and laboured for the honour and glory of one of the most useful of all professions.

When I gave the invitation to the dental section to appoint this committee, I asked, that one thing above all else should be observed by them, and which they would see at a glance into every mouth, that there would be no necessity for them to take up an exploring needle, in order to be satisfied, that everything in each case was in a perfect state of health, and all the work done was lasting and likely to be so permanently, with very little depair and no likelihood of any losses of natural crowns, or of roots, or for artificial substitutes to take their place in the very new future, of the teeth, that had been subjected to my treatment.

The special point, to which I called their attention, was „Look at the perfectly healthy condition of the gums on all their boundary lines in each and every patient!"

No such clinic had ever been given before, and the report made to the dental section justified me in every way for having run such a gumblet, as no adverse remarks were made, but, in every way, I had their assurance no more could have been done in any of the cases presented.

Two things stood out so boldly to them all, that they made special mention of the facts, to wit: „Never before had they witnessed such perfectly clean, healthy mouths and teeth; with no abscesses and the cases of Pyorrhea shown them were, as healthy as those cases, where there had been no such trouble; so marked were these cases, they asked me the treatment.

The cases of Pyorrhea shown had been sent me by other dentists after years of treatment; until they at last told the patients: „We can do no more! Your teeth will, one by one, fall out; we will advise you to try the cranky radical Bonwill; but he will take your pocketbook".

In three weeks only, after years of treatment by others, every tooth out of 30 in all the cases was quite as healthy and firm, as if there had been no disease. Only, of course, I could not coax the gums to return to their original place.

With these introductory remarks, let me state, what I have considered the potent causes of this local affection—not a disease.

The trouble commences frequently in an individual tooth, and the ones in occlusion are mostly involved. Sometimes it appears to affect all on one side—upper and lower—but not the other. The surrounding gums are not the first to show a weakening, never commencing primarily in that part.

Some traumatic injury done to the root of a tooth, or teeth, and to the peridentium, by an undue force upon it, or the disuse of one side will involve many; not by commencing, in the latter cases, in a single tooth, but all become involved that are not used.

Over use or disuse will precipitate languor in any organ, or membrane and death. In the case of the gums, they become flabby and deposits of food creep in and remain, from the starch food, in nearly every mouthful taken by the majority of mankind; and in a short time, the deposits accumulate and force themselves down under the languid gum, until they reach the very apex of the root, as the process is absorbed, when nothing will save.

Of course, the irritated surfaces of the lining membranes show out pus, not calculated to heal any breach, as soon as any accretions become fixed to the surface of the root.

If proper attention is given to your patients, no such result can occur; and if taken before two thirds of the surface, if root is involved, the cure is certain. But there must be enough of the root firmly imbedded in the processes, to insure support for the healthy use of the tooth.

That a deposit can take place at, or near the apex, without any breach of the gum, or investing membranes, I must deny every time. I have never seen and I know of no way, that such could be the case, where there is first no pocket dull, when the teeth adjoining the affected one is not similarly affected.

No blood taint can do this in one tooth, to the exclusion of all others.

If all were affected in both jaws, and the whole of the investing membrane be involved of the tooth attacked, we might then presume the quality of blood and some specific poison or mercurial taint may have been at work.

When I lived in Delaware, in a malarial district, many were the cases, that came to me, where mercury was given to the point of salivation, and no tooth escaped the poison. But there were no accretions other, than those, which was to be found on so many teeth at that day, never any upon the apex of root, when the teeth fell out from the ravages of mercurial inflammation, that mostly resulted in suppuration and then absorption of the alveolar processes to the very apex.

When this stage of the malady had been reached, no artificial aid given was of avail. Yet, if the mercury had not been carried to excess and violent suppuration brought on, then, as soon as the poison had vent its power, and the system had regained its normal status, the removal of all deposits, that had occurred during the stage of the disease, from food mostly, from the non ability to keep them clean with brush, and cutting off all loose superincumbent gum tissue, and the rearticulation of the whole jaws; and even in these dreadful cases of direct poisoning, the teeth finally became firm and could remain for years, perhaps a lifetime.

One case, I will remember, was that of my only brother, who, at the age of eight years, was so badly salivated by my father, that two of his first permanent molars were lost, a portion of the process adhering. Yet, in due time, not only the second molars took their places, though tilting much, but the rest of the permanent teeth all came into place, although delayed. Had there been a general poisoning of the blood, the permanent teeth should have suffered in their sacs, as well as the temporary and first permanent molars. But the force of Mercury was all spent on the teeth in place and most full on the molars.

Some poisons, as is well known, spend their force on certain tissues, as phosphorus does, in match factories, upon the alveolar borders first, and seldom a tooth is saved by any treatment. The action of arsenic shows first and principally in stomach.

Long experience and observation, not only in my own practice, but from the hands of physicians and dentists, will not permit me for an instant to admit, that a gouty diathesis will ever produce a deposit through such a membrane, as the periostium of a tooth and in a closed sac.

There is no necessity to bring into discussion and the treatment of this affection of any constitutional cause, for it all can be accounted for by excluding it entirely from the calender of causes.

Never in any case, yet, have I resorted to systemic remedies, further, than, when I see my patients suffering from dyspepsia, or when just from some debilitating disease.

In all cases, however, I teach my patient, how to live, to not only assure him of healthy gums and teeth firm in their sockets, but to keep up the standard of general health, by giving my own experience in a brochure „The Philosophy of Eating and Drinking", sketching my own life from the 16th year, which has enabled me to work 16 hours daily; sleeping but six; and, while at work, carrying out my motto of „putting two minutes into every one".

I, with military discipline, exact of my patients obeying the orders I give them, or I will not be responsible for the condition of their mouth or teeth. At least twice a year, or oftener, if I so demand of certain cases, or should they feel, or fear, there is something not just right then, if they had only have gone from my office the day before, to return to me at once without waiting a day. And the rule to hold good twice yearly without my sending for them. They must do it voluntarily.

This military receipt is such a powerful constitutional treatment, that other specific remedies are not called for. You may call this hypnotism, or personal magnetism, coming from me; yet it does the work of enabling me to save quite all of every tooth I once touch in filling, or treating, for diseased conditions.

To this I supplement, that, if they wish to keep their poor carious teeth and weak gums in a state of constant health, then they must know, what to eat, how to eat, how much to eat, as brain workers, or muskular labourers, and the food best adapted to meet the requirement of each individual case.

One thing must be done to insure success — never eat and drink at the same time. Mastication cannot be done, as the stomach demands, unless food is eaten dry and a plenty of dry bread in the mouth at the same time! The teeth cannot get hold of any substance in the mouth, when a fluid is taken in at the same time. The saliva will be drawn in from the various glands, as mastication proceeds on comparatively dry food for all necessities.

Unless the mouth is made the first stomach and has mixed with the food a sufficiency of saliva, then the stomach has a double duty to perform, and never does perform it. Hence, one person in every three has dyspepsia.

No internal systemic treatment can cure, when all the fundamental rules of health are violated.

To all this, no one leaves my office without this diminutive brush I here present you. My young lady assistant gives special directions, how it is to be used; and there goes with it a soap filled with pumice, that, only a minute is needed to cleanse any mouth, if done immediately after eating.

Now you have the general idea, as against systemic treatment for Gouty Diathesis, and my general directions to every patient, whether he has had pyorrhea or not; and my word for it, as I said before, I have never to go through the same treatment again for that patient for this dreadful scourge.

We will now sum up the causes, or as specific to say the originates, which, to me, are the factors, and which my simple mechanical treatment has proved most effective in evadicating and preventing any recurrence, and which is best proved, as true, by the assertion and fact, that pyorrhea never invades my office with the patients, that I have controlled from the third year. This should satisfy any one, if what I say is true, that there is no disease about it; and, if I can cure other cases, that come to me and in the future guard against it. I have as many patients of gouty diathesis and in other ways constitutionally affected, as others, yet, I never have any original cases in children, if I have my way, which I will have or not keep the patient.

Where is pyorrhea first seen to show its hydra head? Inasmuch, as I have never had it to show its head in my practice, how can I answer this query?

One third at least of my practice is made up of patients from other dentists. Don't you suppose, I have the opportunity to see it in all the phases from an individual tooth to the involving of the whole dental structure?

Certainly, I have; many cases can be traced to its origin from the surroundings, when the patient first comes; and also to the questions you may put to him or her, as to where it first showed the symptom, of what their former dentist said was the beginning. Besides, you can see, how it is spreading from some one point; can see, where it has been checked for a time. Again the literature of the disease is full of individual cases, telling, how it commenced and whether it spread up to every tooth being involved.

So you see, I have a right to speak of its origin and extension.

As to the etiology or cause being, where it originated, or first manifests itself, is another matter.

I have never yet had a subject for treatment, when the temporary teeth were still in place; nor any case, where up to the 15th or 16th year, this vile vandal has encroached.

I have had salivary calculus on the buccal faces of the superior permanent molars, and on the lingual surfaces of the inferior incisors; but it made no headlong, as young persons are in the habit of eating frequently, and of the toughest food; and, between meals they never drink at the same time of eating, and mechanically, it is kept down to a minimum and seldom gets forced under the gum border. Besides this eating at such hours, the gums get the roughest kind of treatment and the teeth also, and both are firmer and healthier, save on the side of the jaw, where for some reason the young subject does not masticate. Hence you will seldom or never see pyorrhea in subjects under 20 years of age, (at least, this is my experience).

You will understand, I use this, as an argument in favour of mechanical attrition preventing accumulation upon the teeth, and in all such cases in the young, where their mouths have been neglected, it is easy to place the teeth in order, and teach them, how to keep them so.

I have already told you, that I have never seen gouty diathesis present in any of my original cases, and Pyorrhea sure to follow at a certain age. Nor in the cases, I have treated from others, have I regarded it, as a factor worth noticing.

In every case, coming to me, I could trace it to a single local origin.

There are several points, at which it may begin.

Wherever, there is an undue pressure, laterally or direct, to throw more work upon one two or more teeth and kept up for any length of time, that over work will, as certainly, as night follows the day, will that tooth or those teeth become involved; not through the gum, as the first cause or first part affected, but the peridental membrane is shocked and also that of the investing membrane of the alveolus, and absorption soon results; first around the cervix below the gum in every instance, of the thin border of alveolus and downward. The gum border, by degrees, looses its grip upon the cervix. Since the investing membranes first are shocked and can no longer support the tooth, which, from over use or want of use, has stamped the membranes with death's palor; and, as a sequence, since the gingeval border is dependent for its life upon the health of the investing membranes, and the alveolus dependent upon these membranes for its life and supply, the gingeval border is the last to feel the crash; since without the alveolus, to which it can cling for support, it must give up its adhesion and close contact to the neck of the tooth involved, and it becomes loose and drunken, without the spirit to any longer hug the body, to which it has by mere contact helped to hold in situ.

This is evidenced most markedly on the approximal sides of any and all teeth, that have unwisely been separated for filling by the dentist, and never again restored the contour, leaving the roots to approach each other at the cervical border, where they finally come into direct contact, and all the life is squeezed out of the thin alveolar border, and absorption goes on down, down, untill it reaches a point, where the root no longer touch; in many instances, a third to half inch away from its original situation; and, as a sequence, the gum tissues have nothing to immediately support them, from the absorption of the alveolus; and the food and the wooden tooth pick do the balance by the constant irritation kept up from the pressure and force exerted through improperly cutting away tooth substance, and the restoration was not complete in the flat faced filling made.

This is a factor, which has not been mentioned heretofore, as a cause of the existing circumstances.

Malpractice is one of the most potent promoters of pyorrhea.

Another form of malpractice has been and is still done: the extraction of the first permanent molars too late in life, for correction of irregularities.

If it is done at all (and in my own practice I am very jealous of them) it should be as the second permanent molar is about to appear; or, you know, from the exploring needle, it is not far beneath the surface; and then extracted, not so much for room, but from a pulp exposed and disease likely to occur and the apex of roots not yet perfected, and never will be now.

When this is done too late, then, as you all too well know, the second molar never assumes an upright position and never presents the crown with but its posterior tip for mastication; and on the anterior side the process has been so completely absorbed, that the second bicuspid is laid bare, half the length of the root, and the anterior face of the second molar, while the process is equally absorbed, the gum tissue leans up against its anterior face of the root, yet it does not cling to it or hug it closely, and there is, as in the preceding cases just stated, a constant factor for promoting an unhealthy state of affairs, and there will be secretions of food and tartar, which keep up a discharge of pus, and will extend to others.

A second effect none the less a cause of loss of function in the tooth and adjacent structures from loss of the molars is, that the grand arches are broken and the key stones are gone, and each tooth stands no longer in close contact with its fellow, and the structure cannot remain healthy any more, than the arch of a bridge can be expected to give support to a super structure. It follows the law of all engineering; „A bridge or structure is strongest only from its weakest point.“

Now, here again is malpractice; for you ignorantly done in most cases, yet none the less inexcusable; and most wilfully done by some dentists, to carry out a hobby of some one of the „fathers“ of the profession.

Again, there are many gold and amalgam fillings made too full on their occlusal surfaces, and the whole force of the jaws is placed on the one tooth and allowed to extend over the margin of cavity.

Again, from so much separating by the chisel and disks all around the arch that, unless the occluding teeth, are made to articulate to meet the changed relations of their opponents, the articulation of all the mouth is changed and undue work has to be performed, and you have a factor or weakest point in your bridge.

Again, you place in a plate, and, whether of gold or rubber, the festoons of the gums are kept in continual broil, from the plate being made to run in and out around every tooth, near to which the plate goes.

The deep and too broad section or air chamber is another eternal cause of irritation, that finally extends to the whole arch.

Another cause is, or was, the old method of clasping teeth to retain an artificial structure, never properly filled, and it kept the plate from fitting, and the undue pressure upon the teeth clasped, and the want of articulation of the artificial substitute, all together made another weakest place in the mouth, that threw the teeth out of position; and, consequently, irritation from undue relation of parts, added to the downfall of the whole fabric.

And, yet, another factor to produce in time, sooner or later, has been, that most damnable practice of gold capping for crowning and bridgeing, not only by the ever present collar at the cervix not fitted accurately 5 times in a hundred, — if that, — and even when they are fitted, not one man in a hundred regarded the beautiful and potent geometrical laws of articulation, and the crown is not made, that all its surfaces will harmonize with its antagonist, and all the pressure is brought to bear upon one side only of the crown, and, as a sequence, absorption must take place on the side opposite to where the crown did not occlude; and thus extended to the whole investing membranes, the tooth loosens and the bridge is of no significance for service.

Let me yet bring up another potent adversary. In permanent bridgeing, when there is some distance between the abutments, the crown surfaces of the substitute are again largely at fault, as I have not seen any case, that was of any value in normal mastication, when the lower jaw makes its lateral movements, and the force brought to bear upon the bridge causes the structure to resist upon the cusps most in contact and the whole plate with the abutments move too much and always outward, or to the buccal sides. There is no regard to shapening their occlusal surfaces in size or cusps to meet its opponent.

You will see the same effect in a natural second superior bicuspid, where the palatal cusp has been broken and not restored its original cusp in full. The pressure is always outward and the tooth moves downward. It must always be true, unless the operator understands, why nature has made two cusps to all bicuspids, except the first lower bicuspid, which should be called unicuspid.

For all practical purposes it needs but one cusp; it has but one occlusal surface above between the superior cuspid and second bicuspid; and, striking, as it does on one half the surface of the first superior bicuspid, it could not get out of position.

Apply the same jaw to artificial teeth on a permanent bridge, and the abutments cannot stand the force directed in one way continuously.

You must admit then this loosening of the teeth in the socket and consequent discharge of pus has in crown and bridge work a great friend to originate and promote the death of the attachments or abutments.

While on this factor, we will carry it a step further, for no one seems to have noticed it; or, if they have, never recorded the fact.

When crowning is done, no precaution is ever taken to separate the teeth on either side of the space. For months the natural crown was gone. The adjoining teeth approached each other, until the root or roots of the one to be crowned is impinged upon so closely, that there is no space at the cervix. When the crown (gold caps I mean) is adjusted and fastened, there is not space enough at the cervix to keep it clean, and the gum, being choked, is always growing up between the crown and neighbours, and pus is ever present, which makes a case of pyorrhea and it extends; and, what is more criminal still in such short sighted operations, the approximal faces of the teeth adjoining very soon decay from stagnation; and wherever there is such a relation existing between any of the teeth, there, pus will exude and finally death, which, after all can be said, is pyorrhea.

In connection with this, I think, I can say assuredly, that the first intimation to be had is on the approximal sides of all teeth, which is the only place, where stagnation can occur; and from there it extends; and, where a properly shaped brush is judiciously used there, no pus can form, where the space is great enough at the cervix, to allow the alveolus to grow far up to support the tissues.

Before closing on this long list of charges against the accused murderer of so many beautiful creatures, we must call attention to the plates of various kinds, used in the correction of irregularities.

When we consider the tendency to disease from the injudicious extraction of the molars for space, or, upon the other hand, of some specialists, who never extract, but crowd everything, not into shape, but out of normal articulation, without looking at the consequences to the soft tissues and the derangement of the processes, it is no wonder so much weakness of the gums follow in its wake of stagnation.

A specialist in irregularities should be a first class dentist in every department, or he should not be trusted in that one line.

I feel confident, that you now see the tread of my remarks and the reasons I give, as to the originators or promoters of pyorrhea.

Look at the cases, that grow out of biting off of thread always and long upon two teeth! See also, how many teeth are luxated and the processes made to absorb from the biting or cracking ice, nuts, hard candy, where, if a shok is given, from once forcing a tooth or teeth down and out of position, its life is jeopardized; and, if they are not attended to immediately, and the occlusal surfaces cut away, that the injured, or shocked tooth, or teeth are prevented for a short time from touching, a chronic condition soon sets up. Rearticulating is the cure all.

I need not further take your time on this line, but tell you, what is my treatment.

This, my friends, is very simple and no mystery.

Before any one can hope, however, to succeed in the surgical treatment of the teeth and adjoining structures, he must know, what, I think, is the most important of all else so far as understanding, how nature works in the healing process; and no one can hope to succeed in any line in our great art, unless he will acquaint himself on inflammation and the steps leading up to it and its sequale or termination.

Professor Gross always dwelt upon this preliminary step to the practice of surgery, until he had drilled his students well in its importance, without it, then it would only lead to disaster and death or disfigurement.

While I might not be able to go into all the details from the
first indication, that inflammation is about to set up its dominion, yet
any one, who has had an ancestry of medicals and gone through the
ordeal himself, with a practice of nearly half a century in dentistry
alone, with an association with such men, as Gross, must know some
little practically about the surgical treatment of the mouth.

Treatment.

When a case of pyorrhea comes to me for treatment, it is not
enough to merely ask the patient, if that is all he wants done. At once
my hands would be tied, if he answered, Yes!

Such I would spurn and kindly tell him no one could cure him, it
his wings were cliped and confined to that one manifestation of an
affection, which ramified further, than he or his former dentist had
dreamed.

A patient coming to me on such an errand, I should take in the
whole mouth and teeth: examine every filling, and. above all else, how
far the teeth were off from the standard of articulation: as I think, I
know, by those jaws, what I have tried to teach our profession for
over thirty five years.

To do this, I invariably take an impression in modelling way, first
ligating any loose teeth; plaster casts are made and placed in this
articulation; and a few moments will determine my diagnosis of his case.
In this, I can see just, how far pyorrhea has thrown each tooth on its
beam ends, and where each tooth needs a touch to make all come into
the traces, and no undue pressure brought to bear on any one in all
the mandibular movements of the lower jaw.

This is the very first thing to be done; and, if I have to hold the
teeth to be shaped, or ligate them, I do so; and do it at once.

This, gentlemen, cannot be done intelligently, unless you make of
articulation the study its very great importance demands from every
stand-point in the practice of dentistry. This instrument is not to enable
you simply to set up artificial teeth, but. as a fundamental anatomical
ground work, that underties all your work.

To undertake to shape a tooth, that is too long and out of position in the human mouth, is a problem not so easy, as it looks. Unless
it is done here by the same absolute law, that knows of but one way
of doing it, and which is based on an ultimate principle, upon which
all organic forms are arranged, and by which the planets are kept in
their orbits; and it is no mean thing to enter upon the study, since it
has enabled me to do what nothing else could have done to help me
accomplish so much in pyorrhea, or in every line of dentistry.

I would not have to treat any disease about the mouth, where
the articulation has been affected, without reference to this true friend,
which is as certain, as the compass.

To do this part of the preliminary work is but the work of a few
minutes to me, which is greatly facilitated by the articulating paper.

Before my patient leaves the chair, I mark the teeth, that, I
know, I cannot save, and remove them also without delay.

The next step is to cut off all the superabundant gum tissue, that my experience tells me has no business where it is, for the gums are in a condition, that they must be made extremely mad to make them take on new life; the scalpel or a lance with rigid bundle does the execution.

If the patient is able to bear it, I remove all accretions upon every tooth in the upper or the lower jaw at this first sitting, and without delay swab out the pockets with pure carbolic acid, as far down as it is possible to get.

This I endeavour to do so thoroughly the first time, that, when the patient comes in one week after, to have the other jaw treated likewise, I am not fool enough, nor wanting in the instincts of an honest surgeon, to put my sealers into what I did one week before. The colour and status of the gum tissue alone will tell you unmistakably just, where there is a remnant of calculus, or a cause of irritation. I simply go for that, wherever it may be, in one place or many, and using all care to not interfere with the plasmic material thrown out all around the tooth. This, gentlemen, is sacred to my soul of honour, and I respect it. Unless the parts can have the blood, as a matrix, then, no use to try to whip up nature to reorganise anything.

The carbolic acid I prefer full strength to burn all the surfaces, that have been secreting pus, and I look upon the investing membranes, when pouring out pus as nothing more than a fistula, without the tooth in the socket; and when once the parts have been thoroughly burnt, I have done all that is possible at that time, and await the issue a week or so thereafter.

As a general thing, I have left but little to cause irritation at first sitting; and I at once, on second visit, complete the other teeth , and, perhaps, clip off any superincumbent gum, that may be loose, or stands too high upon the tooth and will have no chance of life, because too far away from its base of supplies. But I take care not to meddle with dame nature, that, I long have known, will always be good, if you will let her have her own way.

The third or fourth visit, generally, winds up all I have to do, so far as the scaling, extracting and cutting of gums and rearticulating is concerned.

But it does not stop here!

I told you or now do, that I do not care, if a filling in a tooth is saving from further decay; I do not hesitate for a moment to remove it. let it have been put in by the best man in the land, if it is permitting the food to pass down on to the gum border and acting, as an irritant and leaves the whole arch, or a part of it without the keystone to trace it in its work of normal mastication at every part and on every surface.

No sound operator can hesitate for a moment to even undo and renew his own work, if it does not meet the present advance in his own ideas of successful dentistry, or that of others considered so, on contouring and articulation.

Then I scrutinize by mirror and exploring needle every surface for new caries, and am sure no more tartar or accretion remains.

Now, am I to lay out my work, in order to reconstruct the arches and abutments, that have become unfit any longer to perform their functions in one of the most important steps taken by that great architect, who, in all his works never manifested more wisdom, forethought and design, and in all his manifestations to make so perfect a piece of machinery, and one that was made to run itself and take care of itself to a certain degree?

No one can view the structure that dentists lay hands upon so ruthlessly and with vandalism and sacrilege—the mouth, with its magnificent complexity of organs designed and made to last beyond the life of the being for whom made—with the eye of an architect, artist and mechanician, without the profoundest admiration and wonder; and yet its every part and ramifications and workings can be understood by poor finite man and reproduced to a line, curve and shape, to duplicate the work of a higher intelligence.

I could not have presumed to have asked the question, nor given the answer, unless I felt, I had the key to unlock the mysteries of this mechanism—and yet a living organic structure was in my finite hands.

How then are we to restore, what has so ruthlessly been done to this cathedral in every sense of the term?

You have been told by me, and shown from the geometrical drawings and the models, „The fundamental laws“, upon which we can construct a „model after the original type“, which beyond all conjecture and cavil was made absolutely perfect and without the possibility of ever a change being needed or demanded: and when we have reached that, we have done all. The ultimate results cannot be abrogated, nor shown to be false; nor can the supreme and intelligent designer and founder of it change one iota. And yet it has changed, been degraded and rendered far less efficient; but the type can never be expunged, or blotted out in all time.

The human teeth, while subject to change in their relations, or rather positions in the arches and in their constitution, can never be in their individual shapes and designs to fill each a certain place and relationship with the whole.

You must recognise this fact, or all my talk on pyorrhea will be f little value in its origin and treatment.

In quite every case then the whole mechanism needs to be rearranged and our practical cut-building, in reconstructing human teeth, after decay has ravaged these pearls, with metals and plates.

We cannot do this, unless we study the plaster models already secured.

By them we lay down on a chart our design, as would a mechanical or civil engineer his work on paper, and to the fraction of an inch, which he, or any skilled scientific mechanician, could follow and convert those simple lines and curves into a living structure.

Here comes in that plastic material beyond comparison—pink gutta percha.

Wherever there is a cavity of decay, it should be cut out; not perfectly at first, but only enough to insure the gutta percha, remaining where placed; wherever there is approximal decay, never stop until you have opened up on the occlusal face. A few touches with the engine and hand excavators will soon do this and almost painlessly.

Where there are wide vacancies from the loss of one or more teeth, gutta percha with a clasp around one tooth and imbedded into the gutta percha will do to eat upon until, from mastication for several weeks or months, the gutta percha has forced the whole of the teeth to assume their once normal relations in both jaws.

You will be amazed to see in a week, how much firmer the whole of them stand. One and all are helped by this common bond simply stuffed in on the available approximal cavities, or wherever it can be utilised.

You may need to ligate some few teeth in severe cases; in few instances, I have soft soldered gold bands around loose teeth.

Now, let your case go with the injunction to return for a few minutes only every two weeks for a short season; not that, to plunge your instruments into what you did, and tear up what nature is doing! No!, let nature's hands go untied.

There may, here and there, need just a touch with carbolic acid or to clip off a piece of gum with the scissors.

This treatment can now go, as I said, for months until all are firm and there will be no possibility of your excavating doing any mischief, or giving much pain.

One by one the gutta percha can be removed on the approximal and occlusal surfaces, and amalgam, or, in few instances, gold may be used.

But, it is so much safer in all these cases to never apply the rubber-dam, tearing up the gum and forcing clamps up to disturb their equilibrium. Really, gold fillings here should be relegated to the lower regions, for it alone has helped on this state of affairs, as much as anything else, by keeping your patient under hand pressure or the mallet for hours, when, if you only knew how to put in amalgam and had a material that was worth manipulating, you would swear at yourself for ever having placed in gold. Don't do it, my friends! Save your credit and your patients.

It has been a year and more, before I have removed the last gutta percha. And first here let me say, wherever you have placed it on any buccal, lingual, or palatal, or simple crown surface, let it alone, as it may remain for years. If worn, remove and stuff in another of same lovely material.

It would seem to you, that I have reached the end of the treatment.

Not yet! To such, there is no omega!

And yet, there is an ending of my design, and a restoration to health, and usefulness is at hand.

One thing more must be done. How one can stare vacantly into this „abyss"! Here you must fill the breach made by extraction, which is often the case, that teeth have been lost before the patient came to you from various causes and reasons, perhaps. that were justifiable to the dentist, who did it.

You must now fill up this chasm or breach by some artificial substitute, that will not only support the adjoining teeth to the space, but the whole arch must share it.

Here, again, comes in a problem, that will tax your honour and ingenuity.

Suppose, that the teeth at each end of this space are perfectly sound, would you cut the entire enamel off that you might put on one of those infamous gold crowns? That would seem to be the only method offered you, judging from all I read, see and hear.

Here is, where I offer you a substitute, that I think will please you, when once you learn, how to do it, that will save you the humiliation of cutting sound teeth, and one, which supports and still allows of adjustment and compensation for all the movements of the teeth in mastication.

I present you to-day, free from all patent encumbrances, a method of clasping human teeth, that I have used for ten years; first in my own mouth, and in hundreds of cases since.

It has not met with universal adoption for one very good reason.

It is much harder to understand, how it works and more difficult of application, than any other method.

Hence, when men can stick on with cement any kind of a bridge-mechanism, you can well imagine they the ordinary operators — will not adapt an apparatus, that requires an adjustment to the one hundredth of an inch?

Just before leaving home, I received a letter from one of England's most practical dentists „to be sure to call in England, while abroad, and, if you do not show anything else, by all means, instruct us in the method of clasping started by you, several years ago, and we will pay you, besides, giving you a good time“.

So you can understand, why it has not had a wide application.

Another reason of some significance, which applies to most every good thing done for us, is quite every man asks me: „Bonwill, do you get paid well for using gutta-percha, amalgam, treatment of pyorrhea, and this method of clasping?“

My reply has always been: „yes, very well, for brains and labour expended; for it is a great compensation to me to know, that I have rendered a true and permanent service to my patrons“.

I tell them „my patients even pay me for my thoughts, for they are better, than my works, sometimes“.

With me, pay never first enters to blind my judgment. I never fix a price in advance. When I did so, I was restricted or cheated myself; and I had no more right to cheat myself, than I had my patient.

In conclusion, though the subject is not exhausted, you may ask me, if I do not fear, that my patients, with all the temporary work placed in their mouth at the beginning, will leave me and get into the clutches of another?

There are cases I prepare knowing they will go to others at their home, but I do it just the same, for I teach the operator several good lessons, when he sees the work done, as a preliminary step.

First, he will find, I am not doing for myself alone. My patient may profit, and he may see the method; and I have never yet found a man, who, when he has once seen, what can be done with gutta percha (never the while), but he adopts it and sends me thanks, and above all it establishes a „code of honour", that every man must finally follow: for when a dentist sees one of my patients with a mouthful of gutta percha, and that person is not really suffering, and will in three, or six months, or a year, or so be with me again,—the dentist would not dare to take advantage of my patient; but would, perhaps, add a fresh piece to wherever it is worn, and return him or her to me with his compliments.

Should he adopt the method, and his patients fall into other hands, he will want done for him, what he did for my patients or another's.

Do you see, how high-toned a profession we could become?

It will teach a sense of honour, as it will come home to every man, who once adopts it, and, gentlemen, we would then have a standard of morals, that would come nearer, than all else to insure more brilliant and compensating results in money, fame and skill, than we have had to the present, from not having any system, by which we can be governed, as would the mariner, astronomer and mechanician.

While you would suppose, if you could stand by my chair for several days, that I command my patrons by military rules; yet, while it is true, my patients are at my bidding, they do not need to be constantly reminded, that they must appear at my office, and I send them a card to that effect. No! They love me and feel under obligations, aside from money considerations, and are too glad to appear every six months, or sooner, if I order when last they were with me.

I have introduced much here it would seem irrelevant, but it all comes into my methods of practice in this one trouble: pyorrhea and, while I am largely mechanical in all I do, yet, if I had not had the advantages of my early training by my father and then a special one later of a medical school, I would have been ill prepared, with all the ingenuity possible, to have had the results in practice, which I have come all the way from America to tell you about, wherever I am solicited.

If you will then believe me as to this simple treatment, and also what I may demonstrate in my talk, I shall be satisfied to leave all with you, feeling assured you will agree with me in the common sense treatment, given to my methods of practice in pyorrhea, and that it has been done freely; and I have the reward in your close attention to my talks and the proud satisfaction, that I have met with so many men, who would leave their offices to hearken to any one, that might possibly give them some little crumb, which would be a nucleus for to enable them to fulfill the higher your mission to the world.

Prof. **Eugene S. Talbot** (Chicago).

Pyorrhea alveolaris.

Pyorrhea is the result first of inflammation of the gums, which afterward becomes chronic. Simple inflammation is due to first local, and second constitutional causes.

The local causes are anything and everything, that will produce and continue local irritation. Modern dentistry has, in many instances, been one of the most fruitful causes. The use of strings, bands, plates, but, more particularly, the act of moving the teeth, especially in persons in advanced years, in the correction of deformities of the teeth and jaws, wedging, protruded fillings, improper spaces between teeth, and fillings, crown and bridge work, ill fitting artificial plates, persistent use of tooth pick, collection and pressure of food, or other foreing substances, such as tartar, tobacco, etc., are among the prime factors. I wish here to correct an impression, which has gone abroad, that I believe one of the local causes of inflammation is due to micro-organisms. I do not believe such to be the case.

The constitutional causes are tartar, mercurial, lead and potassium poisoning, syphilis, loss of vitality, locomotor ataxia, paretic dementia, epilepsy, menstrual nisus, pregnancy and all forms of diseases, in which systemic disturbances produce trophic changes.

It is a singular fact, that our patients have oftentimes been wiser, than ourselves by making the statement, that they believed the disease started at the time they were salivated, we, as practitioners, being unable to see the connection between the two diseases. This, however, I shall show, is nevertheless the fact. When simple inflammation of the gums continues, it soon becomes chronic, and the blood supply is then cut off from the peridental membrane.

The action of constitutional diseases, such as mercurial and lead poisoning, and scurvy upon the peridental membrane, is precisely the same; first producing simple and chronic inflammation, resulting in pus infection, degeneration and liquefaction with calcic deposits.

The peridental membrane has not lost all of its source of nourishment, although the greater part is cut off; its vitality is thus impaired.

When inflammation of the peridental membrane takes place, a proliferation of small round cells produce a new connective tissue. This tissue causes inflammation and thickening of the peridental membrane, which is subject to necrosis, first, from its position between the two bony walls, causing pressure; and, secondly, from deficient bloodsupply.

Atheromatous patches, composed of granular debris and fatty detritus, in which are deposited lime-salts liberated from the tissue-cells and from the blood or lymph, are then formed. These patches soon become infected with pus-germs, or infection of the tissue in the primary stage of the inflammation may take place.

These pus-germs, according to Miller, are found in every mouth, but more especially around the necks of the teeth. Infection means degeneration and liquefaction, not only of the immediate tissue, but also of the more healthy peridental membrane, but in a less marked degree.

Pus-infection, producing pockets, are formed first by circumscribed inflammation at a particular point of the gum, or peridental membrane at the neck of the tooth. The inflammatory process extends into the peridental memrane along a blood-vessel or lymph-stream. This may extend part of, or the entire length of the root of the tooth, the tissue-degeneration, taking place in precisely the same manner, as before, only in a circumscribed way. In phthisical patients, and those with low vitality, and patients, who have been ill for any length of time, a low form of inflammation of the gums extending to the peridental membrane with pus-infection takes place, and degeneration of tissue ensues, with or without granular patches and calcic deposits.

The granular debris, or calcic deposits, in all cases are a secondary consideration in this breaking down of tissue, the inflammatory exudate and pus-formation being primary; the calcic deposit being a result and not the cause.

Sometimes the degeneration of tissue will extend the entire length of the root. The atheromatous patch of degeneration is always located in that part of tissue fartherest from the blood-supply, or at the point of least vitality, hence the reason of the breaking down of membrane and deposit upon the root of the tooth.

A pathological condition of the jaw, familiar to all dentists, which must here be described, although seemingly foreign to the subject, is due to the immediate cause of pyorrhoea. Its etiology has never been explained. I refer to that condition of the jaw, when the pulp is dead in the tooth and a large or small area of the bone about the root has absorbed; frequently the bone is entirely lost about the root and the cavity covered over by the external mucous membrane. Upon opening this cavity the root or roots are exposed to a greater or less extent, depending entirely upon the sive of the cavity.

When death of the pulp takes place, with or without alveolar abscess, inflammation of the peridental membrane may take place at the apex of the root or roots. We now have the same process, as before the pus-infection and degeneration of tissue, the pus-germs infecting the peridental membrane through the pulp-canal. Absorption and liquefaction of the alveolar process takes place after the death of the peridental membrane (not due to pressure of an alveolar abscess, but from pus and natural absorption due to the destruction of the peridental membrane), and the root is frequently, partly, or wholly, covered with calcic deposits.

The neurotics and degenerates, whether wealthy people or confined in State institutions, are mostly afflicted.

The age, which this disease begins, favors those over forty years, but it is found in children. I have observed it in my little patients before having their teeth regulated. This is due, first, to trophic changes, and secondly, to inflammation of the gums, due to want of hygienic measures. I have also observed it in the mouths of asylum children, due to the same cause. Miller mentions: „many rachitic children, from four to six years, who had but a few teeth left, and, also,“ out of twenty-six cases under twelve years, in which seven manifested pronounced symptoms of pyorrhoea,“ the class of food given asylum patients of all ages, together with a want of cleanliness, produces the inflammation of the gums, following with pyorrheal symptoms. A change in the management recently in a public institution near Chicago, and the appointment of an economical superintendent, caused the inmates to come down with scurvy, from the result of which a large number of cases of pyorrhea developed. Patients, suffering with locomotor ataxia and paretic dementia are very prone to this disease. This is true to trophic changes. In forty-four locomotor ataxics, all had the disease in a more or less marked degree. Of three hundred and sixty-five paretic dements, fully two-thirds had pyorrhea.

A marked illustration of pyorrhea, due to trophic changes and want of hygienic measures, is found in the mouths of pregnant women, and a most marked illustration, due to the same cause, is in domestic animals or wild ones in captivity.

Some authors have tried to associate pyorrhea with catarrh and nasal lesions, such as polypi, adenoid vegetation, and hypertrophy of the mucous membrane, turbinates, and stenosis of the nasal cavity, as well as tonsillitis and all forms of sore throat. In a general way these lesions are found among the degenerate classes, and while one is not dependant upon the other, they are frequently associated, often patients suffering with pyorrhea, who claim to have been salivated. It can now be seen, how such conditions can be brought about.

The period of life between forty and sixty years is to man a period of involution, when certain functions are ceasing to be active factors in the light of the individual. The structures devoted to retrograde metamorphosis assumes predominance, and the arterial system shows a tendency to fatty changes. In both sexes, at this period, as at puberty, there is a marked tendency to nervous diseases. The changes, of what well may be called the climacteric, are the results of deficient power to supply nutrition rather, than excess in utilization. Hence the primary change of the arteries and their secondary consequence in the peridental membrane. The gums become inflamed, and there is no desire to keep the mouth in a hygienic condition, hence pyorrhea is more frequent in advancing years.

As the peridental membrane recedes the teeth loosen. The irritation in mastication assists in maintaining the inflammation, and the destruction of the membrane is hastened, until the tooth becomes a foreign body and is exfoliated.

The alveolar process, is a transitory structure, simply for the purpose of holding the teeth in place; when they are removed, the process absorbs. It is reasonable to suppose, that, when the peridental membrane is destroyed, the process has lost its function and naturally absorbs away. This is hastened by the accumulation of pus in and about the process.

In a general way pyorrhea, like all diseases of the body, is influenced to mildness or severity according to health and tonicity.

The demonstrated illustrations are ordinary cases due to local causes, such as come to us every day, showing the process of the disease.

Fig. 1. illustrates a section of healthy peridental membrane with dentine, cementum and connective tissue fibres with blood vessels cut crosswise and longitudinal.

Fig. 2. is of low magnifying power, showing dentine, cementum and thickened inflamed peridental membrane.

Fig. 3. shows the gum margin with fungus of epithelium, covering the papillae and submucous tissue, attached to the margin of the peridental membrane magnified $\times$ 120, all affected with simple inflammation.

Fig. 4 $\times$ 480 illustrates the peridental membrane under still higher magnifying power, small round cells showing violent inflammation evenly distributed throughout. The inflamed cells are stained dark: The connective tissue is also nicely shown.

Fig. 5 and 6 magnified $\cdot \times$ 120 are to illustrate, how pockets are formed in the peridental membrane. The dark areas are violent round cell inflammation following blood vessels and lymph streams into the membrane, while other parts are not inflamed at all, or only slightly. Infection takes place, as we shall see in the next two illustrations; liquefaction and breaking down of tissue with calcic deposits, follow.

Fig. 8 $\times$ 120 shows the same under higher magnifying power. Violent inflammation with foci of suppuration. The next illustrations are those of constitutional disease, such as mercurial and lead poisoning and scurvy.

The present contribution is intended to show, that the genesis and progress of the pathologic state of the membrane, due to constitutional causes, is precisely the same. The following cases are of interest from this standpoint:

Mr. A, 48 years of age, merchant, was suffering from dyspepsia; was poorly nourished and very weak. His physician placed him upon tonics and calomel. In less than two weeks he came to me with the mucous membrane and gums very much inflamed. The saliva in large quantities; the teeth were loose; the gums swolen; pus oozed from the sockets; the breath had a strong metallic odor. I placed him on six pints spring water a day and saturated the gums well every other day with iodine. I requested his physician to stop the mercurial. In a few days I had reduced the soreness and swelling so, that I could remove the deposits from the teeth. The right inferior second molar was so loose, that I removed it. He was discharged May 22, cured. On removal the tooth was placed on 50% alcohol for 24 hours, then absolute alcohol for 24 hours, in which condition it was given to Dr. Vida A. Latham of the Woman's Medical Shool, Northwestern University for preparation for microscopical examination. The membrane had receded about two thirds the length of the root and these speciment were cut from the lower third of the root. Fig. 1. shows a small fragment of the inflamed peridental membrane. Fig. 2. the round cells of inflammation; the altheromatous degeneration and liquefaction of tissue.

The microscopical examination was under the supervision of Prof. W. A. Evans of the Columbus Medical Laboratory.

Lead poisoning.

Mr. B, 35 years of age, painter by trade. He was under medical treatment for diabetes. The gums were badly swollen; there was excessive flow of saliva; the teeth were loose; pus flowed from gums. I put him on 2 quarts ozonate spring water per day and saturated the gums, as before, with tincture of iodine. Three loose teeth were removed and placed in alcohol and prepared by Dr. Latham. These illustrations were taken from the upper third of the left superior second bicuspid and are not unlike fig. 1 and 2. Fig. 3 shows round cells of inflammation. Fig. 4 is the best specimen of degeneration of the peridental membrane I have ever seen. The different stages of degeneration are well shown. In the corner is seen the root of the tooth, dentine and cementum. The whole surface of the peridental membrane is in a high state of inflammation. Just at the border of the root may be seen an area of membrane softening, and just beyond and joining is observed the breaking down of tissue. In the center is seen two areas of softened tissue more advanced in degeneration.

The following scorbutic case was referred to me by Dr George W Johnson of the Cook County Hospital for the Insane: The patient, a 25 year old American, was admitted to the Cook County Insane Hospital December 2, 1892, suffering with melancholia, attended by delusions of persecution and suicidal tendencies marked by refusal of food. June 1, 1896 he again began to refuse food, but took liquid diet on persuasion. June 29 the patient transferred to the hospital because of his emaciation. Scorbutic symptoms were discovered. On July 18, 1896 the constitutional and local symptoms of scurvy were well marked. The teeth were covered with sordes and loosened. Under antiscorbutic treatment these symptoms had fully disappeared by August 13, 1896.

Through the kindness of Dr. Johnson I was allowed to see this patient. I found none of the teeth very loose, showing, that the disease was superficial. I remowed two teeth, that were decayed and most loose. These were prepared as before.

It will be seen, therefore, that in all three cases the same pathological changes occur in the gums and peridental membrane; whether the original source of gum inflammation be local or constitutional.

The fact, that it can be treated successfully locally and that the calcic deposit is never observed in the substance of the peridental membrane, but invariably outside, beyond the pus line, leads me to believe, that it is not, per se, a constitutional disease, although the local inflammation may be due to constitutional causes; that there is no such thing, as serumal deposits as suggested by Ingersoll, but that the deposits result from pathologic and chemical changes, which take place in the tissues themselves, and are a consequence and not the cause. If the technique laid down in former papers be carried out, operators will be successful in treatment.

Dr. **Amoëdo** (Paris).

Résultats éloignés de l'implantation dentaire.

En 1894, j'ai eu l'honneur de faire au Congrès de Rome une communication sur l'implantation des dents à racines superficiellement décalcifiées. Aujourd'hui j'ai l'intention de vous entretenir sur les résultats éloignés des implantations que j'ai pratiquées.

Malgré l'insistance de plusieurs de mes confrères qui, dans les Congrès précédents, me demandaient d'établir les pourcentages de mes succès, comme on a coutume de le faire dans les questions de médecine et de chirurgie, je n'indiquerai pas de moyenne.

En effet, comme les implantations sont des opérations que n'agréent pas tous les malades, j'ai fait, sans reculer devant des contre-indications sérieuses, toutes celles que j'ai pu faire dans le seul but de m'exercer à cette pratique.

Il m'est donc impossible de tirer un pourcentage du nombre total de mes implantations, car la moyenne obtenue serait évidemment défavorable.

4*

J'ai cru préférable de présenter les observations des malades que j'ai opérés, soit chez moi, en présence de mes confrères, soit aux Ecoles dentaires, faisant par conséquent abstraction des cas dans lesquels j'ai opéré tout seul.

Obs. 1. M-me M... agée de 53 ans, avait l'incisive centrale gauche très branlante et plus longue que son homologue. A l'École Odontotechnique en 1891, devant mes élèves, je pratiquai l'extraction de cette dent, j'enlevai son nerf encore vivant, je raclai soigneusement le tartre qui entourait la racine dans sa presque totalité, je la fis bouillir dans une solution antiseptique et je remplis son canal à la chloropercha. Puis je creusai l'alvéole et je remis la dent à sa place, mais je dus pour trouver de l'os creuser profondément, si bien, qu'une fois mise en place, la dent se trouvait de un millimètre plus courte que les dents voisines. Je la maintins en place, au moyen d'un petit appareil fixé aux dents voisines, à leur face postérieure et attaché par des fils en platine. L'appareil n'incommoda nullement la malade puisqu'elle vint me voir au bout de neuf mois seulement; c'est alors que j'enlevai l'appareil, la dent était consolidée. Actuellement, c'est-à-dire 6 ans après l'opération, cette dent est encore en bon état.

Obs. 2. M-me X... agée de 25 ans, vint me trouver en 1890. Voici ce qu'elle me raconta: Elle s'était rendue à Paris chez un dentiste, pour se faire remettre l'incisive latérale gauche, extraite depuis 5 ans. Le dentiste lui affirma qu'il était de son intérêt de mettre deux dents au lieu d'une seule et pour cela il fallait sectioner une dent voisine.

Après de longues hésitations, (1 an environ), la malade se décida pour la section de l'incisive centrale, qui portait une petite aurification, tandis que le dentiste conseillait de sectionner la canine.

L'opération fut pratiquée selon ses désirs et le dentiste construisit un petit appareil en or qui fut porté pendant 4 ans.

Dans mon cabinet, en présence des Drs. Davenport, Damain, Hugenschmidt et d'autres confrères, je procédai à la désinfection de la racine de la canine par la méthode immédiate, et séance tenante je fixai une couronne de Logan; immédiatement après je pratiquai l'implantation d'une dent latérale de Logan, fixée sur une racine naturelle que je fis entrer à frottement, de sorte que la ligature devint inutile.

Les suites opératoires furent excellentes et la dent se consolida très bien.

Actuellement la malade porte sa dent de Logan, fixée sur la canine naturelle sans avoir éprouvé le moindre ennui et sa dent implantée est encore en bon état.

Obs. 3. En 1891, M-me L... agée de 35 ans, vint réclamer mes soins. Voici quel était l'état de sa bouche:

Elle portait un grand nombre de racines de molaires qui la faisaient constamment souffrir; en avant, les deux incisives droites manquaient depuis 10 ans et étaient remplacées par un petit appareil en caoutchouc portant deux dents. Du côté gauche les couronnes des deux incisives avaient disparu et leurs racines étaient profondément cariées.

Je commençai par nettoyer la bouche, en faisant l'extraction de toutes les racines malades, c'est-à-dire en mettant la bouche dans un état d'asepsie relative. Je conduisis un jour cette malade à l'École Odontotechnique où devant mes élèves je désinfectai les deux racines cariées et plaçai deux dents à pivot dans une seule séance. Quelques jours après, en présence de mon maître, le Prof. Poirier, je pratiquai l'implantation des deux incisives droites, en me servant de deux dents sèches. Un appareil, fixé aux dents voisines, les maintint en place.

L'incisive latérale, qui n'était pas génée par l'articulation des dents inférieures, fut consolidée deux ou trois mois après, tandis que l'incisive centrale ne le fut qu'au bout de 9 à 10 mois.

Deux ans plus tard les dents à pivot tombèrent, je les remis en place; les dents implantées au contraire, restaient toujours fermes. Actuellement la malade a ses quatre dents en excellent état; elle ne souffre plus depuis que j'ai enlevé toutes les racines qui la tourmentaient depuis longtemps. Enfin, son état général, affaibli par l'insomnie, la privation d'aliments et l'intoxication s'est relevé et est excellent.

Les dents implantées sont très solides et ce qui, dans ce cas, est digne de remarque c'est que, privée des molaires, elle se sert des dents implantées pour la mastication des aliments.

Obs. 4. M-me B..., agée de 29 ans, vint me trouver en Avril 1894: canines supérieures manquaient; elle avait conservé très tard ses canines de lait et ce n'est que deux ans avant de venir à ma consultation qu'elle avait perdu sa canine de lait supérieure gauche; celle du côté droit persistait encore.

En présence de quelques confrères je pratiquai l'implantation de la canine supérieure gauche, avec une couronne de porcelaine sur une racine naturelle, à surface décalcifiée. La dent fut maintenue en place par un petit appareil attaché aux dents voisines. Cet appareil fut enlevé trois mois après, lorsque la dent se trouvait parfaitement consolidée.

Au mois d'Octobre de la même année, en présence de M. M. Crodon, Michaels et Vergel de Dios, je pratiquai l'extraction de la canine temporaire droite et après avoir creusé son alvéole, j'implantai une dent semblable à l'autre.

Quelques mois plus tard, la couronne de porcelaine de la canine gauche se cassa; je la remplaçai par une couronne semblable, fixée sur le pivot de la racine, resté très solide.

Mais la couronne en porcelaine droite était saillante et dépassait l'alignement des autres dents. Ma cliente, choquée par ce fait et encouragée d'autre part, par l'heureux succès de la couronne gauche remplacée, me demanda d'intervenir. J'enlevai donc la couronne et la remplaçai par une autre qui remplissait plus parfaitement les conditions d'esthétique.

Deux ans plus tard, en 1896, en mangeant un corps dur, elle entendit un bruit sec: c'était la racine gauche qui s'était brisée.

Elle vint donc me trouver pour une nouvelle implantation; je dus creuser l'alvéole à nouveau et j'éprouvai de grandes difficultés car une partie de la racine avait persisté et l'os était devenu très dur. Cette fois nous fûmes moins heureux: ma cliente dut faire une absence, pendant laquelle l'appareil se déplaça et la dent ne put se consolider.

La canine droite eut plus tard le même sort: sa racine se brisa aussi. Pour éviter ces accidents, auxquels je m'attendais d'ailleurs, j'avais placé un appareil prothétique sur la machoire inférieure, appareil portant toutes les molaires, et j'avais invité la malade à s'en servir pour la mastication. Mais, malgré mes avertissements, elle avait continué à se servir uniquement de ses canines.

En présence de sa négligence, je crus inutile de tenter de nouvelles implantations, comme elle le désirait.

Obs. 5. M-lle P...., âgée de 25 ans, remarqua en 1893, que ses deux incisives droites supérieures s'allongeaient et la faisaient souffrir.

Un dentiste, qu'elle alla consulter, enleva l'incisive centrale et fabriqua un petit appareil, qu'elle porta pendant deux ans. Elle s'aperçut, à son grand étonnement, il y a quelques mois, que sa fausse dent s'allongeait aussi; plus une dent apparut à la place de celle qui avait été extraite.

Elle vint alors à ma consultation et voici ce que je constatai: du côté gauche la 1-ère petite molaire a perdu sa couronne depuis 3 ans; au fond de la gencive on aperçoit ses racines. Du côté droit la canine de lait existe encore, l'incisive tabiale est très déchaussée; le dentiste, qui avant moi a traité la malade, a usé son bord libre. La pression sur la gencive faisait monter du pus par le collet de cette dent. La canine permanente était venue évoluer à la place de l'incisive centrale.

Le 6 janvier 1893, je commençai par extraire les deux racines de la petite molaire, j'agrandis l'alvéole et j'y implantai une petite molaire fraîche, extraite trois jours auparavant à un enfant, en vue d'un redressement.

Le 20 janvier 1896, je présentai cette malade à la Société Odontologique pour la montrer avant de l'opérer.

Le 27 janvier, devant une trentaine de confrères, réunis dans mon cabinet, je fis l'extraction de la canine permanente, de l'incisive latérale et de la canine de lait. J'agrandis l'alvéole de la canine de lait et implantai à sa vraie place la canine permanente, après avoir enlevé le nerf et rempli le canal à la chloropercha.

Pendant ces diverses manipulations la dent fut tenue dans une compresse aseptique; je fis en sorte d'éviter tout contact de substances antiseptiques qui auraient pû entraver la vitalité des tissus. Enfin j'agis le plus rapidement possible.

J'élargis également l'alvéole de l'incisive latérale et j'implantai une incisive atérale naturelle à racine superficiellement décalcifiée. L'alvéole laissé par la canine permanente, avait une direction oblique de haut en bas et de dehors en dedans.

Je rendis cet alvéole vertical et y implantai une dent semblable à la précédente. J'avais extrait ces deux dents à une malade atteinte de pyorrhée alvéolaire (et elles étaient encore vivantes). Une ligature, en fil de platine, a tenu solidement les dents en place, pendant le travail de soudure.

Pendant l'opération j'ai fait un nombre considérable d'injections à la cocaïne, grâce auxquelles la malade n'a pas souffert pendant la trépanation des alvéoles. Les suites furent très favorables: la malade est allée à son travait dès le lendemain; elle n'a eu ni souffrances, ni inflammation, preuve évidente que l'opération avait été faite avec une asepsie rigoureuse. Il m'a fallu de temps en temps resserer les ligatures et au bout de trois mois je les ai définitivement enlevées.

Pendant l'hiver dernier la malade a été atteinte d'une pneumonie et quelque temps après une de ses dents s'est fracturée, entraînant avec elle un petit fragment osseux, le septum, séparant l'alvéole de l'incisive centrale. Je dus alors creuser l'alvéole, que je trouvai très dense et j'y implantai une dent décalcifiée. Craignant d'ébranler les dents voisines, qui étaient implantées, je pris un point d'appui sur les dents naturelles plus éloignées. Je ne pus de la sorte obtenir une immobilisation parfaite et la consolidation n'eut pas lieu.

Quatre mois plus tard j'enlevai cette dent et la remplaçai par une dent saine, pourvue de son périoste, arrachée à l'École dentaire, en vue d'un redressement; elle fut alors attachée aux deux dents voisines, implantées précédemment, et ainsi, au bout de quelques mois, je pus obtenir une consolidation complète.

Obs. 6. M-me B... âgée de 23 ans, s'est présentée à ma consultation, en Novembre 1894: Elle portait depuis 4 ou 5 ans, une dent à pivot, sur la racine de l'incisive droite supérieure. Cette racine s'était fendue en deux parties et depuis quelques mois la malade faisait tenir la dent, en entourant elle-même le pivot avec un fil. C'était un foyer d'infection qui maintenait fongueux et tuméfiés le périoste, les gencives et les tissus environnants.

Je procédai alors à l'extraction des deux fragments de la racine et je conseillai à la malade d'attendre que les tissus fussent revenus à leur état normal.

En janvier 1895, je l'invitai à se rendre à l'École dentaire de Paris, où, devant les membres de la Société d'Odontologie, je fis l'implantation d'une incisive latérale, avec couronne en porcelaine, et une racine naturelle superficiellement décalcifiée.

La dent fut maintenue par des ligatures aux dents voisines pendant le travail de consolidation.

Les suites opératoires furent excellentes et deux mois après j'enlevai les ligatures.

Un an plus tard la couronne tomba avec le pivot, mais la racine resta solide en place. La cliente ne s'en préoccupait pas et ce n'est qu'au mois d'Août 1897 qu'elle revint me trouver pour remettre une nouvelle couronne.

Je trouvai la racine très solide, l'extrémité libre recouverte par les gencives. En introduisant l'instrument dans le canal radiculaire je trouvai des tissus mous, saignant à 8 mm. de profondeur.

Après avoir anesthésié à la cocaïne, je déblayai la gencive au thermocautère jusqu'à l'exposition bien nette de la racine; je préparai alors une dent, composée d'un petit anneau en platine embrassant la racine et muni d'un pivot entrant dans le canal. Avec de la porcelaine je collai à cette petite pièce une couronne artificielle (dent de Downie), et je fixai avec du ciment la dent ainsi préparée.

Cette personne possède une articulation dentaire excessivement serrée, de telle sorte que lorsqu'elle ferme la bouche, on ne voit pas les incisives inférieures qui viennent buter contre le talon des incisives supérieures et toucher les gencives. Cette circonstance est des plus défavorables pour le maintien en place d'une implantation dentaire, ainsi d'ailleurs que pour une dent à pivot et c'est un obstacle matériel à une pièce de prothèse.

Voici donc, Messieurs, une racine implantée depuis 30 mois et qui est encore très solide.

Comme vous le voyez, Messieurs, ces implantations ont été faites sur des individus de différents âges. Je me suis servi, pour les effectuer, de dents de sources différentes. C'est ainsi que j'ai employé tantôt des dents fraîches de .provenance autopique ou hétérotopique; tantôt des dents sèches, simplement stérilisées, tantôt des dents à racines superficiellement décalcifiées.

Toutes ces dents se sont consolidées de la même façon et présentent aujourd'hui les mêmes signes physiques.

J'ai exposé dans des travaux antérieurs la façon dont s'opère cette consolidation.

Voici les signes physiques qu'ont toutes ces dents d'une façon constante:

1⁰ Le son tympanique produit à la percussion sur une dent greffée, consolidée est toujours plus clair que celui qui est produit sur les autres dents voisines.

2⁰ Elles offrent une grande difficulté à l'extraction.

3⁰ Enfin: tout mouvement communiqué à la dent se transmet à l'os directement, sans interruption.

Ce dernier caractère est un des incovénients les plus fâcheux des implantations dentaires.

On pourrait même dire que c'est là le seul point faible de cette opération qui présente par ailleurs tant et de si grands avantages, car l'union qui résulte de l'implantation est tout-à-fait antiphysiologique, c'est une véritable ankylose.

A l'état normal, en effet, les dents sont construites de telle façon que, par la forme conique de leurs racines, la force appliquée en un point quelconque de la couronne, se transmet également en se diffusant à toutes les parties des parois alvéolaires.

D'un autre côté, grâce au ligament alvéolo-dentaire (périoste), il n'y a pas contact direct entre la dent et l'os.

Le ligament joue le rôle d'un coussinet élastique.

Or, dans une dent greffée, consolidée, les conditions sont tout-à-fait autres. D'abord, la racine au lieu d'être conique devient irrégulière.

De plus, il y a absence complète du périoste, que joue le rôle de coussinet. Dans ces conditions, la force appliquée en un point donné de la couronne, se transmet directement à l'os.

Tant que la force est verticale, c'est-à-dire dirigée suivant le grand axe de la dent, celle-ci résiste. Mais si la force est appliquée obliquement, comme c'est le cas quand un corps étranger est placé entre les arcades dentaires, et si cette force est un peu exagérée, comme la diffusion normale manque par l'absence de coussinet et aussi par l'union intime qui existe entre l'os et la dent, la force gravitant sur la limite de la soudure, produit une fracture à cet endroit. C'est ainsi que les choses se passèrent dans l'observation de M-me B... (Obs. 4) que j'ai relatée plus haut.

Ainsi donc, je considère comme contre-indiquées les implantations dentaires dans les cas où manquent les molaires et quand, par suite, l'individu est obligé de mastiquer uniquement avec les dents greffées.

En résumé, les résultats que j'ai obtenus jusqu'ici avec les implantations dentaires, sont très satisfaisants. Grâce à ce procédé j'ai pu débarrasser nombre de mes clients d'appareils souvent fort incommodes et toujours très dangereux.

Discussion.

Dr. **Marchandé** (Paris): Il est préférable d'implanter des dents entières à des racines surmontées de couronne qui sont susceptibles elles-mêmes de se fracturer.

La décalcification n'est pas absolument nécessaire, elle a pour but d'abord de produire une antisepsie complète.—Elle favorise de plus la consolidation par excitation des ostéoplastes.

Mr. le Dr. Amoëdo ne parle pas de la résorption alvéolaire.— Elle existe cependant assez fréquemment et concorde souvent avec l'arthrotomie.

Troisième Séance.

Samedi, le 9 (21) Août, 2 h. de l'après-midi.

Présidents: Dr. Wolf (Agram), Dr. Sauvez (Paris).

Prof. **Jul. Scheff** jun. (Wien).

Welche allgemeine und specielle Bildung ist wünschenswert für jene Personen, die sich mit Zahnheilkunde beschäftigen.

Zwei Gründe sind es vornehmlich gewesen, die mich bewogen haben, der ehrenden Einladung Folge zu leisten und obiges Thema vor das Forum dieser illustren Versammlung zu bringen. Zunächst der Umstand, dass die Zahnheilkunde heute nicht mehr das Eigentum Einzelner ist, sondern dass dieselbe bei ihrer im letzten Decennium ganz ausserordentlichen wissenschaftlichen Entwickelung und ihrer gedeihlichen, Alle befriedigenden Gestaltung, Gemeingut Jener geworden ist, die nicht aus Gründen des Erwerbes, sondern aus reiner Liebe zum Gegenstande und damit zum Wole des Allgemeinen den Beruf als Zahnarzt gewählt haben.

Der zweite Grund, wol ebenso wichtig, scheint mir darin gegeben zu sein, dass es endlich an der Zeit wäre, eine einheitliche Organisation des zahnärztlichen Standes zu schaffen, die auf dem Boden des absolut gleichen Rechtes zu stehen hat. Wir wollen den Thatsachen nicht vorgreifen und die Kritik bis auf den Zeitpunkt aufsparen, in dem unser Ideal greifbare Gestalt angenommen haben wird. Aber soviel lässt sich heute schon sagen, dass wir nicht mehr lange zu warten haben werden, um jene Stufe zu erreichen, welche Allen, mit nur wenigen Ausnahmen, im Geiste als Verwirklichung des zu erstrebenden Ideals vorschwebt. Wir jedoch müssen uns mit der Hoffnung und dem Wunsche begnügen, das Gute angeregt und angestrebt zu haben.

Die Bezeichnung „Zahnarzt" involvirt heutzutage einen ganz anderen Begriff, als dies in vergangener Zeit der Fall gewesen ist. Sogar um das Wort „Zahnarzt" treten sehr ernste Meinungsverschiedenheiten hervor und wird ein erbitterter Kampf geführt. Man streitet um die Schreibweise des Wortes, um schliesslich zu erkennen und einzugestehen, dass man im Grunde dasselbe gemeint hat. Und dies geschieht Alles scheinbar im Interesse des Standes, dem wir anzugehören die Ehre haben, ohne jedoch zu bedenken, dass ein weitaus wichtigerer Factor, welcher bisher nicht hinreichend gewürdigt wurde, ich möchte sagen, wol der einzige und wichtigste, vollends unberücksichtigt bleibt.

In den verschiedenen zahnärztlichen Journalen findet sich eine wahre Hochflut von Anträgen, Interpellationen und Artikeln, welche insgesammt die Verbesserung des zahnärztlichen Standes als wichtig und dringlich bezeichnen. Die Anschauungen hierüber und die Vorschläge zur Sanirung der vorhandenen Uebelstände werden in der abenteuerlichsten Weise vertreten. Thatsächlich existiren ausser vereinzelten Meinungsverschiedenheiten keine grundsätzlichen Differenzen. Gewisse technische Schwierigkeiten, die bei jeder grösseren Action unvermeidlich sind, beeinflussen allerdings eine rasche Vereinbarung. Nichtsdestoweniger kann die Bewegung als ein erfreuliches Zeichen der Consolidation angesehen werden, und wenn das Interesse ein allgemeines werden wird, die kleinlichen Motive in den Hintergrund treten, dann wird für die Durchführung allein jener Standpunkt gefunden sein, welcher der Bewegung den Stempel einer durchgreifenden Reform aufdrückt. Diese Reform betrifft zweifellos die Vor- und Ausbildung des Zahnarztes, sowol im engeren, wie auch im weiteren Sinne.

Die Zahnheilkunde steht mit der allgemeinen Medicin in engstem Zusammenhang, wie dies leicht an bestimmten Organerkrankungen und Allgemeinstörungen ersichtlich und nachweisbar ist. Es ist deshalb eine irrige Anschauung zu behaupten, dass die Zahnheilkunde eine für sich abgegrenzte Specialdisciplin sei. Dieser letzteren Auffassung hat sich ein grosser Teil der Zahnärzte zugeneigt, gewiss nur deshalb, weil sowol ihre allgemeine medicinische, hauptsächlich aber ihre specielle Ausbildung bisnun eine unzureichende gewesen ist. Ich speciell, und dies wird sich aus der später erfolgenden Darstellung ergeben, muss an der Auffassung festhalten, dass gewisse Erkrankungen innerer Organe und ebenso vorkommende allgemeine Störungen der Gesundheit, einen nicht wegzuleugnenden Zusammenhang mit bestimmten Veränderungen an den Zähnen oder ihren Nachbarorganen zweifellos nachweisen lassen. Wer demnach die Zahnheilkunde vom höheren Standpunkte, von welchem sie naturgemäss nach ihrer gegenwärtigen Stellung aufzufassen ist, beurteilen will, muss zugeben, dass zur Ausübung derselben nicht nur ein gewisses Mass von allgemeiner, sondern hauptsächlich eine universelle medicinische Bildung erforderlich ist. Nur auf diesem Wege ist ein wissenschaftlicher Fortschritt möglich. Zu dieser Erkenntniss sind alle jene zahnärztlichen Forscher gelangt, denen wir die bedeutendsten Errungenschaften in unserer Disciplin zu danken haben. Alle in der zahnärztlichen Literatur bekannten Autoren haben die Notwendigkeit der medecinischen Grundlage erkannt und die Ergebnisse ihrer Untersuchungen zeugen von dem Bestreben, ihre Arbeiten auf anatomischer, chemischer oder physiologischer Basis aufzubauen. Die Schwierigkeiten, die solchen wissenschaftlichen Arbeiten im Wege standen, weil in dem bis jetzt eingehaltenem Studienplan für eine gründliche medicinische Durchbildung nicht vorgesorgt war, waren jedoch zu gross, um Vielen, die das Bedürfniss nach harmonischer und einheitlicher Bildung in sich fühlten, Gelegenheit zu geben, in die entsprechende geistige Arbeit sich vertiefen zu können. Und somit haben die der Forschung geweihten Räume, wenn sie eine Bedeutung erlangen wollen, nicht nur zur Förderung der Wissenschaft beizutragen, sondern auch in gewissem Sinne den Forschungsbedürftigen zu neuen Gedanken anzuregen und ihn zu veranlassen, seine geistigen Kräfte nur in den Dienst der metodischen Wissenschaft zu stellen.

Wie aber kann sich der Jünger der Zahnheilkunde wissenschaftlichen Untersuchungen widmen, wenn ihm die hiezu notwendige Vorbildung fehlt? Nicht nur Einzelne sollen durch ihre Beiträge den Wert unserer Disciplin erhöhen, es soll gewissermassen Jeder in sich die Anregung besitzen, mit zum grossen Aufbau und zur Umgestaltung seiner Fachwissenschaft beitragen zu können. Die Arbeit würde dadurch geteilt werden, denn wärend sich die Einen den rein theoretischen, würden Andere sich den praktischen Fragen zuwenden können, und so dürfte sich im Laufe der Zeit ein gründlicherer Zug in der zahnärztlichen Disciplin etabliren. Wenn wir aber dieses Ziel erreichen wollen, so dürfte es sich in erster Linie vor Allem empfehlen, darauf hinzuwirken, dass die Vorbildung der Zahnheilkunde Studierenden eine andere sei, als dies bis jetzt der Fall war. Dies gilt nicht nur für denjenigen, der sich rein wissenschaftlicher Arbeit unterzieht, sondern auch für den, der sich ausschliesslich der praktischen Zahnheilkunde widmet. Der erstere bedarf einer Anleitung, er erhält sie in den Laboratorien der verschiedenen Wissenszweige, der letztere jedoch muss mit dem nötigen Fond gründlicher medicinischer Bildung für die Praxis versehen werden, damit er die Vorgänge des Lebens selbst sowol in den einzelnen Individuen, wie in den Beziehungen der verschiedenen Disciplinen zu einander genau kennen lerne. Wer die Functionen einer Maschine gründlich verstehen will, muss vor Allem ihren Bau kennen. Wer demnach die grosse Bedeutung der Zähne für den menschlichen Organismus erfassen will, muss auch wissen, dass dieselben durch die verschiedensten Störungen in anderen Organen benachteiligt und dass sie mitunter nicht zu selten der Ausgang für Erkrankungen anderer Organe werden können. Es wäre daher wünschenswert, dass auch die Internisten, Chirurgen, Gynaekologen etc., ebenso die Vertreter anderer medicinischer Disciplinen Kenntniss hätten von dem Bau und den pathologischen Veränderungen der Zähne, respective der Pulpa und des Periostes, denn oft werden zum nicht geringen Nachteile der Patienten krankhafte Veränderungen dieser Teile übersehen, welche, wenn rechtzeitig erkannt, anderweitige tiefer gehende Störungen hintanzuhalten vermögen.

Wenn wir in einer gewissen Reihenfolge die Erkrankungen der Zähne zu anderweitigen Organen des Näheren berücksichtigen, so wären in erster Linie die Krankheiten der Verdauungsorgane zu erwähnen, und zwar deshalb, weil sie mit den Zähnen in gewisser Beziehung räumlich zusammengehörig sind. Jedermann weiss, welche Rolle die Zähne bei der Nahrungsaufnahme zu spielen haben, insoweit es sich um die Einbringung fester Nahrungsmittel handelt und welch' grosse Bedeutung ihnen bei der ersten Vorbereitung zur Einverleibung der Nährstoffe in die Säftemasse des Körpers zufällt. Es werden sich demgemäss bei abnormem Verhalten der Zähne sowol krankhafte

Störungen in den verschiedenen Bezirken des tractus digestorius einstellen, wie umgekehrt Krankheiten des letzteren gewiss Veränderungen
in den Zähnen hervorzurufen im Stande sind. Ebenso ist die Thatsache
zu registriren, dass gewisse Erkrankungen der Mundhöhlenschleimhaut,
der Zunge und des Zahnfleisches durch den Reiz vernachlässigter oder
cariöser Zähne, wie nicht minder durch scharfe Kanten und Spitzen
abgebrochener oder defecter Zähne hervorgerufen und durch lange
Zeit unterhalten werden können, soferne dieses ätiologische Moment
nicht entsprechende Berücksichtigung bei der Behandlung findet. Wer
sich die physiologischen Vorgänge bei der Verdauung vor Augen hält,
wird gewiss nicht leugnen können, dass zwischen gewissen Magenstö-
rungen und Zahnleiden eine Wechselbeziehung besteht. Ich verweise
auf jene in der zahnärztlichen Praxis fast täglich vorkommenden Fälle,
wonach durch vereiterte, verjauchte Pulpen und Periostteile, ebenso
durch die verschiedenen Verschwärungsprocesse des Zahnfleisches und
die dadurch sich entwickelnden Zersetzungsproducte, entweder direct
oder indirect ein Reiz auf die Magenschleimhaut ausgeübt wird, wodurch
im weiteren Verlaufe wieder abnorme Gährungsvorgänge erzeugt werden,
die nicht ohne sicht- und fühlbaren Einfluss auf die Magen- und Darm-
wandungen bleiben können.

Dass die Chirurgie in noch innigerer Beziehung zur Zahnheilkunde
steht, wie die interne Medicin, muss Jedem klar sein, der mit den
entzündlichen und pathologischen Vorkommnissen der Mundhöhle und
der darin sitzenden Zähne vertraut ist. Wer eine kunstgerechte Extraction ausführen und die hie und da in ihrem Gefolge auftretenden Folge-
zustände, wie Blutungen, Abscedirungen, Oedeme etc., richtig beurteilen
will, der muss mit den Errungenschaften der sogenannten kleinen Chirurgie, mit der Asepsis und mit der Handhabung des Messers innig
vertraut sein und bedarf keines Arztes als Assistenz, wie dies nur zu
häufig geschieht. Die Erscheinungen und Vorgänge müssen genau erkannt
und die entsprechenden Massnahmen mit richtigem Verständniss durchgeführt werden. Dann steht der Zahnarzt auf der Höhe und entspricht
den an ihn gestellten Anforderungen, denn der ganze Mundhöhlenraum
und all' das, was in demselben vorkommt, sollte ausschliesslich dem
Eingreifen des Zahnarztes unterworfen bleiben. Die sogenannte Mund-
chirurgie sollte der grossen, das ganze Gebiet beherrschenden Disciplin
entnommen werden, gleichwie die Chirurgie des Larynx oder die des
Ohres heute wol nicht anders als von den Laryngologen und Otiatern
allein versehen wird.

Zwischen den Ohren und den Zähnen ergeben sich gleichfalls
Beziehungen, und zwar durch das Nebeneinanderlagern des Schläfebeins,
welches das Gehörorgan in sich einschliesst und des einen Teil des
Gebisses tragenden Unterkiefers, hauptsächlich aber durch die partiell
gemeinschaftliche Quelle der Nervenversorgung. Die häufigsten Wechsel-
beziehungen zwischen dem Ohr und den Zähnen basiren auf nervöser
Grundlage. Hiebei handelt es sich hauptsächlich um Reflexneurosen,
die durch den Trigeminus oder den Sympathicus vermittelt werden.
Wem wären in seiner zahnärztlichen Praxis nicht schon jene Reflexneu-
ralgien vorgekommen, die von den Zähnen im Ohre ausgelöst werden,
bekannt unter der Bezeichnung Otalgia nervosa ex dente carioso, oder

jene Schmerzen, die von den verschiedensten Bezirken des Ohres (äusserer Gehörgang, Paukenfell, Paukenhöhle) gegen die Zähne hin irradiirt werden—Dentalgia nervosa? Es kommt aber auch nicht selten das umgekehrte Verhältniss vor, wonach bei Pulpitis unterer Backen- und Mahlzähne, vorwiegend des dritten Molaris Reflexneurosen im Ohre der betreffenden Seite, sogenannte Otalgia nervosa s. tympanica auftreten.

Zwischen Zahn- und Augenaffectionen lassen sich gewisse Beziehungen erkennen, wenn auch nicht in dem Umfange, wie dies von dem Volksglauben in früherer Zeit aufgestellt worden ist. Ueber diesen Gegenstand hat sich eine ganze Literatur angehäuft. Schon aus der örtlichen Nachbarschaft, sowie durch die bedeutenden Gefäss- und Nervenverbindungen der Zähne und Augen ergibt sich eine gewisse pathologische Relation beider Organe. Diese pathologische Relation ist jedoch nur einseitig, d. h. Zahnkrankheiten können wol Augenkrankheiten verursachen, doch sind bisher wirkliche Zahnleiden infolge von Augenaffectionen nicht beobachtet worden. Den Oculisten ist es nicht unbekannt, dass wärend der Dentitionsperiode Augenkatarrhe auftreten; eine eitrige Entzündung des Periostes, des Alveolarfortsatzes kann sich per continuitatem auf die Orbita ausdehnen, was in einer grossen Anzahl der Fälle den Ruin des Auges (Atrophie des Sehnerven ober Phthisis bulbi), manchmal sogar den Tod nach sich zieht; ebenso kann ein von den Zähnen ausgehender Reflex am Auge gewisse functionelle Störungen hervorrufen, und zwar im Bereiche des Augenastes des Trigeminus, des lichtpercipirenden Apparates (Sehnerv und Retina), des Oculomotorius und des Facialis.

Die Erkrankungen der weiblichen Geschlechtsorgane, die Menstruation und die Schwangerschaft üben nicht selten einen gewissen krankmachenden Einfluss auf die Zähne und ihre Umgebung, und zwar dürfte derselbe zu suchen sein in einer Reizung sensibler oder in einer Lähmung der vasomotorischen Nerven, teils aber auch in Fluxionen und venösen Stasen. Obwol die Menstruation und die Schwangerschaft eigentlich physiologische Vorgänge sind, verhalten sie sich gegenüber den Zähnen, in mehr als einer Hinsicht, wie pathologische Störungen. In welcher Weise, in welcher Form und in welchem Umfange solche Störungen vorkommen können, kann hier nicht Gegenstand der Auseinandersetzung sein. Nirgends aber wird die medicinische Bildung des Zahnarztes notwendiger sein, als eben in solchen Fällen, weil er nur zu oft gegenüber dem Geburtshelfer eine Verantwortung zu übernehmen hat, die er, mit entsprechender Fachbildung ausgerüstet, ruhigen Gewissens auf sich nehmen kann.

Aus dieser kurzen Darstellung ergiebt sich schon, dass die Zahnheilkunde, soll sie den anderen medicinischen Disciplinen gleichgestellt werden und der modernen Richtung folgen können, eines medicinischen Fundamentes nicht entbehren kann und es drängt sich weiter die absolute Notwendigkeit auf, eine gründliche Reform des zahnärztlichen Studiums anzustreben und durchzuführen.

In dieser richtigen Voraussetzung handelte die österreichische Unterrichtsverwaltung, als sie sich entschloss, Kliniken und Abteilungen für die verschiedenen Specialfächer zu errichten und das gleiche

Bestreben leitete sie, als sie endlich auch Institute für die Zahnheilkunde schuf. Dadurch wurden weitere Kreise für unser Fachstudium interessirt. Die Unterrichtsverwaltung hat mit der Errichtung der Institute ihre Pflicht erfüllt, die entsprechende Ausbildung aber in den einzelnen Fachwissenschaften haben Jene zu vermitteln, die an die Spitze solcher Institute als Leiter gestellt werden.

Ueberall begegnen wir jungen Männern, die sich gerne dem einen oder anderen Fachstudium widmen wollen, falls ihnen die entsprechende Anleitung zur Verfügung steht. Für die Erfüllung dieses Strebens ist nun gegenwärtig im besten Sinne gesorgt. Nur bliebe die Ausbildung einseitig, würde sich der junge Mann bloss auf das beschränken, was ihm durch die Fachschule geboten wird. Es ist deshalb von grosser Wichtigkeit, dass dem betreffenden Hörer eingeschärft werde, dass es überhaupt kein Fachstudium gibt, welches vollständig abgegrenzt wäre und nicht mit verschiedenen anderen Wissenszweigen in innigem Connex stünde. Ueberall lässt sich ein solcher Zusammenhang constatiren, und wer sich beispielsweise mit der Lösung einer socialen Frage, um ein Jedermann nahe gelegenes Thema zu erwähnen, beschäftigen will, muss auch den psychologisch-ethischen und rein philosophischen Fragen näher treten. Die verschiedenen Gebiete einer grossen Wissenschaft sind eben gleich den Gliedern einer Kette zu betrachten. In eminenter Weise zeigt sich dieses Verhalten in der grossen Wissenschaft „Medicin". Alle in ihr sich vereinigenden Specialdisciplinen basiren auf Anatomie, Physiologie und Chemie und auf diesen bauen sie sich in ihrer Weiterentwicklung auf. Der interne Mediciner bedarf ihrer ebenso, wie der Chirurg, der Augenarzt ebenso, wie der Geburtshelfer. Alle, auch die geringste Disciplin ergänzen sich durch die gegenseitige Anlehnung und Unterstützung. Es wäre demnach ein grober Fehler, wenn man, um beispielsweise Zahnarzt werden zu wollen, bloss jenen Teil der Anatomie und Physiologie studieren würde, welcher sich nur mit der Mundhöhle und den darin sitzenden Zähnen beschäftigt.

Um eine Specialdisciplin κατ' ἐξοχήν ausüben zu können, genügt es nicht, sich bloss in dieser Richtung auszubilden.

Die Erinnerungen aus meinen eigenen Studienjahren, die ich während meiner langjährigen Thätigkeit als Professor an der Universität gesammelt habe, haben in mir die Ueberzeugung gefestigt, dass zum Studium der Zahnheilkunde keine einseitige oder ausschliesslich fachliche Bildung genüge, dass es vielmehr unerlässlich sei, dass der angehende Zahnarzt, gleichwie jeder Specialarzt, über eine allgemeine medicinische Bildung verfüge, soll er auf der Höhe der Wissenschaft und was ebenso wichtig wäre, auf der gleichen Stufe gesellschaftlicher Stellung mit den übrigen Aerzten stehen.

Ich werde gewiss nicht die Behauptung aufstellen, dass zum Legen einer guten Goldfüllung medicinische Vorbildung notwendig sei, ja man kann eine eminent technische Fertigkeit besitzen, ohne auch nur über ein geringes Mass gewöhnlicher Bildung zu verfügen. Es ist höchst erfreulich, dass auf unserem, wie überhaupt auf jedem künstlerischen Gebiete Männer in berechtigter Weise in den Vordergrund gestellt werden, die durch Selbstbildung und Ueberwindung vieler Schwierigkeiten eine Bedeutung erlangt haben, die sie weit über den engen Rahmen des Dilettantismus stellt. Diese Männer haben ohne Zweifel viel zum Aufblühen unserer Specialdisciplin, allerdings bloss nach einer bestimmten Richtung, beigetragen und damit ist gewissermassen eine Kunstepoche inaugurirt worden, von deren Ruhm kaum ein dürftiger Strahl auf den übrigen Teil der Zahnheilkunde fiel.

Von diesem Gesichtspunkte aus betrachtet, würde die zahnärztliche Disciplin ein blosses Handwerk bleiben und dazu wäre wol weder eine realistische, noch eine humanistische, am allerwenigsten aber eine medicinische Bildung von nöten.

Auf allen Gebieten wissenschaftlicher Bedeutung ist das Streben nach möglichster Vervollkommnung zu erkennen und in dieser löblichen Absicht finden sich, wie ich glauben und hoffen darf, auch gewiss sämmtliche Vertreter unseres Faches zusammen. Leider haben sich Viele, deren Stimme am meisten gehört worden ist, von gewissen Vorurteilen gefangennehmen lassen, und wurden dadurch von der Hauptfrage abgelenkt. Dadurch wurde in nervöser Unruhe die Nebensache mit der Hauptsache verwechselt. Heute jedoch dürfte Niemand unter ihnen zweifeln, dass Alt und Jung in dem Willen einig sind, wenn schon nicht die Gegenwart, so doch die Zukunft besser zu gestalten, weil eine bessere Vorbildung die Gewähr bietet, dass in nicht zu ferner Zeit die Zahnärzte auf demselben Niveau wie alle übrigen Aerzte zu stehen kommen und demgemäss die gleiche sociale Stellung wie diese einzunehmen berechtigt sein werden, die ihnen bisher versagt sein musste. Daraus ergibt sich aber von selbst, dass wir auch eine einheitliche Ausbildung für die Zahnärzte anstreben müssen. Die Aufgabe besteht demnach in erster Linie darin, die Grundlage für die Ausbildung zu schaffen. Diese kann jedoch nur dann einen Erfolg haben, wenn Alle gleichen und guten Willens sind.

In meinem Vaterlande — in Oesterreich — wurde dies seit jeher als der springende Punkt angesehen und deshalb stehen wir auf einem vorgerückten Standpunkte, dem hoffentlich die übrigen Nationen in Bälde nachstreben werden. Die Zahnheilkunde bildet bei uns einen integrirenden Bestandteil der medicinischen Facultät und wurde gleichwie andere Disciplinen in den Rahmen derselben eingefügt. Bei uns wird zuerst der Arzt und aus diesem der Zahnarzt gebildet. Hiemit ist die Frage, ob der Zahnarzt eine medicinische Bildung besitzen soll, beantwortet.

Eine weitere, nicht minder wichtige Frage ist die, in welcher Art die Vorbildung des Zahnarztes beschaffen sein soll. Darüber sind wol die Meinungen sehr verschieden, denn der Eine wird für eine realistische, der Andere für die gewöhnliche humanistische Vorbildung eingenommen sein.

Wenn ich mich über diesen Punkt aussprechen soll, so würde ich für jene Art der Vorbildung eintreten, die beide Richtungen in sich vereinigt. Darüber mich aber näher auszulassen, wäre verfrüht, handelt es sich ja vorläufig der Hauptsache nach bloss darum, die geistige und sociale Stellung der Zahnärzte zu heben. Für diesen Zweck ist es wol irrelevant, ob der angehende Zahnarzt mit einer realistischen oder humanistischen Bildung ausgerüstet ist.

Wenn wir von engherzigen Vorurteilen oder von kleinlichen Motiven absehen, dürfte es nicht schwer fallen, ein allen Parteien gleich entsprechendes Programm aufzustellen. In einem sollten wir uns jedenfalls finden, nämlich in dem Wunsche und in dem Bestreben, die Zahnheilkunde nicht allein vom wissenschaftlichen, sondern auch vom socialen Standpunkte aus zu heben, um so den nachfolgenden Generationen eine ungestörte Entwicklung zu sichern. Die Vorschläge, die ich nun diesbezüglich zu machen mir erlaube, sollen eine Anleitung dazu sein, was künftighin zu geschehen hätte, um jenes Ziel zu erreichen!

Die Vorschläge passen sich genau den Verhältnissen in Oesterreich an. In ihnen liegt es, dass der Zahnarzt in meinem Vaterlande auf der gleichen Höhe, wie die anderen Medicinalpersonen steht. Es ist 1. unbedingte Notwendigkeit, dass der Zahnarzt medicinische Bildung besitze. Selbstverständlich sind alle jene Bedingungen zu erfüllen, die zum medicinichen Studium berechtigen. Erst nachdem der Studierende alle medicinischen Wissenszweige in sich aufgenommen hat, kann und darf er sich der ihm genehmen Specialdisciplin widmen.

(Der Einwurf, der von mancher Seite gemacht wurde, dass ein absolvirter Mediciner — also durchschnittlich nach zurückgelegtem 24. Lebensjahre — nicht die Elasticität und die manuelle Geschicklichkeit besitze, wie in jüngeren Jahren, kann nur von Jenen erhoben werden, die nicht über den beschränkten Horizont der Zahnheilkunde hinausgekommen sind. Um ein schlagendes Beispiel zu bringen, will ich der geehrten Versammlung vor Augen halten, dass die berühmtesten Specialisten, Chirurgen, Augenärzte, Geburtshelfer etc. nicht unter dem 24. Lebensjahre, sondern weit über dasselbe hinaus ihre Bedeutung erlangt haben. Wer demnach über manuelle Geschicklichkeit und Fertigkeit und über ein gewisses Mass von Fachbildung verfügt, der wird gewiss mit Fleiss und Ausdauer jene Ausbildung erlangen, die ihn gleichwertig erscheinen lassen wird mit jedem Collegen einer anderen Specialdisciplin).

2. Soll sich der Student der Zahnheilkunde, gleichwie jener, der sich der Chirurgie, der Geburtshilfe oder Augenheilkunde widmet, wärend einer bestimmten durch das Gesetz vorzuschreibenden Zeit mit seiner Specialdisciplin beschäftigen, wozu jetzt in den verschiedenen staatlichen Instituten, die Jedermann zugänglich sind, reichlich Gelegenheit geboten ist. Nach Absolvirung der festgesetzten Zeit müsste er sich, gleichwie in den anderen Gegenständen, auch in der Zahnheilkunde einer strengen Prüfung unterziehen, welche ihn nach Ausstellung seines Diploms auch zur zahnärztlichen Praxis berechtigt. Bei uns in Oesterreich besteht dermalen eine solche Einrichtung nicht. Es ist jedoch gegründete Aussicht vorhanden, dass wir in nicht zu langer Zeit auf die Erfüllung dieser unserer Wünsche rechnen können, denn in der bereits beratenen und en bloc angenommenen neuen Rigorosenordnung ist die Zahnheilkunde als obligater und demgemäss als Prüfungsgegenstand aufgenommen worden. Damit ist die Frage ins Rollen gebracht und unsere Anforderungen werden ihrer baldigen Verwirklichung zugeführt werden können.

Meine verehrten Collegen! Um das mir als notwendig erscheinende Ziel zu erreichen, müssen wir, jeder an seinem Teil mannhaft und selbstlos zur Lösung dieser Frage beitragen. Wir hier vor Allem, müssen mit Wort und Beispiel dahin streben. Dabei werden uns manche unangenehme Enttäuschungen nicht erspart bleiben und dürfen wir uns vorläufig überschwenglichen Hoffnungen nicht hingeben, aber darauf können wir zählen, dass uns auf dem Wege, den wir betreten, unsere heutigen Gegner früher oder später folgen müssen, bis vielleicht lange nach uns, eine Zeit kommen wird, wo Alle einander versöhnt die Hände reichen werden.

Und somit schliesse ich, meine Herren, mit dem Wunsche, es möge meine angestrebte Reform Anregung und Nachahmung finden.

Discussion.

Dr. **Grosswald** (Slatina): Bezugnehmend auf den Vortrag des Herren Prof. Scheff bin ich der Ansicht, dass Herr Prof. Scheff für Russland zu viel verlangt. Ein Uebergang vom Quintaner zum Dr. Medicinae ist ein zu grosser, als dass er denkbar wäre. Die Vorbildung, die jetzt verlangt wird, ist nicht genügend. Der erste richtige Abschluss ist nach meiner Ansicht das Abiturienten-Examen. Es berechtigt zu jedem Studium und sind die Studirenden dann nicht Hospitanten im medicinischen Colleg, sondern wirklich sachverständige Studenten. Nach den ersten 4 Semestern tritt auch an den andern Mediciner die Frage heran, soll er sich einer Specialität widmen oder nicht. Er beherrscht jedenfalls die Grundlage der Anatomie, Physik, Chemie etc. und ist dann im Stande sich seinem Specialstudium mit Verständniss zu widmen. Ein Gymnasiast, der das Gymnasium bis zur letzten Classe durchmacht, diese aber nicht, ist in meinen Augen weder Fisch noch Fleisch und bedauert es beständig im späteren Leben. Sind wir erst so weit, dass wir unser Physicum resp. Philosophicum gemacht haben — so sind $1^1/_2$ Jahre, die wir der Technik, der Extraction, dem Füllen der Zähne, der Therapie etc. widmen, meiner Ansicht nach, genügend. Die Hauptsache, die Uebung, erwirbt sich der Arzt sowol als auch der Zahnarzt erst in der Praxis im Leben. Ein jeder sollte deshalb danach streben, zuerst das Abiturientenexamen zu machen und dann wird mit der Zeit auch bei uns die Zahnheilkunde eine Specialität der Medicin werden.

Mr. **Lipschitz** (Berlin): Die Frage der Ausbildung der Zahnärzte ist das Steckenpferd aller zahnärztlichen Versammlungen. Ich habe mich zum Wort gemeldet, da Dr. Wolf den deutschen Zahnärzten den Vorwurf machte, dass sie, deren Vaterland sonst in allen Culturaufgaben immer an der Spitze schreitet, mit den Technikern nicht fertig werden können. Dazu habe ich zu bemerken, dass man sich auch in Deutschland angelegen sein liess für eine erhöhte Vor- und Ausbildung der Zahnärzte einzutreten, leider aber nicht mit dem gewünschten Erfolge. Es giebt heute 3 Kategorieen der Ausbildung: In Oesterreich sind die Zahnärzte Vollärzte; in Deutschland, Russland und einigen anderen Ländern besitzen sie geringere Vorbildung, und haben ein 3-jähriges Studium durchzumachen; Frankreich und Schweiz halten die Mitte; dort ist die Vorbildung das Abiturientenexamen, das Studium selbst dauert 4 Jahre und hat noch ein Zwischenexamen nach dem 2-ten Jahre. Das ist das, was wir zunächst zu erreichen suchen müssen. Wenn wir zu diesem Ziel gelangt sein werden, dann werden wir leichter in der Lage sein, zu entscheiden, ob der Zahnarzt Vollarzt sein muss, oder nicht. Dass Herr Prof. Scheff auch an dieser Stelle den Anstoss zu einem Schritt nach vorwärts gegeben hat, dafür müssen ihm alle Collegen dankbar sein.

Mr. **Josef Berniker** (Saratov) meint, dass die Forderung des Herrn Prof. Scheff, dass jeder Zahnarzt volle Universitätsbildung haben sollte, für Russland einstweilen unausführbar ist, da einer, der sein Doctordiplom hat, bei uns in Russland sich fast nie der Zahnpraxis widmen wird. Vielmehr ist es für uns wichtiger von den Zahnärzten unbedingtes Absolviren einer mittleren Lehranstalt zu fordern. Die Institute, welche bei uns Zahnärzte heranbilden, sollten unter Obhut der Regirung genommen werden, um den jungen Männern eine womöglich weitere medicinische Bildung zu geben.

Dr. **James-Levy** (Varsovie) kann sich mit den Anschauungen des Prof. Scheff nicht einverstanden erklären. Die Zahnheilkunde steht mit der allgemeinen medicinischen Wissenschaft in engem Connex, begreift jedoch in sich noch eine Kunst, die mit den medicinischen Principien nichts gemein hat. Zur Erlernung der manuellen Thätigkeit des Zahnarzts bedarf es mindestens eines Zeitraums von 3 Jahren. Wenn die Zahnärzte auch Vollärzte sein müssten, so würden sie zur Ausbildung acht Jahre bedürfen, denn es ist vollständlich unthunlich, dass sie wärend ihrer Studienzeit sich auch mit den gründlichen Erlernung der Technik beschäftigen. Es ist zu bemerken, dass die Verhältnisse in Oesterreich-Ungarn durchaus nicht so ideale sind, wie man nach den Ausführungen des Prof. Scheff anzunehmen geneigt sei; gerade die Technik stehe dort auf schwachen Füssen, und sehr viele der dort ausgebildeten Zahnärzte müssen erst in anderen Ländern wie Amerika und Deutschland technische Vollendung suchen. Es wird sich empfehlen, von einer Person, die sich der Zahnheilkunde widmen wolle, zu verlangen, dass dieselbe das Maturitätszeugniss einer mittleren Lehranstalt besitze und an einer staatlichen Anstalt ausgebildet sei, an welcher die medicinischen Fächer, angepasst an die Zahnheilkunde, vorgetragen würden. Die speciellen technischen und operativen Kenntnisse müsste sich dieser Candidat an der Anstalt in einem Zeitraum von mindestens drei Jahren aneignen.

Dr. **Wolff** (Agram), als Präses der Sitzung, spricht zum Thema über die Ausbildung der Zahnärzte. Er stellt sich vollkommen auf den Standpunkt des Prof. Scheff und fordert vollkommene medicinische Ausbildung von jeder die Zahnheilkunde ausübenden Person. Beantragt die Benennung: „Stomatolog" für Zahnart, um dadurch zugleich die medicinische Ausbildung zu bezeichnen.

Prof. **Scheff:** Obwol ich nicht die Absicht hatte mich an der Discussion zu beteiligen, da ich von meiner im Vortrage aufgestellten Ansicht nicht abgehen kann, so fühle ich mich doch verpflichtet auf einige mein Vaterland betreffende Ausfälle, die Herr Collega James-Levy zu machen für gut fand zu erwidern. Collega Levy bemerkte, dass die Zahnheilkunde in Oesterreich deshalb noch nicht auf der Höhe stehe, weil auch von dort manche Zahnärzte nach Amerika gehen. Darauf habe ich zu erwidern, dass auch Chirurgen, Geburtshelfer und wahrscheinlich auch noch andere Specialisten nach anderen Universitäts-städten wandern, um die verschiedenen hervorragenden Vertreter der betreffenden Fächer kennen zu lernen und ihre Operationsmethode zu sehen. Wer in der Lage ist nach dem Auslande zu gehen thut schon deshalb gut, weil er seinen Gesichtskreis gewiss nicht zu seinem Nach-teile erweitert. Gleichwie unsere Aerzte und Studenten nach dem Auslande gehen, finden wie an unserer Universität auch alle auslän-dischen Staaten vertreten, nicht zum mindesten an unserer zahnärzt-lichen Schule, wo Holländer, Schweizer, Ungarn, Serben, Rumänen und Deutsche vielfach vertreten sind. Herr Levy hat demnach gar keinen Beweis erbracht, der ihn zu seinem Ausfalle gegen Oester-reich ver anlasste.

M-lle **Rosner** prit aussi part à la discussion.

Г-жа **Зильберманъ** (Могилевъ).

Ученики, обучающіеся зубоврачебному искусству въ кабинетахъ дантистовъ.

Какъ извѣстно, у насъ въ Россіи каждый практикующій дантистъ пользуется правомъ приписки къ себѣ нѣсколькихъ учениковъ, число которыхъ зависитъ отъ нижеслѣдующихъ условій: 1) отъ годовой статистики оперативныхъ больныхъ, 2) отъ количества технической работы, имѣющейся за годъ и, наконецъ, 3) отъ личнаго усмотрѣнія инспектора Врачебной Управы того города, гдѣ практикуетъ дантистъ или зубной врачъ.

Нѣкоторые провинціальные зубные врачи имѣютъ въ своемъ кабинетѣ по 8 — 10 учениковъ, а на цѣлую губернію приходится приписанныхъ 80—100 человѣкъ.

Такимъ образомъ ежегодный комплектъ учениковъ (будущихъ дантистовъ), получившихъ свое спеціальное образованіе въ кабинетахъ дантистовъ, громадный. Постараемся разсмотрѣть, вполнѣ ли дантистъ, взявшись за такое сложное дѣло—дать теоретическую и практическую подготовку по своей спеціальности,—можетъ удовле-творить своего ученика—будущаго дантиста. Такъ какъ отъ посту-пающаго ученика никакого предварительно-образовательнаго ценза не требуется (нужно только представить во Врачебную Управу слѣ-дующіе документы: 1) метрическое свидѣтельство и 2) свидѣтельство о воинской повинности), то получается громадная разница въ умствен-номъ развитіи учениковъ, въ ихъ привычкѣ серьезно относиться къ дѣлу. Среди нихъ попадаются люди положительно безграмотные, хотя бываютъ и исключенія, въ особенности среди женскаго элемента, умственный уровень котораго гораздо выше мужского (всѣ почти съ среднимъ образованіемъ). Мнѣ лично извѣстно, что изъ числа 50 уче-никовъ, приписанныхъ въ одномъ городѣ, половина безграмотныхъ. Спрашивается, можетъ ли дантистъ снабдить, даже спеціальными зна-ніями, такого ученика, привить ему привычку относиться къ дѣлу не механически, а научно, коль скоро тотъ съ трудомъ пишетъ и читаетъ по русски.

Кромѣ того, практикующій дантистъ въ провинціи не можетъ располагать настолько свободнымъ временемъ (установить опредѣленные часы для больныхъ нельзя, вслѣдствіе малокультурности провинціаловъ: болитъ или не болитъ зубъ, а къ врачу нужно явиться и во время его отдыха), чтобы съ каждымъ ученикомъ заниматься отдѣльно, а со всѣми въ одно время—затруднительно, вслѣдствіе различной подготовки учениковъ къ занятіямъ. Такимъ образомъ, ученикъ пріобрѣтаетъ урывками свои познанія, между тѣмъ какъ въ основу образованія дантиста должны быть положены серьезныя науки: курсъ анатоміи, физіологіи, гистологіи, хирургіи, краткій курсъ фармакологіи. Очевидно, всѣ эти предметы требуютъ большей подготовки, чѣмъ та, какую мы встрѣчаемъ у учениковъ поступающихъ.

Не удивительно послѣ сказаннаго, если существуетъ такое общественное мнѣніе: дантистомъ-де можетъ сдѣлаться каждый золотыхъ дѣлъ мастеръ, ибо технику онъ знаетъ, такъ какъ часто починяетъ золотые и каучуковые протэзы, или дантистомъ-де становится всякій, кто располагаетъ лишними 200—300 р. (плата за ученіе дантисту). Итакъ, существующій типъ подчастныхъ школъ, если такъ можно выразиться по отношенію къ кабинету дантиста, гдѣ обучаются 8—10 человѣкъ, не выдерживаетъ критики съ точки зрѣнія желаемаго образованія для дантиста. Если совершенно нельзя уничтожить право приписки учениковъ, такъ какъ по общепринятому мнѣнію они служатъ подспорьемъ въ практикѣ (я лично оспариваю подобное мнѣніе, имѣя сама нѣсколькихъ учениковъ), то необходимо установить правило: каждый поступающій ученикъ обязанъ представить во Врачебную Управу свидѣтельство объ окончаніи 4-хъ классовъ гимназіи или свидѣтельство на званіе начальнаго учителя.

Вѣдь, ученики, поступившіе въ аптеку, имѣютъ образовательный цензъ 4-хъ классовъ. На какомъ же основаніи ученикъ, поступающій къ дантисту, обязанъ быть безграмотнымъ? Самымъ раціональнымъ выходомъ изъ этого затруднительнаго положенія могло бы быть: 1) устройство при всѣхъ нашихъ зубоврачебныхъ школахъ отдѣленія для дантистовъ, по примѣру предполагаемаго отдѣленія для дантистовъ при Варшавской зубоврачебной школѣ г-на Леви, или 2) открытіе нѣсколькихъ школъ для дантистовъ не только въ университетскихъ городахъ, но и въ провинціи, гдѣ могли бы быть лекторами врачи и даже профессоры, не состоящіе на государственной службѣ, иначе говоря, отставные. Предварительный цензъ при поступленіи долженъ равняться 4-мъ классамъ, или можно установить правила держать экзаменъ на 4—5 класовъ, подобно когда-то существовавшему вступительному экзамену при первой русской зубоврачебной школѣ Ѳ. И. Важинскаго. Ученики, получивъ научную подготовку въ связи со спеціальнымъ знаніемъ дентіатріи и техники на курсахъ, гдѣ послѣднее обставлено гораздо лучше, чѣмъ въ частныхъ кабинетахъ дантистовъ, дали бы корпорацію дантистовъ, а не только мастеровъ своего дѣла. На дому же провинціальныхъ дантистовъ остались бы ученики-техники; такихъ нашлось бы много. Года два тому назадъ, когда пріостановлена была на время приписка учениковъ (въ силу извѣстнаго процентнаго отношенія учениковъ христіанъ и евреевъ) желающихъ изучить технику какъ спеціальность, было очень много.

Итакъ малоуспѣшность учениковъ, изучающихъ зубоврачебное искусство въ кабинетахъ дантистовъ, обусловливается неправильной постановкой способа обученія и низкимъ образовательнымъ цензомъ учениковъ.

Хотя вопросъ, возбужденный мною, не разъ поднимался въ нашей спеціальной литературѣ, но я думаю что онъ кстати: первая рубрика программы нашей секціи на международномъ XII съѣздѣ „какое нужно общее и спеціальное образованіе для лицъ изучающихъ зубоврачебное искусство"—больше всего касается Россіи, гдѣ это образованіе получается различнымъ путемъ, а потому въ результатѣ и получается отсутствіе желаемыхъ знаній.

Discussion.

Г. **Фишеръ** (С.-Петербургъ): Въ виду того, что вопросъ, затронутый въ докладѣ г-жи Зильберманъ, касается исключительно насъ русскихъ и не представляетъ интереса для нашихъ иностранныхъ гостей, я позволю себѣ сказать нѣсколько словъ на русскомъ языкѣ.

Дѣло въ томъ, что вопросъ, затронутый въ докладѣ г-жи Зильберманъ, не новый и давно уже возбужденный самими дантистами. Они сами давно уже признали необходимость правильнаго школьнаго зубоврачебнаго образованія для лицъ, желающихъ посвятить себя зубоврачеванію, но они расходятся лишь съ установившимся порядкомъ, т. е. съ тѣмъ, что зубоврачебныя школы или институты должны быть учрежденіями правительственными, а не принадлежащими частнымъ лицамъ.

Въ заключеніе я позволю себѣ сдѣлать замѣчаніе, что по моему мнѣнію подобный докладъ, имѣющій чисто мѣстный (для Россіи) интересъ, не долженъ бы имѣть мѣста на международномъ конгрессѣ, такъ какъ для нашихъ заграничныхъ гостей возбужденный въ докладѣ вопросъ не представляетъ никакого интереса.

Г-жа **Попова** (Тула): Не смотря на уставъ 1891 г. о преобразованіи полученія званія зубного врача, вопросъ о дантистахъ остался въ прежней силѣ, т. е. дантисты за немногими измѣненіями, (лишеніемъ права именоваться зубными врачами и писать вывѣски „зубоврачебный" кабинетъ, вмѣсто „зуболѣчебный", что для большинства паціентовъ остается вполнѣ непонятнымъ и неизвѣстнымъ), практикуютъ и, мало того, получаютъ снова свое званіе, и цѣлыми десятками дантисты, имѣющіе въ своемъ завѣдываніи учебныя заведенія, производятся въ зубные врачи. Поэтому было бы гораздо раціональнѣе исполнить ихъ просьбу и за практикующими и получившими свое званіе съ 1891 г. оставить право именоваться зубными врачами и совершенно уничтожить званіе дантиста, какъ совершенно несоотвѣтственное ни по общему ни по спеціальному образованію тѣмъ болѣе, что зубоврачебныя школы даютъ каждый годъ все большее и большее число зубныхъ врачей. Тогда остались бы два типа представителей зубоврачеванія: врачи, занимающіеся зубными болѣзнями, и зубные врачи, и для публики было-бы гораздо легче разобраться въ этой путаницѣ, которая теперь происходитъ, въ особенности въ провинціи.

Prof. **E. Sauvez** (Paris).

Etude critique des meilleurs procédés d'anesthésie pour la chirurgie dentaire.

Anesthésie générale.

§ 1-er.—Dangers de l'anesthésie générale. Ses difficultés et la rareté de ses indications en art dentaire.

Nous n'avons pas la prétention de venir émettre une nouvelle méthode d'anesthésie pour l'art dentaire. Nous voulons seulement nous, aidant de nos études antérieures, de notre pratique personnelle, de l'expérience de tous, faire à chaque méthode son procès, balancer les avantages et les inconvénients de chaque système, et tirer de cette étude de fermes conclusions. Heureux serons-nous si ce travail fait naître une discussion, où chacun dira ses préférences et montrera leur raison d'être. Le résultat sera pour beaucoup une règle de conduite, et pour tous un utile enseignement.

Tout d'abord nous nous posons, en principe, comme adversaire presque absolu de l'anesthésie générale dans l'art dentaire. Vraiment, faut-il mettre en regard l'opération de petite chirurgie qu'est si souvent la chirurgie dentaire, et la gravité de l'anesthésie chirurgicale? Ne devons-nous pas, et maintenant plus que jamais, avoir présents à la mémoire ces mots de M. le prof. Brouardel: „Rappelez-vous qu'aux yeux de la magistrature votre responsabilité sera plus engagée si vous avez endormi quelqu'un pour lui extraire une dent ou lui enlever une loupe, que s'il a fallu pratiquer une amputation ou enlever un sein". Faut-il rappeler, sans entrer dans les détails, les inconvénients inhérents à toutes les méthodes d'anesthésie générale?

Il suffit de recourir aux statistiques, si incomplètes qu'elles soient. On reproche toujours aux statistiques d'être faites dans un but déterminé, de vouloir d'une façon trop absolue substituer un procédé à un autre. En admettant ces reproches comme assez justes, on peut toujours tirer des chiffres mis en présence, la fréquence relative de la mort résultant de l'anesthésie. Et cette preuve, due aux statistiques, est encore étayée par tous les faits qui, pour n'être pas publiés par les intéressés parviennent quand même à notre connaissance, et parfois à celle du public. D'après la thèse de Neyraud (Lyon, 1895), il s'est produit 241 cas de mort dans 1069890 anesthésies par le chloroforme ou l'éther. La proportion est donc de 1 mort par 4439 anesthésies. Et à ces morts par l'éther et le chloroforme il faut encore ajouter celles dues au bromure d'éthyle, au protoxyde d'azote, etc.

Une statistique un peu plus récente, celle de Lindh „(Nordiskt. Med. Arkiv.", 9.495), porte seulement sur 15052 anesthésies; 18 morts se sont produites, c'est-à-dire $^1/_{836}$. Et à ces accidents de mort Lindh ajoute les suivants: Asphyxie, 139; Syncope, 52; Ictère, 10; Albuminurie, 128; Affections pulmonaires, 36; Collapsus cardiaque, 43.

Riedel „(Berlin. Klin. Woch.", 28 septembre 1896) a eu 9 cas de mort sur 13000 chloroformisations, soit 1 mort sur 1444 anesthésies.

Kappeler est arrivé à 300 cas de mort pour des anesthésies faites pendant une trentaine d'années.

Voici la statistique toute récente de Gurtl, au 26-e Congrès de la Société allemande de Chirurgie, tenu à Berlin du 21 au 24 avril 1897. Gurtl dit: „Le total des narcoses dans le courant des deux dernières années est de 58769, sur lesquelles on compte 32 décès, s'est-à-dire 1 décès pour 1836 narcoses. Notre statistique des sept dernières années s'élève donc à 327599 anesthésies avec 137 décès, ce qui donne la proportion de 1 mort pour 2444 anesthésies.

„Parmi les accidents notés dans ce même laps de temps nous relevons, entre autres, une néphrite parenchymateuse consécutive à la chloroformisation; les narcoses à l'éther ont de nouveau occasionné un certain nombre de bronchites et de pneumonies".

Et combien de morts sont ignorées? Aussi pouvons-nous conclure de ces faits, où nous ne recherchons pas la supériorité d'un anesthésique sur un autre, en disant des anesthésiques en général ce que Rottenstein disait du chloroforme: „Le chirurgien qui emploie un anesthésique doit toujours s'attendre à voir mourir son malade entre ses mains".

Ajoutez à la fréquence des morts la longue suite des ennuis causés par l'anesthésie générale en art dentaire, la nécessité presque absolue de se rendre au domicile du malade, la difficulté d'opérer couché, la longueur de l'anesthésie, le besoin d'aides, les vomissements, le risque de projeter une racine dans le pharynx, etc., etc., et vous n'hésiterez pas à rejeter de votre pratique l'anesthésie générale, comme nous la rejetons nous-même.

Donc, à notre avis, ce n'est qu'à titre exceptionnel et dans des cas bien déterminés, que l'anesthésie générale doit être employée en art dentaire, avec un malade normal, et nous verrons que l'anesthésie locale peut donner, pour la plupart des cas qui se présentent en pratique, des résultats parfaits, sans faire courir au malade aucun risque, tout au moins pour une extraction simple.

Il n'existe, pour ainsi dire, qu'un seul cas où l'anesthésie générale pourrait paraître indiquée: c'est lorsqu'il s'agit d'extraire une dent de sagesse ayant amené du trismus par suite d'évolution vicieuse ou de carie perforante infectée.

Même dans ce cas, lorsque les accidents ne sont pas trop imminents et que leur marche n'est pas trop rapide, on pourra presque toujours encore éviter l'anesthésie générale.

Malgré tout, dans la pratique on rencontre souvent des patients qui ne veulent par se laisser opérer sans être endormis entièrement. Même lorsque l'anesthésie locale est parfaite, la luxation de la dent, le craquement des daviers sur l'os, le fait de sentir l'effort de l'opérateur sur la mâchoire, produisent sur certains une sensation tellement désagréable, un énervement tellement intense, qu'ils refusent de se rendre aux raisonnements et aux promesses.

Dans ce cas, quelle conduite doit-on tenir? A notre avis, il n'y a pas d'hésitation. Si, en votre conscience de praticien, vous pensez que l'opération doit être faite sans anesthésie générale, vous vous refusez [la pratiquer et vous demandez au malade de vous mettre en rapport avec son médecin, à qui vous faites part de votre opinion. En agissant ainsi vous dégagez absolument votre responsabilité et vous laissez au médecin, qui connait l'organisme de votre malade, ses lésions, ses maladies antérieures, son tempérament, le soin de juger s'il croit devoir recourir à l'anesthésie générale.

Nous ne pensons pas que le dentiste ait jamais à se repentir de cette conduite, d'autant plus que nous verrons par la suite qu'il ne faut jamais endormir seul un malade, avec n'importe quel anesthésique.

Lorsque l'anesthésie générale a été décidée, quel corps employer: protoxyde d'azote ou bromure d'éthyle, chloroforme ou éther?

Nous restreignons le choix des anesthésiques généraux, pour un malade normal, aux deux premiers corps pour une opération courte, et aux deux derniers pour une opération longue, ne nous occupant ainsi que des anesthésiques les plus employés, et par conséquent les mieux connus. Voyons tout d'abord quel corps nous allons choisir pour une opération de longue durée.

§ 2. — Choix d'un anesthésique général pour une opération de longue durée. Éther et chloroforme.

Ici encore nous sommes obligés de recourir aux statistiques, et presque toutes ont pour but d'établir la supériorité de l'éther sur le chloroforme, et, en effet, elles l'établissent.

Voici d'abord la statistique établie par Neyraud (Thèse de Lyon, 1895). D'après cette statistique, le chloroforme est cinq fois plus dangereux que l'éther.

Riedel, nous l'avons déjà vu, a eu 9 cas de mort sur 13000 chloroformisations, soit $^1/_{1461}$. Depuis 1893 il a fait 3000 éthérisations et n'a eu qu'un cas de mort directement imputable à l'anesthésie, chez un emphysémateux, 33 heures après l'opération, soit $^1/_{3000}$.

STATISTIQUES.	Anesthésies.	Ether.	M.	Prop.	Chloroforme.	M.	Prop.
De:							
1. Ollier...............	10000	9700	0		300	0	
2. Poncet...............	15000	15000	2	$^1/_{7500}$			
3. Julliard { Tripier...... Williams... Andrews...	839245	314718	20	$^1/_{15736}$	524507	161	$^1/_{3238}$
4. Gurtl (1893).........	152141	14646	0		137495	51	$^1/_{2695}$
5. Hahn................	21700	700	0		21000	6	$^1/_{3500}$
6. „British Med. Journ."..	23804	23804	1	$^1/_{23804}$			
7. Schweiger...........	8000	800	0				
Totaux...........	1069890	3865588	23	$^1/_{16308}$	683302	218	$^1/_{3134}$

Lindh a eu 16 morts sur 11284 chloroformisations, soit $^1/_{855}$; 2 morts sur 3401 éthérisations (dont 2122 avec chloroforme et éther), soit $^1/_{1700}$.

D'après la récente statistique de Gurtl (1891), le pental a fourni une moyenne de 1 décès pour 230 narcose; le chloroforme, 1 sur 2039;

la méthode mixte de Billroth (morphine, chloroforme et alcool) 1 sur 3807; l'éther, 1 sur 5090; le bromure d'éthyle, 1 sur 5228; et l'anesthésie mixte par le chloroforme et l'éther, 1 sur 7594.

Chalot, dans la „Revue de Chirurgie" (n⁰ 5, 1861), recommande chaudement l'emploi de l'éther comme anesthésique. Depuis le mois de septembre 1892 il a fait 730 éthérisations sans accident, et 51 chloroformisations avec 1 mort par syncope cardiaque.

Otto Heussler („Deutsche Med. Woch.", n⁰ 38, 1894), sur 2.000 anesthésies par l'éther, a observé 3 cas de mort. L'auteur ne les rattache pas à l'anesthésie; cependant, il est à noter que l'un de ces cas était nettement dû à l'œdème pulmonaire.

Kœnig (1894) a fait environ 8000 chloroformisations, avec un seul cas de mort, chez un goîtreux cardiaque; d'autre part, il a pratiqué 632 éthérisations sans aucun accident mortel pendant l'anesthésie ou ultérieurement. Avec l'éther, dit-il, le chirurgien peut opérer plus tranquillement, parce que les accidents graves sont beaucoup plus rares qu'avec le chloroforme.

Par contre, nous trouvons aussi des adversaires de l'éthérisation; à la discussion qui eut lieu en 1895 à la Société médicale berlinoise, Rotter, qui n'avait jamais eu de mort sous le chloroforme, déclara qu'il avait eu en neuf mois 2 décès par l'éther. Et cependant ces malades ne présentaient aucune contre-indication à l'usage de l'éther, étaient dans l'âge moyen et n'avaient pas de lésions cardiaques. De plus, Rotter a eu plusieurs pneumonies terminées favorablement et des bronchites assez sérieuses.

Après avoir essayé dans 80 cas l'éthérisation, Mikulicz déclare en être revenu à la chloroformisation. Il n'a pas eu de mort à déplorer, mais a eu plusieurs accidents, soit pendant, soit après l'anesthésie par l'éther. Il relate successivement trois cas d'asphyxie avec arrêt de la respiration et du pouls, 2 cas de collapsus consécutif, 4 cas de bronchite aiguë et 2 cas d'œdème pulmonaire ou de pneumonie.

Landau, depuis quatre ans et demi, a fait environ 2000 éthérisations sans accident mortel; mais il a eu des bronchites et même 2 broncho-pneumonies. Pour lui, les dangers de l'éther tiennent surtout à l'inexpérience de celui qui l'administre.

Nous le croyons, nous aussi; en tout cas, il n'y a pas à comparer la mortalité due au chloroforme et les résultats, mêmes ultérieurs, dus à l'éther. Celui-ci l'emporte de beaucoup sur celui-là.

D'ailleurs, la mortalité résultant de l'éthérisation serait certainement réduite, si l'on se servait toujours d'éther excessivement pur. P. Bruns remarquait en 1894 (dans la „Berlin. Klin. Woch.") que les accidents bronchiques et pulmonaires se produisent par séries et tiennent à la qualité de l'éther employé. „Lorsqu'on n'a pas soin, dit-il, de protéger l'éther contre l'accès de l'air, il se décompose et dégage, entre autres produits d'oxydation, de l'alcool vinique qui peut irriter la muqueuse des voies respiratoires. Il faut donc garantir l'éther non seulement contre les effets de la lumière, mais encore contre ceux de l'oxygène atmosphérique. A cet effet, on devra conserver l'éther dans de petits flacons toujours pleins et bien bouchés, placés dans un endroit sombre et frais, et l'on se gardera de se servir, pour une nouvelle anesthésie, de l'éther restant dans un flacon qui a été, en partie, vidé de son contenu".

Nous nous servirons donc de l'éther dans les cas exceptionnels où nous serons obligé de faire une opération de longue durée.

Mode d'administration de l'éther.

Voici comment nous procédons à l'éthérisation:

Nous nous servons du masque du professeur Julliard, de Genève. Ce masque a 15 centimètres de longueur, 12 cent. de largeur et 15 cent. de hauteur. C'est un squelette de fil de fer, revêtu à l'extérieur d'un mackintosh; à l'intérieur il est doublé d'une épaisse couche de gaze hydrophile; au fond on place une rosace de flanelle. Cette couche intérieure reçoit l'éther.

Le patient étant couché, nous versons dans le fond du masque, sur la flanelle, une bonne dose (30 à 40 grammes) d'éther; après avoir secoué ce masque pour faire tomber quelques gouttes de l'éther versé abondamment, nous l'approchons du visage du malade en le lui faisant sentir, puis brusquement nous abattons le masque, en ordonnant au patient de „souffler fort".

Cette expiration forcée provoque aussitôt une large inspiration; pendant quelques secondes le malade s'agite, crie, fait des pauses respiratoires; ces dernières cessent immédiatement si l'on éloigne un instant le masque du visage. A ce moment le malade ouvre la bouche pour respirer, et l'on abat le masque.

En 3, 4, 5 minutes rarement plus, le malade est sidéré, l'anesthésie est parfaite; on verse encore de cinq minutes en cinq minutes une dose plus faible d'éther (cuillerée à soupe).

De temps à autre on devra soulever le masque, surveiller la respiration, et, quand le visage prendra une teinte rouge violacé, quand les inspirations deviendront moins profondes, on pourra cesser quelques instants l'éthérisation, pour la reprendre dès que les inspirations seront plus amples et le visage mieux coloré.

§ 3.—Choix d'un anesthésique général pour une opération de courte durée. Protoxyde d'azote et bromure d'éthyle.

Pour les opérations de courte durée nous avons à choisir entre le bromure d'éthyle et le protoxyde d'azote; nous croyons devoir préférer celui-ci à celui-là.

Tous deux ont comme avantages leur rapidité d'action, l'absence fréquente, après l'anesthésie, des nausées, vomissements, et surtout, pour le protoxyde d'azote, le prompt retour à l'état normal.

Le protoxyde d'azote, en plus de ce dernier avantage qui n'est point à dédaigner, a causé moins de mortalité que le bromure d'éthyle. Dans la „Semaine médicale", du 17 avril 1897, Nageotte-Vilbouchevitch analyse une étude de Pomerantzev sur les dangers de l'emploi du bromure d'éthyle comme anesthésique. Voici quelques passages de cette analyse: „L'usage du bromure d'éthyle soit seul, soit associé au chloroforme, se répand rapidement; aussi les accidents, que l'on espérait éviter sûrement par ce nouvel anesthésique, vont-ils en se multipliant, tout en restant très peu nombreux; deux cas de mort, survenus en l'espace de dix-huit mois, à l'hôpital Basmauny (en 1894 et 1896), ont fait abandonner, dans cet établissement, l'anesthésie mixte. Pour Pomerantzev, 14 morts sur 15, dans la statistique de Reich, sont dues à la mauvaise qualité du bromure d'éthyle employé. M. Ritter, dentiste, se basant sur 2000 anesthésies, considère cette substance comme inoffensive, même pour des sujets atteints d'affections cardiaques ou pulmonaires, pourvu que le produit soit d'une pureté absolue. Il paraît donc certain que, si l'anesthésie pure ou mixte au bromure d'éthyle a des avantages, elle n'empêche pas la mort de se produire par la syncope cardiaque".

„Très instable, le bromure d'éthyle se décompose avec une grande facilité: il contient le plus souvent du brome, du phosphore, qui rendent son administration dangereuse" (Auvard & Caubet).

Pour ces diverses raisons, il faut préférer au bromure d'éthyle le protoxyde d'azote. Les avantages de ce dernier sont nombreux: on obtient très rapidement l'anesthésie; la période d'excitation est presque absolument supprimée; il n'y a presque jamais de nausées ni de vomissements; le malade revient très vite à l'état de veille; le gaz n'est pas désagréable à respirer; on peut le donner plusieurs fois de suite; on peut le donner à un sujet assis, et il n'est pas nécessaire que celui-ci soit à jeun.

Avec huit litres de gaz et dans l'espace de 40 secondes on parvient à anesthésier assez profondément pour opérer l'extraction de 2, 3, et même 4 dents; le malade n'éprouve, au réveil, aucun malaise.

Malheureusement le protoxyde d'azote a, lui aussi ses victimes. „Maurice Perrin, dans une communication faite à la Société de Chirurgie en 1875, a cité six cas de mort en Angleterre et aux Etats-Unis, et un cas de mort en France (un des préparateurs de Vauquelin fut tué en respirant le protoxyde d'azote). Magitot, à la suite de cette discussion, rappela trois autres cas de mort survenus en Angleterre, et tous les trois suivis d'autopsie établissant que la mort était bien le résultat de l'asphxyie.

„Il faut ajouter à cette statistique un cas de mort par asphyxie survenu au Dental Hospital de Londres, le 15 septembre 1883; un cas survenu chez un dentiste d'Excter en 1884; le cas de Watson, le 28 septembre 1889; enfin le cas de M. Duchesne, en 1881. M. Duchesne fut poursuivi, et condamné à trois mille francs d'amende". (Brouardel, Asphyxie par les agents anesthésiques, in „Annales d'hygiène", 1895)

Mode d'administration du protoxyde d'azote.

Parmi les différents appareils employés, nous préférons l'inhalateur d'Heymen-Billard. Le point important est de savoir sur quoi l'on doit se guider, pour juger si l'anesthésie est proche.

On ne peut se baser sur la quantité, qui varie dans la proportion de 1 à 3 et même plus. On ne peut se baser non plus sur le temps, qui est un guide au moins aussi infidèe, car les divers malades n'inhalent pas des quantités égales de gaz dans des temps égaux. On ne doit pas, non plus, comme certains, pousser l'inhalation jusqu'au moment où le malade vire de couleur, vire au noir; l'anesthésie pourrait alors se changer en asphyxie.

Il faut donner le protoxyde d'azote comme on donne le bromure d'éthyle: le masque étant placé, on invite le malade à faire des inspirations profondes, à souffler sur le masque; lorsqu'il respire largement, on constate bientôt que la tête devient extrêmement mobile, qu'elle se laisse aller; on interroge le réflexe palpébral; s'il n'existe plus, on opère.

Cette méthode, croyons-nous, est préférable à la méthode d'Aubeau.

Le protoxyde d'azote sera donc l'anesthésique préféré dans le cas d'opération courte.

Sinon, on emploiera avec avantage une méthode mixte: la méthode de Clover. Le Dr. Clover supprime la période d'agitation qui accompagne les inhalations d'éther, en commençant à anesthésier le patient par le protoxyde d'azote. Dès que le malade est devenu complètement inconscient par les inhalations de protoxyde d'azote, on continue l'anesthésie par l'éther (Auvard & Caubet).

Quel que soit l'anesthésique employé, il ne faut jamais faire seul l'anesthésie. Le prof. Brouardel donne, dans les „Annales d'Hygiène" (1885), d'excellentes raisons appuyant ce conseil: „S'il arrive un accident, dit-il, vous serez en mauvaise posture pour donner seul les soins necessaires. Il vous faut ouvrir les fenêtres, flageller le malade, opérer des tractions de la langue, pratiquer la respiration artificielle; votre responsabilité est beaucoup plus grande; vous n'avez aucun témoin à votre décharge, et on peut vous accuser d'avoir manqué aux plus élémentaires règles de l'art. Une autre raison pour laquelle on ne doit pas endormir quelqu'un seul, et surtout une femme, est d'un autre genre. Deux fois, à ma connaissance, des femmes sont sorties du cabinet où elles étaient restées seules avec l'opérateur qui les avait endormies, pour entrer dans celui du commissaire de police et y déposer une plainte. Il s'agissait une fois d'un médecin, et une fois d'un dentiste... Les accusés, après quelques jours de prison préventive, furent reconnus innocents".

Anesthésie locale.

L'anesthésie locale peut être pratiquée exceptionnellement en chirurgie dentaire pour l'enlèvement de séquestres, l'extirpation de la pulpe sans douleur, le curettage de la dentine sensible, la trépanation de l'alvéole, la désobturation d'une dent atteinte de périostite, les scarifications et la cautérisation des gencives, l'incision d'abcès dentaires, le débridement de la gencive pour faciliter l'éruption de la dent de sagesse, l'incision cruciale de la gencive pour amener la cicatrisation d'une fistule gingivale.

Toutefois, elle est employée, dans l'immense majorité des cas, pour supprimer ou diminuer la douleur pendant l'opération de l'extraction de dents, et nous nous occuperons plus spécialement de ce point.

Nous allons passer en revue les principaux procédés, insistant surtout sur l'anesthésie locale par les réfrigérants et par la cocaïne.

§ 1-er. — Electricité. Narcotisme voltaïque. Cataphorèse.

Le premier, un dentiste américain, J.-B. Francis, imagina de faire passer un courant électrique à travers une dent qu'il allait extraire, espérant supprimer par ce moyen la douleur de l'opération; il affirma avoir complètement réussi.

D'aussi bons résultats furent obtenus à Philadelphie par la Commission de l'Institut Franklin: 64 avulsions furent faites sans provoquer de douleur.

Après quelques essais heureux dus à MM. Nélaton et Morel-Lavallée on n'obtint que des résultats contradictoires, au cours d'expériences organisées dans les hôpitaux de Paris, sous la direction de M. Magitot. Et M. Magitot crut pouvoir tirer de ces expériences les conclusions suivantes:

„1° Les opérations chirurgicales, et particulièrement les extractions dentaires, sont susceptibles de causer des douleurs infiniment variées d'intensité, suivant les sujets et les conditions opératoires;

2° Les opérations chirurgicales effectuées avec l'intervention du courant électrique ont présenté les mêmes variations de douleurs que dans les opérations ordinaires;

3° Toutefois, le passage brusque du courant électrique a produit chez certains sujets une impression si imprévue et si spéciale, qu'elle a pu servir de diversion à la douleur, d'ailleurs légère, d'une opération rapide;

4° En définitive, le courant électrique ne saurait être considéré comme un agent anesthésique".

Le Dr. Richardson essaya de se servir de l'électricité pour faire pénétrer plus facilement dans les tissus les substances narcotiques, et il appela ce procédé: narcotisme voltaïque. Des expériences furent faites à l'Ecole de Médecine de Grosvenor Place; toutes furent concluantes, et chez les animaux et chez l'homme. Mais il fallut une heure pour obtenir un résultat. Le prof. Waller, en répétant les expériences de M. Richardson, s'assura que l'électricité ne jouait aucun rôle et que les effets observés devaient être attribués exclusivement à l'application des médicaments narcotiques sur la peau. (Perrin & Lallemand, Traité d'anesthésie chirurgicale, 1863).

La „Lancet" (1891) a publié: „Un nouveau procédé d'anesthésie par l'emploi simultané de la cocaïne et de l'électricité".

Ce procédé, indiqué par Harries, est basé sur le transport qui s'opère du pôle positif au pôle négatif, du courant continu. En formant l'électrode positif par un tampon recouvert de flanelle bien imbibée de la solution de cocaïne à 10 pour 100, le passage du courant détermine l'absorption de la cocaïne: Harries emploie un courant de 25 milliampères qu'il maintient pendant quarante minutes.

On sait que c'est sur ce principe qu'est basée la cataphorèse, que l'on emploie en chirurgie dentaire depuis quelque temps pour anesthésier les fibrilles dentinaires et permettre le curettage des cavités sensibles, voire même l'enlèvement de la pulpe en une séance.

Nous ne savons pas ce que l'avenir réserve à cette méthode; toutefois, nous ne pensons pas qu'elle puisse être discutée maintenant d'une façon profitable. Il faut attendre que des expériences bien précises et bien établies, en nombre suffisant, nous fournissent une base de discussion et nous montrent quelles sont les parts à faire à l'électricité, à la cocaïne ou à un autre anesthésique local, et à la suggestion.

Nous pouvons cependant dire, au sujet de l'emploi de la cataphorèse pour l'extraction des dents, que, s'il est prouvé que le passage du courant pendant le temps d'application n'a, à lui seul, aucune action anesthésique, nous devons rejeter la cataphorèse, persuadé que les injections hypodermiques nous permettent mieux de localiser et surtout de doser la quantité d'alcaloïde que nous introduisons dans l'organisme.

De plus, la lenteur de ce procédé nous paraît un énorme inconvénient.

On a essayé également, mais sans grand succès, des courants de haute fréquence employés seuls.

§ 2. — Réfrigération.

Avant la découverte de la cocaïne, et son entrée dans la pratique, on employait presque uniquement, pour rendre indolores les opérations sur les dents, diverses méthodes de réfrigération.

On a utilisé, pour l'extraction des dents, les mélanges réfrigérants, et M. Georges présenta un mémoire à ce sujet à l'Académie de Médecine, le 9 décembre 1856. Les difficultés d'application, l'action mal limitée du froid, firent abandonner ce procédé.

L'éther a été utilisé également et a rendu de grands services; on le pulvérisait avec l'appareil de Richardson. Il est difficile de l'empêcher de se diffuser dans la cavité buccale; on ne peut guère se servir de ce mode d'anesthésie que pour les extractions des incisives, des canines et des prémolaires. En dehors des moyens dont nous allons parler, nous dirons pour mémoire que l'on a essayé d'employer des injections sous-muqueuses de sérum artificiel fortement refroidi par des mélanges réfrigérants. Cette méthode, très intéressante, est expliquée tout au long dans la thèse du Dr. Létang, qui fut faite dans le laboratoire du Dr. Laborde, à la Faculté; nous avons fait à son sujet une communication au Congrès international de médecine tenu à Rome en 1894, et nous avons à cette époque fait une série d'expériences à cet égard. La complication des appareils, les difficultés du manuel opératoire et divers autres inconvénients nous l'ont fait abandonner.

On utilise surtout divers corps que nous allons examiner et qui possèdent la propriété de produire un froid plus intense, par suite de leur point d'ébullition très peu élevé et toujours au-dessous de la température ambiante.

En art dentaire on a en particulier employé plus spécialement les chlorures de méthyle et d'éthyle.

1º Chlorure de méthyle.

Ce corps a été employé pour la première fois en chirurgie dentaire par M. le Dr. Galippe. La nécessité d'employer des appareils à parois très épaisses, et par conséquent pesantes et difficiles à manier, la trop grande intensité du froid produit, ont empêché cet agent anesthésique d'être employé couramment en art dentaire, d'une manière directe, tout au moins.

L'insensibilité de la région est produite très rapidement, mais il n'est pas facile de s'y arrêter. On dépasse rapidement le but, et on s'expose à désorganiser les tissus et à amener des escarres plus ou moins étendues.

Le Dr. Bailly inventa le stypage, et M. le Dr. Galippe perfectionna ce procédé de la façon suivante: on verse dans un verre ou dans un récipient spécial, dit thermo-isolateur, un mélange de chlorure de méthyle et d'éther; on trempe dans le liquide des tampons d'ouate entourés de bourre de soie, ou même un pinceau, puis on les applique sur la gencive pendant deux à cinq minutes.

Cette méthode ne s'est pas généralisée. Il est, en effet, difficile de graduer la réfrigération, de la localiser, de la faire plus ou moins intense à tel ou tel endroit, d'éviter sûrement la mortification de la muqueuse, et dans le cas d'abcès dentaire la pression est douloureuse.

2º Chlorure d'éthyle.

Nous dirons seulement, au sujet de ce corps bien connu, comment nous en faisons l'application pour l'extraction de dents. On sèche la gencive avec de l'ouate hydrophile ou de l'amadou, et on dispose dans la cavité buccale des tampons d'ouate pour se garantir de la salive et éviter de risquer de projeter le jet, par un mouvement involontaire, du côté de l'isthme du gosier.

On éloigne assez l'ampoule de la muqueuse pour obtenir une sorte de pulvérisation, bien préférable au jet liquide. La congélation ne se produit pas immédiatement; on la provoque et on la fait apparaître plus rapidement si l'on peut faire éponger, au fur et à mesure, la portion de muqueuse sur laquelle on agit, avec des tampons d'ouate hydrophile, que l'on recommande de presser assez fortement sur la gencive.

D'une part, la compression chasse le sang, et par conséquent une source de chaleur incessante qui entrave le refroidissement, et, d'autre part l'ouate hydrophile, absorbant le liquide, l'empêche de se diffuser dans l'intérieur de la bouche.

A cause de la lenteur du refroidissement, on a peu à craindre la mortification de la muqueuse et la douleur provoquée par le chlorure de méthyle. Une fois la congélation apparue, on peut étendre la zone blanche qui se forme, on passe sur l'autre face de la gencive et on procède de la même façon; puis on continue le refroidissement tantôt d'un côté de la région alvéolaire, tantôt de l'autre.

Nous avons souvent retiré de bons effets du chlorure d'éthyle. Malheureusement, son emploi se limite à la région tout antérieure de la mâchoire; il est difficile, même avec l'ampoule recourbée, d'atteindre une portion un peu éloignée de l'orifice de la bouche. De plus, il est également difficile, souvent même impossible, d'empêcher le liquide de couler dans la bouche et de se diffuser dans la salive.

Dans ces derniers temps, au Congrès dentaire de Paris de 1897, M. d'Argent a présenté un appareil permettant d'employer le chlorure d'éthyle d'une nouvelle manière; il a baptisé cet appareil du nom d'Ethyleuse. M. d'Argent élève l'appareil à une certaine température qui permet d'obtenir, à l'orifice de sortie, non plus un jet, mais une pulvérisation intense; à l'orifice de sortie du siphon métallique à parois épaisses qui contient le chlorure d'éthyle, on visse des ajutages analogues à ceux du coryleur, qui permettent de diriger le jet.

Malgré la complication indiscutable de ces appareils et les petits risques inhérents à leur emploi entre les mains de praticiens peu habitués à la manœuvre de ces corps, nous pensons qu'il y a un bon parti à en tirer. Toutefois, il est très important de ne jamais remplir en totalité le siphon, quelle que soit l'épaisseur des parois, parce qu'on le ferait infailliblement sauter, si ce récipient était rempli de liquide. On peut empêcher, par la résistance des parois, le gaz de se dilater, mais il est impossible d'empêcher le liquide de se dilater; on connaît à ce sujet les expériences que l'on fait dans tous les cours de physique avec l'eau simple que l'on transforme en glace par un froid intense; la glace occupant un volume plus grand que l'eau, on fait éclater le récipient, qui, dans l'expérience, est un canon de fusil très résistant. Il se produirait un phénomène analogue si l'on chauffait une éthyleuse trop remplie.

3° Mélanges de chlorure de méthyle et de chlorure d'éthyle, coryl, anestile, chloro-méthyle.

Nous avons vu que le chlorure de méthyle donne un froid trop intense; nous avons vu également que le chlorure d'éthyle se diffuse trop facilement; en réunissant ces deux corps, on devait profiter de leurs avantages réciproques. C'est ce qu'ont fait MM. Joubert, qui sont les premiers en date, en les mélangeant dans des proportions telles que le mélange entre en ébullition à 0°; c'est le coryl. Ce corps a été employé pour la première fois en France par M. d'Argent, en janvier 1893. L'appareil qui le contient porte le nom de Coryleur; c'est un siphon métallique, à parois épaisses, qui est muni d'un robinet de précision avec lequel on peut à volonté régler l'émission du liquide. A l'orifice de sortie se vissent divers ajutages, de forme, de courbure et de longueur variables.

Les inventeurs l'ont perfectionné en y ajoutant un dispositif qui permet d'ouvrir ou de fermer le récipient avec la main droite, tout en tenant le siphon. On peut remplir ce siphon chez soi avec un gros récipient, dont la manipulation est facile. A la suite de l'apparition du coryl, d'autres fournisseurs ou fabricants de produits chimiques ont mis dans le commerce des appareils analogues contenant des mélanges ayant des qualités identiques à celles du coryl. Citons en particulier le mélange du Dr. Bengué, connu sous le nom d'anestile. Ce mélange est renfermé dans un petit récipient qui présente l'avantage de se fermer automatiquement, en le reposant sur la table, mais on n'obtient pas, avec cet appareil, la pulvérisation que nous recommandons: on n'obtient qu'un jet de liquide.

L'appareil que nous employons nous est fourni par la Société anonyme de Produits chimiques et anesthésiques: c'est, comme vous pouvez voir, un siphon métallique, qui est présenté dans le commerce sous le nom de Chloro-Méthyleur Bourdallé, et contient un mélange d'oxyde et de chlorure de méthyle rectifiés.

Cet appareil présente un dispositif commode pour régler l'émission du jet ou l'arrêter, d'une seule main; nous l'employons depuis un an environ, et nous sommes très satisfaits de son emploi. Lorsque le siphon est vide, nous le remplissons nous-même à domicile très facilement.

Mode d'emploi de ces mélanges.

Voici comment nous employons ces mélanges. Tout étant prêt pour pratiquer l'extraction, on recommande au malade de respirer par le nez, et d'éviter les mouvements de déglutition jusqu'à la fin de l'opération; on lui fait rincer la bouche une ou deux fois auparavant, avec de l'eau boriquée fraîche autant qu'il est possible, pour refroidir déjà la région et empêcher, comme nous le verrons, le changement trop brusque de température.

La tête doit être droite, afin d'éviter que le coryl ne tombe dans la gorge, et la muqueuse sera séchée rapidement par un tampon d'ouate, qu'il faudra laisser dans la cavité buccale du côté de la langue et du palais, ou dans le vestibule de la bouche.

On dirige ensuite vers le point à anesthésier l'orifice de sortie du siphon, tout en cherchant à obtenir une pulvérisation plutôt qu'un jet. Nous sommes arrivé à obtenir une anesthésie locale suffisante avec 4 ou 5 grammes environ. La pulvérisation doit être dirigée sur la gencive, au niveau de l'emplacement présumé de la pointe de la racine de la dent à enlever. Il faut donc refroidir fortement cette région, en se dirigeant même vers l'origine des nerfs qui se rendent à la dent (pulpe, périoste et alvéole); c'est ainsi que, pour les incisives et les canines supérieures, on relèvera la lèvre supérieure et l'on commencera à coryler au niveau du cul-de-sac gingivo-labial, pour agir sur les rameaux dentaires antérieurs et supérieurs. Pour les dents de la mâchoire inférieure, on dirigera le jet en remontant également vers l'origine du nerf dentaire inférieur.

On se dirige ensuite vers le collet de la dent, et, passant au dessus de celle-ci, on continue sur la gencive opposée, en insistant également à l'endroit qui correspond à la pointe de la racine. On éloigne le jet de plus en plus, et l'anesthésie est complète en 15 à 20 secondes.

La durée de l'analgésie est de 20 à 40 secondes; ce temps dépend de l'intensité du refroidissement, de la plus ou moins grande facilité avec laquelle on est arrivé à la congélation. Au début de l'opération, l'effet peut être énergique: on est certain que pendant les premiers instants le malade ne sent absolument aucune douleur.

On a reproché aux réfrigérants de rendre la dent cassante; nous ne le pensons pas; nous croyons que ce reproche vient de ce que l'opérateur, ayant peur de voir son patient manifester des symptômes de sensibilité, se presse trop; c'est ce qui explique le plus grand nombre de fractures.

Lorsqu'on se trouve en présence d'une extraction qui devra être laborieuse, on fait deux ou trois applications de coryl successivement, en faisant rincer très vivement la bouche entre chacune des applications.

Quand il s'agit d'extraire une dent atteinte de carie perforante avec pulpe à découvert, ou lorsqu'une des dents voisines est sensible au froid, on dirigera la pulvérisation à l'endroit présumé de la racine à extraire, et l'on constatera que la douleur est remplacée rapidement par un engourdissement de la région.

La douleur sera fortement diminuée en bouchant la dent avec une boulette d'ouate recouverte d'une couche de cire. Dans le même but, quand nous ne pouvons employer les coiffes en caoutchouc de M. d'Argent, nous nous servons avec succès d'un morceau de digue, que nous fixons très rapidement sur une ou deux dents voisines, avec un ou plusieurs clamps.

Le siège de la dent peut devenir une gêne également pour l'application de ces mélanges, lorsqu'il s'agit des dents de sagesse, par exemple. Dans ce cas, il faut prendre encore plus de précautions, protéger les régions voisines par des tampons d'ouate, et faire pour ainsi dire du stypage en même temps que la réfrigération directe. On devra aussi surveiller les malades qui ne respirent pas du tout par le nez, car dans ce cas ils inspirent les vapeurs de ce produit. Mais il ne faut pas être absolu dans cette contre-indication. On obtient, quand on en a l'habitude, une anesthésie suffisante pour une extraction avec 4 ou 5 grammes.

L'usage de ces mélanges est contre-indiqué lorsqu'on veut employer le thermo-cautère, car ces corps sont inflammables comme le chlorure d'éthyle.

Enfin, on leur a adressé le reproche que l'on fait à tous les réfrigérants en général: celui d'exposer les tissus à la mortification. Nous pensons qu'il suffit de prendre certaines précautions, pour être absolument à l'abri de toute crainte. Il faut éviter ce danger en modérant la rapidité du refroidissement, en faisant rincer la bouche du patient avec de l'eau fraîche, glacée au besoin, plusieurs fois de suite avant et après l'opération.

Enfin, si nous étions obligé de pousser un peu loin la congélation et si nous avions des doutes à cause du manque de vitalité des tissus, nous pourrions préparer un sachet de mousseline contenant de la glace pilée, par exemple, et alterner l'application de sachet avec le rincage de la bouche par l'eau fraîche, afin de modérer la réaction. On peut encore, pour éviter l'action trop directe de l'agent sur la muqueuse, oindre la gencive d'une couche de vaseline boriquée ou d'un corps gras quelconque.

L'application de ces mélanges ne nous a donné que de bons résultats.

§ 3.—Injections sous-muqueuses de corps divers, excepté la cocaïne.

En 1895, dans le „Journal de médecine et de chirurgie pratique", Lucas Championnière préconisa l'emploi, en chirurgie dentaire, des injections sous-muqueuses de gaïacol. „L'injection devait être faite sous la muqueuse gingivale, soit sur deux points opposés, soit en quatre points à la base de la dent. Avec une seringue contenant une solution de cinq centigrammes, l'anesthésie est parfaite. Pour arriver aux résultats les plus satisfaisants, il faut attendre de 6 à 7 minutes. MM. Ferrier et de Marion ont observé nombre de fois que l'anesthésie était complète même pour les cas où la région était enflammée (cas de kystes radiculaires, de périostites ou d'abcès dentaires). On a pu procéder à l'ablation de séries de chicots, de débris dentaires, opérations longues et douloureuses, sans que le sujet manifestât de douleur".

Malheureusement pour cette méthode, on peut et on doit lui faire le grand reproche de produire des indurations chroniques, des infiltrations plus ou moins étendues, des escarres de la muqueuse, un retard de la cicatrisation, et une anesthésie discutable. Il est certain que l'action analgésique du gaïacol est très inférieure à celle de la cocaïne: elle est plus lente, moins puissante et n'a pas d'avantages même sur les tissus phlogosés. Nous faisons le même reproche aux injections de cocaïne dissoute dans l'oléo-naphtine ou dans un autre véhicule huileux.

L'anesthésie locale par l'infiltration artificielle des tissus avec de l'eau n'est pas, croyons-nous, applicable à l'art dentaire.

Nous avons fait au Congrès de 1897 des expériences avec le gaïacol, sur le conseil de M. André, d'après la communication du Dr. O'Followell, et nous les avons continuées dans notre clinique; nous avons environ 30 observations, dans lesquelles nous avons pu constater une anesthésie infidèle et une douleur assez fréquente et intense au moment de l'injection; toutefois, c'est un des corps que nous employons le plus volontiers, en cas de contre-indication de la cocaïne.

En dehors de la cocaïne, dont nous allons parler, on a employé et on emploie, en injections hypodermiques, une quantité d'autres corps, dont plusieurs donnent d'ailleurs de bons résultats, entre autres, par exemple, la tropacocaïne, l'antipyrine, l'eucaïne, etc. — C'est ainsi que nous avons essayé nous-même les injections de sulfate de spartéine, mais sans grand résultat. — Nous ne nous occuperons pas de ces divers corps, très intéressants certainement, mais qui n'ont pas été employés assez de fois pour que nous puissions les recommander dans une revue des meilleurs moyens d'anesthésie. — Il est très facile de réunir une statistique de 100000 injections de cocaïne, rien qu'en s'adressant à 50 praticiens, par exemple; dans ces conditions, on peut parler des accidents, des indications, des contre-indications; mais quand, au contraire, on nous présente 50 observations, voire même 100 ou 200, il ne me semble pas logique d'abandonner tout de suite un procédé basé sur plusieurs centaines de mille cas, même si le procédé n'est pas absolument parfait, pour s'adresser au nouveau, qu'on pourra reconnaître souvent plus imparfait encore, après un ou deux milliers d'expériences.

§ 4. — Cocaïne.

Nous ne dirons rien ici des propriétés de la cocaïne, des expériences auxquelles elle a donné lieu, des controverses qu'elle a soulevées; mais, nous basant sur plus de 10000 cas personnels, nous insisterons sur le choix de la solution, sur le manuel opératoire, sur les difficultés que l'on rencontre parfois dans la pratique.

Nous ne nous servons que de solutions aqueuses de chlorhydrate de cocaïne, et rejetons les préparations à l'huile d'olive ou à la glycérine. Ces dernières produisent une infiltration du tissu sousmuqueux, parfois considérable, et pouvant devenir chronique, ainsi que nous l'avons déjà dit.

1° Préparation de la solution.

La solution de cocaïne doit être faite extemporanément, car elle s'altère très rapidement; il est très facile de s'en rendre compte en examinant au bout de 4 ou 5 jours une solution de cocaïne faite avec de l'eau distillée, filtrée ou bouillie; la solution, absolument limpide au début, laisse déposer des flocons nombreux au fond du flacon.

Dans un vase quelconque en verre ou en porcelaine, flambé à l'avance, on met un centigramme de chlorhydrate de cocaïne: on remplit d'autre part la seringue d'eau distillée ou d'eau filtrée bouillie, encore tiède, et l'on vide ce liquide dans le godet qui contient le chlorhydrate de cocaïne; il suffit d'aspirer et de chasser le liquide une fois ou deux dans le godet, pour que la solution soit faite, car le sel se dissout très facilement.

On aspire une dernière fois, on visse l'aiguille avec force, on chasse l'air de la seringue, et l'instrument est prêt à être employé pour l'injection.

Nous attirons l'attention sur la quantité de sel (un centigramme). La majorité des dentistes en emploient deux centigrammes au moins, beaucoup trois centigrammes, et quelques-uns cinq. Nous nous sommes arrêté à un centigramme, après avoir eu quelques légers accidents, et avoir constaté que nous obtenions une anesthésie tout aussi effective avec cette petite dose. Naturellement, dans les cas de périostite intense, d'abcès, l'anesthésie n'est pas complète, mais elle ne l'est pas non plus avec des doses plus fortes; nous l'employons depuis plusieurs années, et nous n'avons jamais éprouvé la moindre alerte à la suite de cette injection.

2°. Seringue à injection.

Nous employons, pour faire l'injection, la seringue de Pravaz modifiée par M. Lagrange; les deux ailettes annexées au corps de la pompe de cette seringue fournissent un point d'appui très solide; nos aiguilles sont en acier et très fines; nous les faisons toujours bouillir; la seringue est mise tous les matins dans un verre qui contient une solution phéniquée à 5 °/₀; on laisse le corps de pompe plein de cette solution.

Avant de faire la piqûre, nous faisons rincer la bouche avec de l'eau boriquée, et nous passons sur la gencive un tampon d'ouate imbibé d'alcool au sublimé à 1:500, pour antiseptiser la région, puis nous séchons avec de l'ouate hydrophile aseptique.

3°. Manuel opératoire de l'injection.

La piqûre de l'aiguille est presque insensible dans l'immense majorité des cas. Pour la rendre absolument indolore, surtout s'il s'agit d'un sujet très craintif, nous employons deux moyens.

Si la dent à extraire est sensible au froid, soit par suite de carie, soit par déchaussement, nous appliquons pendant une à deux minutes, sur la gencive, un tampon d'ouate trempé dans une solution de cocaïne à 5 ou 10 %.

Si la dent à extraire n'est pas sensible au froid nous faisons dans le même but une pulvérisation de chlorure d'éthyle ou d'anestile; ce moyen a, sur le premier, l'avantage de restreindre la circulation dans la région. Dès que la congélation apparaît, on procède à l'injection, qui doit toujours être faite sur un sujet couché ou étendu le plus possible.

On fait pénétrer l'aiguille dans la muqueuse, en un point situé à peu près à égale distance entre le bord libre de la gencive et le lieu présumé où doit se trouver la pointe de la racine, et on la pousse obliquement par rapport à l'axe antéro-postérieur du maxillaire. Cette piqûre doit être faite dans l'intérieur du derme de la muqueuse, lentement, car on éprouve une résistance parfois assez grande pour faire l'injection.

On voit bientôt la gencive devenir blanche sur une certaine étendue.

L'introduction doit être faite lentement, et fractionnée, c'est-à-dire qu'une première introduction partielle doit être suivie d'un temps d'arrêt. On peut, en opérant de cette façon, obtenir une anesthésie parfaite, en n'employant même pas un centigramme de cocaïne.

On procède absolument de la même façon sur chacun des deux bords alvéolaires interne et externe. Il ne faut pas, d'ailleurs, s'en tenir à une piqûre de chaque côté; elles sont, il est vrai, très suffisantes, lorsque l'on fait l'injection dans une muqueuse saine, à texture serrée et résistante; mais si on la fait dans du tissu mou, flasque et fougueux, il faut en faire plusieurs. S'il s'agit de dents à plusieurs racines, il est bon de faire une piqûre dans la région qui correspond à chacune de ces racines.

D'une façon générale, il faut s'efforcer d'entourer la dent d'une zone d'anesthésie, et, par conséquent, faire des piqûres multiples; quand les dents voisines manquent, on fera une piqûre à l'emplacement de la dent disparue, piqûre qui ne devra pas être perpendiculaire au bord alvéolaire, mais parallèle à la muqueuse.

Nous ne plaçons presque jamais le doigt sur la piqûre pour empêcher le liquide de ressortir. Le liquide n'a pas de tendance à sortir quand on a eu beaucoup de peine à le faire pénétrer.

Les injections étant faites, combien de temps faut-il attendre avant d'opérer? Une ou deux minutes au plus. On attendait autrefois cinq minutes pour laisser agir la cocaïne. Il n'est pas utile de le faire, puisqu'il faut environ trois minutes pour achever les injections en les pratiquant lentement, comme nous venons de le dire, par introductions fractionnées et multiples. Même en opérant une ou deux minutes après la dernière injection, il n'en existe pas moins un intervalle de cinq minutes environ entre la première injection et l'opération.

4° Difficultés opératoires, et moyens d'y remédier.

Il ne s'agit pas toujours d'une muqueuse saine, et l'on rencontre des circonstances tout à fait défavorables pour la production de l'anesthésie.

Si la gencive est fongueuse ou décollée, il est difficile de faire la piqûre dans de bonnes conditions. L'inflammation de la gencive reconnaît le plus souvent comme cause principale la présence du tartre, et à cause de cela l'injection sera surtout difficile à faire sur le bord alvéolaire externe des dents en général, et au niveau du bord alvéolaire interne des incisives et des canines inférieures. Il est très rare d'avoir à extraire ces dernières dents; pour les injections au niveau du bord alvéolaire externe, comme la gencive est épaisse et fongueuse, surtout au niveau du collet, on n'aura qu'à s'éloigner un peu plus de ce point, et on arrivera le plus souvent, avec un peu d'attention, à trouver le derme de la muqueuse; on devra éviter avec soin d'aller faire la piqûre dans le cul-de-sac qui est formé par la gencive et les lèvres ou la joue.

Au reste, dans ces cas où la gencive est fongueuse, on ne peut prétendre obtenir toujours une anesthésie complète en employant la cocaïne seule; mais on réussira toujours à amener une grande atténuation de la douleur, et nous verrons qu'on peut arriver à l'insensibilité absolue, en employant l'injection de cocaïne et le coryl.

Quand il y a périostite, on fera l'injection en s'attachant à ne pas perdre de liquide, et en s'efforçant de l'injecter entièrement dans le derme.

S'il existe un abcès, la principale précaution à prendre est de ne pas pénétrer dans la poche purulente, car l'augmentation de la tension du liquide amène une douleur intense.

Dans le cas de fistule s'ouvrant sur la gencive au niveau d'une dent que l'on veut enlever, on constate souvent que le liquide ressort par l'orifice fistuleux. On n'a qu'à retirer l'aiguille et à pénétrer moins profondément; on sera certain d'être dans le derme, quand on sentira une résistance à l'injection; le liquide ne ressortira plus par la fistule.

Dans d'autres cas, la difficulté tient à l'emplacement de la dent.

Pour faire une injection efficace au niveau de la partie externe des 2-e et 3-e grosses molaires supérieures, il ne faut pas que le malade ouvre largement la bouche, car la joue vient s'appliquer contre le bord alvéolaire externe, et l'on peut à peine passer l'aiguille. Aussi aura-t-on soin de lui recommander de n'ouvrir la bouche que modérément. On pourra, de cette façon, passer un miroir dans le repli formé par la joue et la gencive qui recouvre le bord alvéolaire; ce miroir écartera la joue, et éclairera en même temps le point où l'on fait la piqûre. On fera l'injection avec une aiguille courbe, et l'on verra dans le miroir la pointe de l'aiguille, que l'on pourra diriger à son gré; on pourra, de plus, constater si la muqueuse devient blanche, si le liquide ressort, etc.

Au niveau des deux dernières grosses molaires, on doit faire, en dehors, l'injection parallèle à la muqueuse, avec une aiguille courbe; en dedans, il faut enfoncer l'aiguille courbe de 2 ou 3 millimètres au plus, parallèlement à la gencive et près du collet de la face linguale des dents.

5⁰ Contre-indications.

La cocaïne est contre-indiquée chez les athéromateux, chez les anémiques, les débilités. les malades atteints d'affections aigües ou chroniques des voies respiratoires, pendant la grossesse et la lactation.

„Employée d'une façon graduée et méthodique, a dit le Dr. Magitot, la cocaïne présente sur les anesthésiques ordinaires, chloroforme, éther, etc., des avantages sur lesquels il est inutile d'insister: absence d'effets généraux, de période d'excitation, de perte de connaissance, possibilité des opérations sans le secours d'aucun aide, l'intervention opératoire étant consécutive, et non simultanée, à l'introduction de l'agent antiseptique."

Nous avons étudié en détail, dans notre thèse de doctorat, l'action physiologique et l'action anesthésique de la cocaïne, et de cette étude nous avons tiré les conclusions suivantes.

6° Précautions pour éviter l'intoxication.

1° Solution étendue;
2° Restriction de la circulation;
3° Injection le moins directement possible dans la circulation;
4° Injection lente;
5° Sortie du sang au dehors de la région injectée.

7° Précautions pour assurer l'anesthésie.

1° Solution étendue;
2° Restriction de la circulation;
3° Injection le moins directement possible dans la circulation;
4° Cerner la région par des piqûres multiples.

Comme on le voit, les trois premières conditions sont les mêmes, et nous ferons remarquer le grand principe qui en résulte:

„Plus la cocaïne se diffuse, moins l'anesthésie est bonne, et plus on court de risques d'intoxication."

Nous arrivons donc en définitive au tableau suivant, basé uniquement sur l'action physiologique de la cocaïne, et contrôlé par notre expérience personnelle:

8° Indications pour obtenir une bonne anesthésie locale, et éviter les accidents d'intoxication.

1° Solution étendue;
2° Restriction de la circulation;
3° Injection le moins directement possible dans la circulation;
4° Injection lente (à doses fractionnées);
5° Cerner la région par des piqûres multiples;
6° Laisser saigner.

§ 5. — Méthode mixte. Indication des mélanges réfrigérants de la cocaïne.

Nous avons vu que l'on rencontre un certain nombre de cas dans lesquels il est difficile d'employer les mélanges réfrigérants ou les injections de cocaïne. Nous allons voir si nous pourrons remplacer le froid par la cocaïne, dans le cas où la réfrigération sera difficilement praticable, et réciproquement si le froid pourra être employé lorsque les injections de cocaïne sont contreindiquées ou peu faciles; nous examinerons ensuite s'il n'est pas possible de combiner ces deux procédés d'anesthésie locale.

La seule contre-indication absolue à l'emploi des mélanges réfrigérants est le cas où l'on a besoin d'employer le cautère, à cause de l'inflammabilité du produit, dont les vapeurs peuvent encore demeurer dans la bouche; dans ce cas, on emploiera la cocaïne.

Celle-ci sera encore préférée quand le sujet ne respire pas facilement par le nez, quand il s'agit d'un enfant, d'un patient trop craintif, qui pourrait être effrayé par la vue des appareils, ou bien encore quand on a affaire à une dent dont la pulpe est sensible au froid.

Lorsque la douleur produite par l'extraction doit persister longtemps, comme dans le cas de périostite ou pour une opération de longue durée, comme l'extraction d'une grosse molaire à racines non séparées, l'anesthésie par le froid est insuffisante comme durée, ou nécessite plusieurs reprises; la cocaïne, dont l'action dure beaucoup plus longtemps, 10 minutes environ, est préférable.

De même, nous recommandons la cocaïne lorsque la dent à extraire est une 2-e ou 3-e grosse molaire.

Réciproquement, il faudra employer le froid dans tous les cas où la cocaïne est contre indiquée. Voici, d'autre part, les cas où il peut remplacer avantageusement la cocaïne:

1º Quand la gencive est fongueuse ou décollée, surtout au niveau du bord alvéolaire externe;

2º Lorsqu'il existe un abcès. Cet accident est occasionné le plus souvent par une carie du 4-e degré; par conséquent, la pulpe n'existe plus, et la sensibilité au froid a complètement disparu; donc le coryl peut être avantageusement employé.

En outre, il est souvent avantageux d'employer la méthode mixte, le mélange de l'anesthésie par le froid et de l'anesthésie par la cocaïne.

C'est ainsi que nous avons le plus souvent recours à la cocaïne pour insensibiliser la partie interne du bord alvéolaire, où l'anesthésie par réfrigération n'est pas toujours très facile à obtenir, et nous employons le froid pour anesthésier la partie externe de ce bord. Cette manière de faire nous permet d'assurer une anesthésie absolue sur l'un des côtés de la dent à enlever, puisque nous pouvons injecter une seringue entière de la solution au centième de chlorhydrate de cocaïne de ce côté, et obtenir également une insensibilité complète; de l'autre côté, puisque nous pouvons refroidir cette région sans avoir besoin de déplacer la pulvérisation et sans avoir besoin de la faire dévier du côté de l'isthme du gosier.

Enfin, presque toujours nous employons le froid, quoique nous ayons fait une injection de cocaïne dans la région, pour être certain d'obtenir cette analgésie que le malade nous réclame.

Manuel opératoire de la méthode mixte.

Notre méthode, dans ce cas, est la suivante:

1-er temps.—Après lavage antiseptique de la muqueuse, réfrigération du point où doit porter la piqûre par le chlorure d'éthyle, si la dent à extraire ou les dents voisines ne sont pas sensibles au froid; dans le cas contraire, badigeonnage de ce point avec une solution de chlorhydrate de cocaïne à 5 %.

2 e temps.—Injection lente intra-dermique d'un centimètre cube d'une solution aqueuse de chlorhydrate de cocaïne, au $1/_{100}$, préparée extemporanément.

3-e temps.—Deux minutes environ après cette injection, réfrigération de la région opératoire par la pulvérisation du mélange réfrigérant.

On opère immédiatement après.

La méthode mixte dont nous venons de parler présente encore un autre avantage, sur lequel nous allons dire quelques mots.

Lorsqu'on soumet le malade à la pulvérisation du mélange de chlorure de méthyle et d'éthyle, il inspire des vapeurs du mélange, et en particulier des vapeurs de chlorure d'éthyle, ce corps étant beaucoup plus volatil.

Dans le cas où l'on emploie l'éthyleuse de M. d'Argent, il n'inspire même que du chlorure d'éthyle.

Or, le chlorure d'éthyle est un anesthésique général, qui fut même employé plus de 1800 fois par Clover, et le malade qui en inhale un peu, par la pulvérisation, est, non pas endormi au moment de l'opération, mais n'a plus absolument conscience de ce qui se passe.

Plusieurs fois il nous est arrivé, surtout avec les enfants et les n erveux. de constater que le malade était totalement anesthésié. Nous avons même cité ce fait dans notre thèse, au sujet de l'emploi du coryl, et nous avons été à même de le constater une dizaine de fois depuis cette époque; certains sujets sont d'une sensibilité extrême à cet agent anesthésique.

Nous ne sommes pas partisans, naturellement, d'aller jusqu'à l'anesthésie générale, et nous recommandons même de penser à sa possibilité pour l'éviter, mais nous croyons que ce commencement de perte de connaissance, de perte de l'individualité, cette ivresse, pour ainsi dire, sera une cause fréquente de l'insensibilité absolue que reconnaissent très bien les malades.

En résumé, on opère un patient qui est un peu inconscient, et sur une région où l'on a combiné les deux meilleurs moyens d'anesthésie locale connus à ce jour.

Conclusions.

1⁰ L'anesthésie générale doit être employée d'une façon tout à fait exceptionnelle en art dentaire.

A. — Anesthésie générale.

2⁰ L'éther est le meilleur anesthésique pour une opération longue;

3⁰ Le protoxyde d'azote est le meilleur anesthésique pour une opération courte;

4⁰ La méthode mixte (protoxyde d'azote et éther) doit être employée quand la durée de l'opération est incertaine.

B. — *Anesthésie locale.*

1° L'anesthésie locale par les mélanges de chlorure d'éthyle et de chlorure de méthyle donne des résultats suffisants dans les opérations superficielles;

2° L'anesthésie locale par l'injection intra-muqueuse d'un centimètre cube d'une solution aqueuse de chlorhydrate de cocaïne au $^1/_{100}$ est suffisante pour rendre totalement indolore une extraction normale;

3° La méthode mixte (réfrigération et injection de cocaïne) constitue la meilleure méthode pour rendre indolore l'extraction des dents.

Discussion.

Dr. **Aguilar** (Madrid): I have a great respect for Dr. Sauvez, who is in the dental profession an authority on the subject of anesthesia, but I am surprised to see that in his monography he does not say any thing about an anesthesic, which in my opinion is called to promote a revolution on local anesthesia once that the preparation of this alcaloid has been suficiently improved. I speak of the Eucaine discovered by Dr. Gaetano Vinci, oculist in Berlin.

I have had occasion to thoroughly experiment with this medicament which I have employed more than 300 times in the period of 8 months for the extraction of teeth.

The result of my experience can be resumed saying that I find Eucaine to be superior to any other local anesthesic in its anesthesic properties, that it is much less toxic than cocaine (I have used many times doses of 15 and even 20 centigrames of eucaine) but it has a capital inconvenience to recommend its use, and this is that nearly always it produces a persistent inflammation of the soft tissues accompanied some times by espoliation of the gum—this inflammation, though it is not painfull lasts generally 2 or 3 days and is therefore very anoying for patient and operator.

If we can arrive to prepare an eucaine that will not produce those inflammatory symptoms then we will be able to say, that we have resolved the problem of local anesthesia.

M-lle **Rosner** (Yaroslavl): Nous traitons trop légèrement la question de l'anesthésie et employons une anesthésie générale sans penser aux suites funestes. Il est nécessaire de recourir à une anesthésie locale complète et si Mr. Sauvez en possède quelquonque je l'en félicite et prie de la démonstrer.

Dr. **Marchandé** (Paris).

L'eucaïne *B*, son emploi en chirurgie dentaire.

Cette année dans mon service à l'hôpital de la Pitié mon suppléant, le Dr. Dumant avait expérimenté un nouvel anesthésique local, l'eucaïne *B*, dont les effets sont assez différents de ceux obtenus par l'eucaïne *A* seule connue jusqu'à ce jour. C'est sur l'emploi thérapeutique de ce médicament dont **Mr. Legrand** a étudié au laboratoire l'action dhysiologique aussi que la compartition chimique que porte cette communication.

Cette année même, dans les „Nouveaux Remèdes" et dans la thèse inaugurale de Mr. le Dr. **Hemette**, nous publiions des observations relatives à l'emploi de l'eucaïne *A* en chirurgie générale et en art dentaire.

Lorsque quelques mois après un très intéressant travail de M-r le Dr. **Silex** venait nous révéler l'existence d'une nouvelle eucaïne qu'il désignait sous le nom d'eucaïne *B*.

Nous voulons dans cette courte communication rendre compte de nos recherches sur ce nouvel anesthésique.

„L'eucaïne *B* dit M-r le Prof. **Silex** est le chlorhydrate de la benzoylvinyldiacétonealkamine; cette substance a, au point de vue chimique, une grande analogie non seulement avec l'eucaïne *A*[1]), mais encore avec la cocaïne, et surtout avec la tropococaïne; mais elle diffère de ces deux derniers produits en ce qu'elle est extraordinairement moins toxique".

Cette substance, comme l'eucaïne *A*, peut être stérilisée par l'ébullition sans se décomposer.

La solubilité dans l'eau froide est beaucoup moins élevée que celle de la cocaïne; elle est d'environ $5^0/_0$.

Des recherches faites au laboratoire de Mr. le Prof. **Pouchet** à la Faculté de Médecine, par M.M. **Legrand** et **Joanin**, il résulte que l'eucaïne *B* est, comme le dit Mr. le Prof. **Silex**, beaucoup moins toxique que la cocaïne et que l'eucaïne *A*.

Tandis que la cocaïne détermine la mort chez le cobaye à la dose de 0,08 centigrammes par kilogrammes et l'eucaïne *A* à la dose de 0,10 centigr., l'eucaïne *B* ne produit des accidents mortels qu'à la dose de 0,30 centigr., par kilogramme d'animal.

Nous voyons déjà que pour le cobaye la toxicité de l'eucaïne *B* est, par rapport à la cocaïne, 3,75 fois moins toxique et par rapport à l'eucaïne *A*, trois fois moins.

Disons tout de suite que, dans beaucoup de publications, on donne une toxicité cinq fois moindre que celle de la cocaïne. Nous croyons devoir relever ce point qui nous semble inexact, afin d'éviter des accidents qui pourraient arriver aux opérateurs trop confiants dans ces chiffres qui sont certainement exagérés. Nous insistons d'autant plus sur ce point, que la mort arrive sans prodromes[2]).

Pour ce qui est des essais faits en art dentaire par M.M. **Dumont** et **Legrand**, nous dirons que: l'eucaïne *B* est un bon anesthésique local et qu'il donne pour les opérations que l'on a à pratiquer dans cette partie de l'art chirurgical, d'excellents résultats.

---

[1]) L'Eucaïne *A*, au point de vue chimique, est le chlorhydrate de l'Ether methylique de l'acide n—Methyle—Benzoyle—Tétramethyle—γ-oxy piperidine carbonique.

[2]) Dans une prochaine publication, M.M. **Legrand** & **Joanin**, donneront une étude complète de l'action physiologique de l'eucaïne *B*. Etude qu'ils terminent actuellement au laboratoire de Pharmacologie de la Faculté de Médecine.

Les solutions, dont nous nous sommes servis et qui sont tout à fait suffisantes dans la pratique, sont au titre de 1%; autrement dit, nous formulons:

$$\text{Rp} \begin{cases} \text{Chlorhydrate d'eucaïne} \dots\dots\dots & 1 \text{ gr.} \\ \text{Eau distillée} \dots\dots\dots\dots\dots & 100 \text{ „} \end{cases}$$

Faites dissoudre à l'ébulition.

Nous injectons généralement pour l'extirpation d'une dent, une grosse molaire, par exemple, deux centigrammes de chlorhydrate d'eucaïne, en faisant de chaque côté de la dent, tant à la face interne qu'à la face externe de la gencive, une injection de 1 centigramme.

L'injection bien poussée, toute la zône anesthésiée paraît œdematiée et a une couleur blanchâtre, due à une ischemie des tissus provoquée par la pression qui, dans ce genre d'anesthésie et dans cet endroit, est toujours assez considérable.

Nous attendons cinq minutes pour faire l'extraction. Au bout de 3 minutes, nous constatons une anesthésie déjà bien marquée, mais au bout de 5 minutes, l'anesthésie est complète.

L'extirpation, dans tous les cas que nous signalerons tout à l'heure, a été faite par les méthodes ordinaires et les malades n'ont jamais accusé de douleurs.

La plaie n'a pas donné plus de sang que d'habitude; mais ce que nous avons observé, c'est que l'anesthésie disparaît rapidement. Au bout de 12 minutes, elle est déjà fortement diminuée, et au bout de 20 minutes, la sensibilité est totalement recoussée.

Nous n'avons pas observé de syncopes: à peine un de nos malades a-t-il été légèrement indisposé; mais cela était dû à la crainte qu'il avait de souffrir. D'ailleurs la vue seule d'un davier suffisait à le faire pâlir.

Voici quelques observations qui viennent confirmer nos assertions.

1°.—M-me X... 55 ans, se présente à la consultation de La Pitié pour se faire extraire la 2-e grosse molaire gauche supérieure cariée au 4-e degré. La dent est très douloureuse à la percussion. Nous lui faisons de chaque côté de la dent une injection de 1 centimètre cube d'une solution d'eucaïne *B* à 1% (soit 2 centigr. d'eucaïne *B*). L'anesthésie de la zône blanchâtre ainsi produite est déjà sensible au bout de 3 minutes et complète au bout de 5.

Nous faisons alors l'extraction, et la malade, à laquelle on a enlevé des dents sans pratiquer l'anesthésie, nous déclare qu'elle n'a éprouvé aucune douleur. L'écoulement de sang n'a paru ni augmenté ni diminué.

Vingt minutes après, la sensibilité normale était totalement recoussée.

2°.—M-elle X... 18 ans vient pour se faire extraire la 2-e grosse molaire gauche inférieure (carie du 3-e degré).

La malade très nerveuse pleure déjà avant toute intervention. On fait une injection de 2 centigr. d'eucaïne *B* moitié à la face interne, moitié à la face externe. Au bout de 5 minutes, on fait l'extraction de la dent qui présentait à l'extrémité de l'une de ses racines un kyste volumineux.

La malade nous dit n'avoir éprouvé aucune douleur.

3⁰.—M-me X... 42 ans.—Extraction des trois racines de la 2-e grosse molaire gauche supérieure. On fait deux injections d'un centimètre cube chacune; l'anesthésie est parfaite au bout de 5 minutes et l'on pratique alors l'extraction des racines au moyen de l'élévateur. Malgré les difficultés très sérieuses que présentait l'opération, la malade dit n'avoir éprouvé aucune douleur.

4⁰.—M-r X... 21 ans, très émotif, se présente à la consultation pour se faire extraire la 2-e grosse molaire droite supérieure. Comme pour les cas précédents, on fait deux injections de 1 centimètre cube chacune. Au bout de 3 minutes, on explore la sensibilité que l'on trouve très émoussée dans la zône anesthésiée; au bout de 5 minutes l'anesthésie est complète. Toutefois à ce moment le malade pâlit, une sueur profuse lui couvre le front, il croit qu'il va se trouver mal; cependant nous pratiquons l'extraction, et quelques secondes après, le malade se lève, marche d'un pas un peu incertain, et nous dit qu'il n'a éprouvé aucune douleur.

Nous le faisons marcher pendant 5 minutes dans la cour, puis il rentre parfaitement remis. Au bout de 20 minutes, la sensibilité normale était rétablie.

5⁰.—M-me X... 35 ans.—Extraction des 2 grosses molaires gauches inférieures découronnées. On circonscrit la zône opératoire par 3 injections de 1 centigr., chacune. Après 5 minutes on fait l'extraction, la malade n'accuse aucune douleur.

6⁰.—M-me X... 45 ans, très émotive, vient pour se faire extraire la 2-e grosse molaire droite inférieure (extraction difficile). On injecte 2 centigrammes d'eucaïne B, et après 5 minutes on fait l'extraction. La dent se brise, la racine restée dans l'alvéole est extraite avec l'élévateur. L'opération faite en deux temps n'a nullement été douloureuse pour la malade qui a d'ailleurs pu établir une comparaison avec ce qu'elle avait éprouvé quelques minutes auparavant pour l'extraction d'une prémolaire gauche qui avait été faite sans anesthésie.

7⁰.—M-r X... 22 ans.—Dent de sagesse découronnée. Injection de 2 centigrammes d'eucaïne B. Extraction après 5 minutes sans aucune douleur. Le malade a pu, comme dans le cas précédent faire une comparaison avec ce qu'il avait ressenti pour une extraction, faite quelques minutes auparavant sans anesthésie préalable.

Plusieurs autres observations ont été faites et nous ont donné les même résultats.

En résumé:

L'Eucaïne B est un bon anesthésique local.

Elle produit une anesthésie aussi rapide que la cocaïne mais persistant beaucoup moins longtemps (environ 3 fois moins).

Enfin, son faible coefficient de toxicité permet de l'employer sans aucun danger en chirurgie dentaire, même lorsque les interventions devront porter sur des enfants.

Discussion:

Dr. **Aguilar** (Madrid): Je vais faire quelques questions au Dr. **Marchandé**.

1⁰ Où a-t-il trouvé cette eucaïne B, dont il parle et où peut on l'obtenir?

2° Est-ce que le Dr. Marchandé n'a jamais observé dans sa pratique avec l'eucaïne *B* d'ccidents inflammatoires? (Mr. Marchandé répond: oui) Alors, je considère qu'avec l'eucaïne nous n'avons pas encore à déclarer résolu le problème de l'anesthésie locale.

Prof. **Oscar Amoëdo** (Paris).

Le rôle des dentistes dans l'identification des victimes de la catastrophe du Bazar de la Charité.

(Paris 4 Mai 1897).

Le 4 Mai 1897 Paris a été le théâtre d'une épouvantable catastrophe dans laquelle 126 personnes trouvèrent la mort, et plus de deux cents furent blessées plus ou moins grièvement. Le Bazar de la Charité où les plus grandes dames de France venaient vendre au profit des pauvres, a été réduit en cendres en moins de 10 minutes.

Ce bazar fonctionnait depuis 1885 et avait occupé successivement plusieurs locaux. On l'avait installé cette année dans un terrain vague situé rue Jean-Goujon. On avait construit à cet endroit un hangar rectangulaire en bois verni de 72 m. de long et 20 m. de large et on l'avait recouvert de carton goudronné.

L'aménagement intérieur était composé d'une rue du vieux Paris qui fut fort admirée à l'Exposition du Théâtre et de la Musique. Cette rue était bordée à droite et à gauche des comptoirs des vendeuses, construits en bois recouverts de toiles de décors représentant d'anciennes boutiques du moyen-âge. C'est là que les dames patronesses vendaient pour les œuvres de charité des objets d'art, des bibelots, etc. Les vendeuses étaient recrutées parmi la haute société parisienne que cette fête de charité attirait en foule. On avait de plus au milieu de la longue galerie, presque en face des portes de sortie, installé un cinématographe. Ce fut la cause de la catastrophe. L'ensemble du bazar n'offrait donc aucune résistance et devait flamber en moins de quelques minutes.

Le Nonce Apostolique était venu vers trois heures et demie apporter aux assistants la bénédiction pontificale. Il était 4 heures 20 minutes, quand tout à coup, au moment où la foule très nombreuse, composée presque exclusivement de dames, se pressait autour des comptoirs de vente, des flammes jaillirent partant de l'endroit où se trouvait le cinématographe. En un clin d'œuil, vu à l'extrême combustibilité de la toiture et des panneaux de décors, tout fut embrasé et une panique épouvantable s'ensuivit.

Les malheureuses femmes affolées se précipitèrent vers les issues, trop peu nombreuses et trop étroites, s'y entassèrent sans pouvoir sortir et beaucoup périrent étouffées avant d'être brûlées.

Les secours arrivèrent rapidement, mais la violence de l'incendie avait été telle qu'en dix minutes tout croulait ensevelissant plus de cent victimes.

Je ne décrirai pas l'épouvantable tableau que présenta à ce moment le Bazar de la Charité, les cris horribles des malheureuses brûlées vives, ni les scènes terrifiantes et sublimes dont ce lieu fut le théâtre, ce sont des faits qui sont dans toutes les mémoires.

On dut se borner à noyer les poutres fumantes et le déblaiement commença. Cent vingt-six cadavres furent transportés dans une salle du Palais de l'Industrie qui était proche, et c'est là que les jours suivants, les parents vinrent reconnaître les cadavres des victimes.

Les reconnaissances ne furent pas toujours faciles.

La salle où les corps avaient été transportés présentait un aspect terrifiant.

Les cadavres, tous horriblement carbonisés, mutilés, informes, un grand nombre entièrement nus, avaient été alignés sur des planches. Les uns n'avaient plus de bras, d'autres avaient perdu une jambe complètement calcinée; tous portaient empreinte sur leur visage l'expression de la plus épouvantable terreur.

Beaucoup avaient le crâne complètement dénudé et les téguments de la face noircis et racornis par le feu. La peau de l'abdomen avait éclaté sous l'ardeur du brasier, laissant sortir les entrailles des malheureuses victimes.

Dans un coin, gisaient des bras, des jambes détachées des troncs et des souliers.

Sur tout cela, les torches des gardiens de la paix—il était alors 9 heures du soir—jetaient des lueurs lugubres et remplissaient la salle de fumée. C'était un mélange d'odeurs de résine, de phénol, de pétrole et de chairs brûlées, qui prenait à la gorge.

Un témoin nous en a laissé ce tableau saisissant:

„L'effroyable vision de cauchemar! Des genoux aux os rompus ouverts comme par des coups de hache, des bras arrondis autour de la tête en des postures de désespoir surhumain, des bottines d'enfant, des souliers dégagés sur ces cambrures délicates, ces torses de nègres ouverts comme après une boucherie d'anthropophages; ces jambes noircies les unes tordues comme des sarments, les autres ayant conservé intacte la rondeur des formes, et ces têtes surtout, ces têtes carbonisées, rétrécies, réduites à rien, où seulement les dents persistaient!"

Le lendemain matin, une foule anxieuse attendait, et les recherches commencèrent. Elles aboutirent assez rapidement, puisque vers midi il ne restait plus qu'une trentaine de cadavres.

Mais ceux-là présentaient de si effroyables mutilations, le feu les avait tellement défigurés et réduits, détruisant jusqu'aux moindres indices susceptibles de rendre la reconnaissance possible, qu'on ne s'attendait même plus à ce que l'identité d'aucun d'eux put être établie par personne.

Et cependant il restait encore là de nombreux corps et les parents en larmes circulaient autour du lugubre amoncellement cherchant un indice qui permît la reconnaissance. Mais en vain, tout avait été détruit, les corps noircis, sans bras, les jambes à demi-carbonisées, la tête à moitié calcinée, le visage grimaçant et contracté étaient complètement méconnaissables. Plus de vêtements, plus de souliers, plus de bijoux, rien qui pût mettre sur la voie.

C'est alors que M. Albert Haus, consul de Paraguay, eut l'idée de faire appeler les dentistes qui avaient pu donner des soins aux victimes.

Le conseil fut suivi, et vous verrez, Mesdames et Messieurs, quels en furent les excellents résultats. Devant l'impuissance des médecins légistes, puisque tous les signes ordinaires d'identification avaient disparu, nos confrères furent appelés.

Ce furent MM. Burt, Brault, Davenport, Ducourneau, Godon et quelques autres.

Leur tâche d'ailleurs n'était pas facile. D'un côté, les téguments de la face qui pouvaient persister avaient été durcis par le feu et présentaient la rigidité du cuir. Les victimes avaient succombé pour la plupart la bouche fermée et les dents serrées; les tissus s'étaient rétractés dans cette position, les muscles s'étaient contracturés, et il était impossible d'écarter les mâchoires ni même les joues pour pratiquer le moindre examen.

D'un autre côté, par respect pour les malheureuses victimes, et pour les infortunés parents qui étaient là, les magistrats avaient défendu toute section des joues. Seul, M. Ducourneau, fut autorisé à la pratiquer pour la reconnaissance qu'il eut à faire.

Heureusement que nos distingués confrères étaient en possession de moyens d'identification d'une certitude absolue.

Ils possédaient tous, en effet, des schémas fort exacts de la bouche de leurs clients respectifs, et munis de ces documents, ils affirmaient pouvoir reconnaître d'une façon sûre, la victime à laquelle ils avaient donné des soins. Pour l'un, c'étaient des obturations à l'amalgame, pour l'autre, des aurifications, un troisième avait placé des dents à pivot et pratiqué des extractions. Tous enfin possédaient des particularités dont la présence dans la bouche examinée leur permettait de conclure sans aucun doute dans un sens ou dans l'autre.

Les examens eurent lieu et outre le résultat heureux qu'ils donnèrent au point de vue de l'identification, ils permirent à nos confrères de faire d'utiles remarques. Ils purent constater combien les gencives en général avaient été protégées contre le feu par les joues qui s'étaient racornies. L'un d'eux m'a dit avoir trouvé des muqueuses gingivales roses et presque normales.

Grâce à leur concours, de nombreuses victimes furent donc rendues à leur famille.

Ce furent: en premier lieu, M-me la duchesse d'Alençon, M-me la vicomtesse de Beauchamp, M-me Nitot, M-lle Barassé, M-me de Villeneuve, M-me Jauffred et d'autres.

J'ai fait une enquête auprès de nos confrères sur les résultats précis qu'avaient donné ces examens, et je suis possesseur de nombreux documents et de la plupart des fiches utilisées par eux, que je garde pour un travail en préparation.

Je ne veux aujourd'hui attirer votre attention que sur l'importance de ces faits et leur valeur pour l'avenir.

L'importance de l'identification n'échappe à personne, Messieurs. Vous savez la situation faite par la loi, à la famille dont le chef a disparu sans qu'un acte officiel ait constaté son décès. Je vous la rappellerai brièvement. Voici comment les choses se passent en France.

Le Code Civil distingue en matière d'absence trois périodes, et par absent il entend la personne sur la vie de laquelle plane un doute:

1º La présomption d'absence. Cette période s'ouvre aussitôt que des doutes sérieux s'élèvent sur l'existence de l'absent.

2º La déclaration d'absence.—Elle est faite par un jugement qui ne peut être rendu qu'après cinq ans depuis la disparition ou les dernières nouvelles de l'absent.

3º L'envoi en possession définitif, qui ne peut être obtenu qu'après trente ans depuis le jugement ayant déclaré l'absence, ou lorsqu'il s'est écoulé 100 ans depuis la naissance de l'absent.

Voyons la situation faite à la famille pendant ces différentes périodes.

Pendant la première période les biens de l'absent sont mal gérés; les héritiers présomptifs n'ont aucun droit sur eux et ne peuvent même pas les administrer! Ils peuvent seulement faire nommer par le tribunal un curateur qui ordinairement gère sans soins n'étant pas contrôlé. Pendant ces quatre ans ils ne peuvent même pas toucher les revenus!

Pendant la deuxième période.—Déclaration d'absence. Quand quatre années se sont écoulées depuis que l'on est sans nouvelles de l'absent, un jugement du Tribunal de 1-re instance ayant déclaré l'absence, les intéressés peuvent se faire envoyer en possession provisoire des biens de l'absent. Cet envoi obtenu, le testament s'il existe est ouvert, et les légataires, donataires et tous ceux qui ont sur les biens de l'absent des droits subordonnés à son décès pourront les exercer provisoirement à charge de caution. Les envoyés en possession provisoire peuvent et doivent toucher les capitaux dus à l'absent; faire exécuter les réparations nécessaires, donner à bail ses biens, placer ses capitaux. Ils ne peuvent ni aliéner ni hypothéquer ses biens, ni accepter ou répudier une succession qui lui est échue. Ils jouissent enfin des revenus de l'absent, mais non entièrement. Si l'absent reparaît avant 15 ans révolus, depuis le jour de sa disparition, ils devront lui rendre le cinquième de ses revenus; après 15 ans le dixième; après 30 ans, les revenus leur appartiendront.

Pendant la troisième période. — L'absence a continué pendant 30 ans depuis l'envoi en possession provisoire. Alors les intéressés peuvent demander le partage de ses biens et faire prononcer l'envoi en possession définitif par le Tribunal de 1-re instance. Ils deviennent propriétaires de ses biens; ils peuvent les vendre, les hypothéquer. Mais si l'absent reparaît, ils sont tenus de lui rendre les biens qu'ils possèdent encore et le produit retiré de ceux qu'ils ont vendu.

Des effets de l'absence relativement au mariage. En principe le mariage ne peut être dissous que par le décès prouvé de l'un des époux ou par le divorce. Le conjoint présent ne peut donc se remarier tant qu'il n'apporte pas les preuves du décès de l'absent, se fut-il écoulé plus de cent ans depuis la naissance de celui-ci.

Toutefois, si en dépit de la prescription de la loi, le conjoint présent a contracté un nouveau mariage, ce mariage ne pourra être annulé tant que durera l'absence. Seul, l'époux absent, pourra à son retour, s'il revient, en demander la nullité.

Vous voudrez bien, Messieurs et Mesdames, excuser cet exposé légal un peu long. Mais ici les faits parlent d'eux-mêmes, et valent mieux que tout commentaire.

La situation faite aux familles est donc terrible: une fortune plus ou moins considérable est complètement immobilisée pendant un certain temps et ceux qui n'avaient que cette ressource se trouvent dans un embarras extrême. L'attention des pouvoirs publics et celle des médecins-légistes ne saurait être trop attirée sur ce point et l'importance humanitaire et sociale de l'identification n'est mise en doute par personne.

Or, il a paru d'une façon absolue, et cela non seulement dans la triste catastrophe du Bazar de la Charité, mais dans d'autres circonstances encore—et nous pourrions citer le cas du prince impérial, fils de Napoléon III, et celui du marquis de Morès, pour ne parler que des plus célèbres—il a paru, dis-je, que le dentiste avait à jouer, dans ces sortes d'examens, un rôle considérable.

Et ce rôle, dans la catastrophe qui nous occupe, a commencé à n'être utilisé que lorsque tous les moyens d'identification ayant disparu, les dentistes des victimes étaient seuls à même de pouvoir les reconnaître.

De plus, c'est tout à fait par hasard que nos confrères ont été appelés. C'est, avons-nous dit, sur le conseil du consul du Paraguay.

Les domestiques et les personnes qui avaient coutume d'entourer les malheureuses victimes furent d'abord entendues. Remplies de la meilleure bonne volonté, ces personnes ne pouvaient cependant qu'apporter peu de renseignements dans le cas présent.

Elles se précipitèrent en larmes, à moitié folles d'épouvante à la vue de l'horrible salle. Et quels moyens de reconnaissance possédaient-elles? Des étoffes, des parcelles d'habillement, choses tout à fait banales et de peu d'importance; plusieurs dames pouvant s'habiller chez le même couturier et porter la même étoffe.

Avec ces moyens, des méprises fatales devaient avoir lieu, et elles se produisirent. C'est ainsi que sur le rapport d'une servante, on emporta un corps qu'on croyait être celui de M-me J. Haussmann. Il fut transporté au domicile de la défunte, placé dans une chapelle ardente, au milieu des larmes de toute la famille. Tout à coup on apprend qu'il y a eu erreur. On a pris le corps de M-lle Dutreil pour celui de M-me Haussmann.

Or, j'eus plus tard l'occasion de voir le dentiste de M-me Haussmann, et il m'a montré des fiches contenant les détails des opérations pratiquées. Les caractères qu'elles portaient étaient tellement typiques, qu'il aurait pu, sans aucun doute, établir l'identité si on l'avait appelé.

Inutile d'insister, Messieurs, sur les conséquences si pénibles de telles erreurs. Je ne l'aurais pas fait, si ces tristes événements ne renfermaient une leçon pour l'avenir.

Il est certain qu'un cadavre qui conserve encore les vêtements portés par lui pendant la vie, peut être reconnu par ce moyen, bien que la certitude ne soit pas très grande. Mais lorsqu'il s'agit de lambeaux d'étoffe à moitié noircis, on devrait, ce semble, apporter une plus grande réserve dans l'appréciation des indices de reconnaissance.

Aussi pourquoi attendre un conseil lancé au hasard pour faire appeler les dentistes des victimes?

Il est évident que, si pour la reconnaissance on tient compte des étoffes, des bijoux, des preuves apportées par une domestique, les documents que le dentiste fera valoir auront une toute autre valeur. Les dents, en effet, sont des parties de l'individu qui persistent longtemps après que tous les signes extérieurs ont disparu. Elles ont une valeur considérable au point de vue de l'identification, et la connaissance que le dentiste possède de l'état du système dentaire de son client, joint aux fiches qu'il apporte sont des moyens que l'on ne devrait pas négliger.

Il serait donc à souhaiter que dans des cas semblables, un expert dentiste fût nommé pour examiner le sujet. De la sorte la reconnaissance serait plus complète et dans beaucoup de cas ce serait la seule façon de l'établir.

Il faut que le triste évènement dont Paris a été le théâtre, soit une leçon pour l'avenir. Et nous dentistes, nous avons le devoir d'insister auprès des pouvoirs publics pour demander que le rôle que nous pouvons jouer dans les identifications ne soit pas oublié, qu'il ne soit pas surtout placé après d'autres paraissant peut-être plus simples au premier abord, mais à coup sûr moins scientifiques.

Trop d'intérêts sont engagés dans ces questions, pour que, par incurie, on puisse les négliger. La sécurité, rendue à toute une famille, la vie matérielle assurée, la mise en œuvre d'une fortune que l'absence immobilise complètement et enfin la certitude de pouvoir éviter des méprises cruelles comme celle que je vous signalais tout à l'heure, ce sont, il me semble, d'assez forts arguments au double point de vue humanitaire et social.

La question d'ailleurs n'est pas nouvelle et de nombreux travaux ont déjà attiré l'attention sur ce point.

Je ne ferai que mentionner les plus importants, ce sont ceux de MM. Dumur, Montfort, Merciolle, Mela, Platschick, Godon, etc.

Lors de l'incendie de l'Opéra-Comique, en 1887, M. Godon publiait dans l'„Odontologie“ un important Mémoire sur la question, et terminait par un vœu auprès des pouvoirs publics.

Plus récemment encore, deux mois avant l'incendie du Bazar de la Charité, paraissait dans le „Dental Cosmos“ un article dû au Dr. Thompson de Kansas, intitulé: „Identification by means of teeth“.

L'auteur du travail s'étonne d'abord de voir que dans les examens anthropométriques il ne soit pas question des dents. Etant donné les caractères typiques des dents et la différence entre les opérations qu'on peut pratiquer sur elles, il conclut qu'il y a une chance très minime pour que le même cas se présente deux fois. En conséquence, les dents auront une utilité indiscutable dans tous les examens d'identité.

Il rappelle aussi combien de procès à propos d'assurances sur la vie ont été engagés sans solution possible, parce qu'un moyen sûr d'identification manquait.

Il donne enfin un projet de mensuration des arcades dentaires et des voûtes palatines, et conseille de noter les opérations pratiquées sur les dents et les moindres particularités qu'elles peuvent présenter.

Dans le mois même qui vit la catastrophe, le Dr. Wedelstaedt publiait dans le „Dental Cosmos“ un article intitulé: „A system of measurement of teeth“.

Au cours de ce travail, le premier paru sur cette si intéressante question, il s'étonne lui-même du résultat que lui ont donné ces mensurations. Sur plus de cent dentures différentes qu'il a examinées, il avoue n'avoir jamais trouvé deux incisives centrales ou latérales absolument semblables.

Dans la même bouche, dit-il, les mensurations des dents homologues m'ont donné des différences de dixièmes de millimètre.

Il en conclut l'importance des dents au point de vue de l'identification des cadavres. Il fait enfin remarquer qu'avant peu de temps les compagnies d'assurances sur la vie, feront examiner les dents de leur client et dresser une carte de leur système dentaire.

Voilà, Messieurs, où en était la question lorsqu'est survenu l'incendie de la rue Jean-Goujon. Vous connaissez l'œuvre utile que nos confrères appelés ont pu y accomplir et la portée des identifications qu'ils ont établies.

Il nous faut maintenant compléter l'œuvre commencée. Il nous faut insister auprès des pouvoirs publics pour obtenir, comme le demandait déjà M. Godon, il y a 10 ans, que dans les cas, où il sera nécessaire, un expert dentiste soit nommé pour l'examen du système dentaire.

Mais la question est plus large encore et il est certain qu'au point de vue des assurances sur la vie, elle est appelée à un grand avenir. Dans un temps qui n'est pas éloigné, les compagnies exigeront un examen des dents fait par un expert dentiste, examen, qui joint à la feuille d'habitus du sujet, constituera un dossier qui dans certaines circonstances sera l'unique moyen de reconnaissance.

Étendant plus encore ces considérations, nous dirons que pour les criminels et les soldats, ce mode d'examen fournirait les données les plus utiles et permettrait de reconnaitre les coupables ou les déserteurs mieux que les autres particularités physiques qui sont à la rigueur susceptibles de quelque changement.

Le service anthropométrique, tel qu'il a été si merveilleusement organisé par M. Bertillon, ne pourrait que gagner à l'adjonction à la fiche de chaque criminel, d'un schéma spécial notant l'état du système dentaire. Cette fiche remplie par un expert dentiste aurait la plus grande valeur, et dans les cas ou des soupçons d'individualité seraient établis, une simple comparaison avec la bouche de l'individu présumé fournirait une certitude suffisante dans un sens ou dans l'autre.

Or il arrive souvent que le cadavre d'un individu est trouvé loin des régions où il a vécu. Il faut donc que l'identité puisse être établie dans tous les temps et dans tous les lieux.

. C'est ici, Messieurs et Mesdames, que se place la question si importante de l'entente internationale sur la nomenclature dentaire, et c'est par elle que j'ai voulu terminer ces réflexions espérant attirer sur ce point quelques intéressantes remarques et soulever peut-être une discussion.

Il est évident que dans les cas où un cadavre est trouvé dans ces conditions, comme ce fut le cas du marquis de Morès, il est évident, dis-je, que le dentiste ne saurait se transporter à des distances parfois considérables pour examiner le cadavre que des indices sérieux auraient

fait croire son client. La nécessité s'impose alors que les schémas pris
par un dentiste soient compris par toute la corporation dentaire.

Or, ces heureux résultats ne peuvent se produire que si une nomenclature unique est adoptée par les dentistes de tous les pays.

Il y a plus. Le dentiste peut disparaître. Mais son cabinet per-
siste, ses livres aussi, il a un successeur. Il faut donc que celui-ci
soit à même de continuer son œuvre, et pour cela encore s'impose
la nécessité d'une nomenclature uniforme.

Il est donc indispensable que cette entente s'accomplisse. Un Congrès qui, comme celui-ci, réunit des réprésentants de tous les pays du
monde, doit s'imposer le travail d'établir cette nomenclature uniforme
internationale.

Nach Schluss der Sitzung demonstrirt

Prof. Dr. **Scheff** (Wien) ein sehr hübsches Spirituspraeparat. Dasselbe stellt einen unteren Milchmolar vor, der zwischen seinen gegen
die Enden zu convergent gestellten Wurzeln die ossificirte Krone des
nachrückenden Ersatzzahnes einschliesst. Das Praeparat rührt von einer
Extraction her, die vorsichtig gemacht wurde, so dass den Operateur
kein Verschulden trifft. Er erwähnt die grosse Seltenheit eines derartigen Vorkommens und bemerkt, dass in der Literatur derartige Fälle
nicht bekannt gegeben sind. Dr. Kowarsky (Moskau) teilte dem Vor-
tragenden mit, dass er auf seiner Klinik zwei derartige Fälle gesehen
habe, die Praeparate jedoch leider nicht mehr vorhanden sind. Nachdem
noch Scheff erwähnt, dass Oudet in Paris der einzige Autor ist, der
ein solches Vorkommen als möglich zugiebt, ohne jedoch selbst Gelegenheit gehabt zu haben sich von der Wirklichkeit zu überzeugen,
schliesst er seine Ausführungen mit dem Hinweise auf seine demnächst
erscheinende grössere Arbeit über diesen Gegenstand.

Quatrième Séance.

Lundi, le 11 (23) Août, 2 h. de l'après-midi.

Président: Dr. Richter (Berlin).

Le président fait lecture du telegramme suivant:

Den in Moskau versammelten Zahnärzten wünscht ein nutzbrin-
gendes Resultat der Verhandlungen und Forderung der internationalen
Collegialität

Hans Albrecht, Berlin, Red. der „Odontologischen Blätter".

Dr. **Wolf** (Agram):

Die zahnärztliche Section des XII internationalen medicinischen
Congress zu Moskau beauftragt ihr Comité so bald als möglich in allen
Ländern Durchführungs Comités zu bestellen, welche die Verwirklichung

folgender Resolution bei ihren Regierungen (Abteilung für Cultur und Unterricht) energisch zu betreiben, und über ihre Erfolge dem XIII inter. med. Congress zu Paris, Bericht vorzulegen haben.

Resolution.

Der XII-te internationale med. Congress in Moskau, Abteilung für Zahnheilkunde sieht sich auf Grund gesammelter statistischen Daten, nach welchen sich bei der Schuljugend kaum 20% gesunde und gepflegte Mundhölen ergeben, ein Zustand, welcher auf die allgemeine Gesundheit und Entwickelung der Schuljugend den nachteiligsten Einfluss ausübt, veranlasst, die Unterrichtsbehörden sämttlicher Culturstaaten aufzufordern, die obligatorische Untersuchung der Zähne aller Schulkinder bis zu deren Austritt aus der Lehranstalt durch einen Fachmann durchführen zu lassen.

I-tens soll jedes Kind vom 6-ten Lebensjahre an jährlich wenigstens einmal von einem hierzu berufenen Zahnarzt in der Anstalt in Gegenwart einer Lehrkraft einzeln und genau untersucht, und der Befund notirt werden.

II-tens sollen die Eltern, Vormünder oder Erzieher von dem Zustande der Mundhöle eines jeden Kindes, durch die Direction der betreffenden Anstalt in Kenntniss gesetzt, und zur nötigen Behandlung in oder ausserhalb der Schule dringlichst aufgefordert werden. Für die Kinder unbemittelter Eltern sollte die facultative zahnarztliche Behandlung in oder neben der Schule eingerichtet werden.

III-tens soll der berufene Zahnarzt der Regierung (Abteilung für Cultus und Unterricht) einen jährlichen Bericht erstatten und seine eventuellen Bemerkungen und Wünsche zur Begutachtung vorlegen.

Die Ergebnisse dieser Einführung werden auf dem XIII-ten internationalen med. Congress in Paris vorgelegt und discutirt werden.

Dr. **Timme** (Berlin).

Elektrisches Ofen für Porcellanarbeiten.

Le texte de cette communication n'est pas parvenu à la Rédaction.

Mr. A. Z. Riabkov (Cherson).

Ueber die Verkürzung der Schmerzensperiode wärend Pulpadevitalisation durch Arsenik.

Unter den ungünstigen Nebenwirkungen bei der Anwendung der Arsensäure zur Abtötung der Pulpen mit gewissen Formen von Pulpaentzündungen nimmt nicht die letzte Stelle der Schmerz dabei ein, der sehr heftig und anhaltend sein kann.

Den Grund davon sah man in der kaustischen Wirkung der Arsensäure, welche durch Beimischung verschiedener adstringentia und anaesthetica zu lindern suchte. Dieses Ziel wurde aber niemals erreicht und der manchmal zufällige Erfolg diente oft als Veranlassung zu unrichtigen Verallgemeinungen.

Nach langem Versuchen verschiedener zusammengesetzter Pasten kamen wir zur Ueberzeugung, dass die Beimischung der Arsensäure anderer Mittel nichts nützt, sondern im Gegenteil wird dadurch die Wirkung der Arsensäure verdunkelt und geschwächt, der Schmerz aber fehlt nicht in allen den Fällen, wo er wirklich sein muss. In unserer Mitteilung auf dem ersten russischen Zahncongress [1] haben wir nachgewiesen, dass dieser Schmerz durch die Reaction der Pulpa hinter der sie deckender granulären Schicht bedingt wird und nicht verhütet werden kann, da die schmerzstillenden Mittel nicht zur Entfaltung ihrer Wirkung dank der pathologischen Funktion der granulären s. ulcerosen. Schicht gelangen können. Der Schmerz steht in gerader Verhältniss mit der Form und der Verbreitung der Entzündung: z. B. gesunde zufällig blossgelegte Pulpa oder die Wurzelpulpa nach Amputation der entzündeten Kronenpulpa wird schmerzlos durch Arsensäure devitalisirt. Bei pulpitis chron. partialis mit granulären (ulcerosen) Fläche kommt der Schmerz bei der Devitalisation immer vor und dauert unbestimmt lange.

Infolge dessen kann man bei genauer Diagnose diesen Schmerz, so wie seine Dauer und Intensität vorherbestimmen.

Die Absorbtion der schmerzstillenden Mittel von der Pulpa wird durch den schnellen Tod der Gewebe, welcher bei Arsengebrauch eintritt und zur Verschorfung führt, verhindert. Den störenden Einfluss der Zusätze kann man aus folgendem sehen: wenn man zulässt, dass Cocaïn vorher oder zugleich mit der Arsensäure von der Pulpa absorbirt wird, so wird die letztere durch Cocaïn anämisch, trocken, was die Wirkung der Arsensäure verlangsamt, denn es ist schon nachgewiesen, dass saftige, blutreiche Pulpen schneller durch Arsensäure abgetötet werden z. B. Kinderpulpa, Kronenpulpa im Vergleich mit Wurzelpulpa.

Die pulverartigen Zusätze wie Morphium, Tannin, dank ihrem leichteren specifischen Gewicht kommen auf die Oberfläche der Pasta und dadurch wird veranlasst, dass oft nur Spuren von Arsensäure mit grossen Mengen von Zusätzen auf die Pulpla applicirt werden, was die letztere nur reizt aber nicht devitalisirt. Bei Gebrauch reiner Arsensäure mit Glycerin und Carminlösung vermischt wärend mehrerer Jahre haben wir die schmerzlose oder schmerzliche Devitalisation dem Zustande des Pulpagewebes gemäss beobachtet, was hinreichend ist um die Richtigkeit des vorhergesagten zu bestätigen. Glycerin trägt zur nötigen Consistenz und Hygroskopicität der Pasta bei, Carminfärbung der Pasta erleichtert die Wahrnehmbarkeit der Pasta in der Zahnhöhle. Indem wir also verzichteten durch 'Beimischungen den Schmerz bei der Devitalisation zu verhüten, machten wir fortwärend Versuche eine Gebrauchsweise der Arsenpasta zu finden, welche die Schmerzenperiode der Devitalisation in den Fällen, wo sie immer auftritt (pulpitis partial. chron.), wenn auch nicht vollkommen aufheben kann, dochwenigstens ad minimum verkürzt. Dieses gelang uns und lieferte den Stoff zu der Mitteilung, die wir hier die Ehre haben vorzutragen.

---

[1] S. „Subowratsch. Westnik“ 1896 № 12 p. 1.

Die Thatsache, dass gesunde blossliegende Pulpen schmerzlos von der Arsensäure getötet werden oder dass wiederholte Devitalisation einer amputirten Pulpa mit keinen Schmerzen verbunden ist, führte uns zur Vermutung, dass das Vorhandensein bei den Pulpaentzündungen einer granulären (ulcerosen Fläche) im hohem Grade das Eindringen in die Tiefe der Arsensäure verhindert und die dabei Statthabende Irritation der Pulpa zur Blutüberfüllung der Gewebe mit ihren Folgen führt. Die hemmende Wirkung der granulären Schicht, so wie auch der klemzelligen Infiltration auf der Entzündungsgrenze, wird dadurch hervorgebracht, dass die grosse Zahl junger Zellen sich mit Arsensäure verbindend die Ausbreitung seiner Wirkung auf eine Zeitlänge verhindert, wobei die Zeitlänge verschieden ist und im Verhältnisse mit der Dicke und Festheit der Entzündungsschicht, der Reinheit und Consistenz der Pasta steht. Wenn auf irgend eine Weise die Arsensäure in grosser Menge respect. auf eine grosse Fläche hinter die granuläre Schicht zur Pulpa gelangt,—z. B. durch eine Ruptur in der Schicht, so verlauft die Devitalisation schnell und schmerzlos, die vorhanden gewesenen Schmerzen verschwinden (bei Eröffnung eines Pulpa-abscesses mit nachfolgender Arsenapplication). Hinter der granulären Schicht infolge der Abwesenheit junger Zellen gelangt die Arsensäure zur Wirkung und erzeugt Blutgerinnen und Thrombose der Gefässe, was den Tod der Pulpa auf grosser Ausdehnung herbeiführt. Die Hyperaemie der entfernten Pulpateile infolge des gesunden Zustandes der Gefässe kann sich ausgleichen und hat keinen Schmerz zu Folge. Aus dem gesagten tritt die Notwendigkeit hervor vor der Arsenapplication die granuläre Schicht zu zerstören respect. die Pulpa zu verwunden. Eine solche Operation ist immer schmerzhaft und kaum erträglich. Um den Schmerz dabei zu lindern verfahren wir auf folgende Weise: wir lassen in gewöhnlicher Art die Arsensäure auf die Pulpa (ulcerose Fläche) 10—20 Minuten wirken und übergehen nach dieser Zwischenzeit zum vorsichtigen Sondiren, um den Aetzschorf respect. die granuläre Schicht zu zerstören was sich durch Blutung kundgiebt. Auf derselben Sonde bringen wir durch die Wunde in die Tiefe der Pulpa etwas von der flüssigen Pasta. Der vorhanden gewesene Schmerz nimmt merklich ab und nach dem Dauerverschluss der Höhle schwindet vollkommen. Auf diese Weise erreichen wir, dass die vielständigen Schmerzen wärend der Devitalisation sich auf 10—20 Minuten reduciren. Der Schmerz bei dem Sondiren selbst ist nur in dem Augenblick, wo die Sonde bei der Berührung der Pulpa nicht soviel sticht, als die unter dem Aetzschorfe liegende irritirte Pulpa drückt. Um auch diesen Schmerz erträglicher zu machen, ist eine Sonde deren Spitze einer Pravaznadel ähnlich geschliffen respect eine dünne Pravatznadel zu gebrauchen.

Durch das soeben beschriebene Verfahren gelang es uns immer die Schmerzenperiode wärend der Devitalisation zu verkürzen.

Discussion.

Г-жа **Попова** (Тула): При каутаризаціи воспаленной, плохо вскрытой пульпы для облегченія экскавированія и необходимаго вскрытія для возможно безболѣзненнаго дѣйствія мышьяка, нужно положить мышьякъ, какъ можно ближе къ ходу въ пульпу, прикрыть тампономъ изъ ваты смоченной въ карб. кислотѣ и оставить на двадцать минутъ, послѣ чего можно сравнительно безболѣзненно вскрыть пульпу и положивши мышьякъ не надавливая на пульпу, прикрыть тампончикомъ изъ карб. кислоты и сверху hil'stoping'ина; паціентъ уходитъ безъ боли. Недавно вошедшій въ употребленіе формагенъ Abraham'а можетъ служить въ этомъ случаѣ прекраснымъ подспорьемъ и приложенный на день или на два дѣлаетъ зубъ совершенно безболѣзненнымъ къ дальнѣйшимъ манипуляціямъ, но при условіи полнаго отсутствія періостита, въ противномъ случаѣ формагенъ вызоветъ сильныя боли.

Г-нъ **А. Хрущовъ** (С.-Петербургъ): Если не ошибаюсь, коллега Рябковъ упомянулъ, что интенсивность боли при девитализаціи пульпы мышьякомъ зависитъ отъ патологическаго состоянія пульпы. Не укажетъ ли коллега на какіе нибудь особенныя клиническіе признаки, которыми можно было бы руководиться, дабы по нимъ заранѣе опредѣлить силу боли, вызываемую прижиганіемъ.

Коллега очевидно отрицаетъ практическое значеніе разнородныхъ примѣсей къ мышьяку. Я лично достигалъ безболѣзненной или малоболѣзненной девитализаціи кокаинизируя пульпу передъ наложеніемъ мышьяка. Для этого на влажный тампонъ ваты беру немного кокаина, вкладываю на пульпу, а каріозное дупло закрываю пропитаннымъ масломъ тампономъ. По прошествіи пяти-десяти минутъ удаляю и на пульпу накладываю ватный тампончикъ, запудренный чистымъ мышьякомъ въ порошкѣ. Каріозное дупло заполняю гипсомъ.

Dr. Hillischer (Wien).

Vergleichende Betrachtungen über die Vorteile der Total- und Localanaesthesie in der zahnärztlichen Praxis.

Hochgeehrte Versammlung! Den Titel meines heutigen Vortrages könnte ich auch in der kurzen Frage zusammenfassen: Total-Narkose oder Localanaesthesie? denn diese ist der Kern meiner, in möglichster Kürze nach beiden Seiten pro und contra erörternden Besprechung.

Wenn es eine absolut und unbestreitbar gefahrlose Total-Anästhesie oder allgemeine Narkose gäbe, würden wol kaum Local-Anästhetica gesucht und gebraucht werden, umsoweniger, als alle den gemeinsamen, gerade in unserer Praxis besonders ins Gewicht fallenden Fehler haben, dass dabei der aus Angst und oft anerzogener Scheu vor dem Zahnarzt, kaum seiner Sinne mächtige Patient, die ihn so sehr aufregenden Vorbereitungen zur Operation wachend mitmachen muss und wärend des zahnärztlichen Eingriffes Widerstand leisten kann. Ueberdies ist jedes Localanaestheticum entweder bei seiner Application oder in seiner Wirkungsweise mit oft bedeutenden Unannehmlichkeiten verbunden.

Erlauben Sie, dass ich das in Kürze an den gebräuchlichen Localanaestheticis nachweise.

Die älteste Metode, Localanaesthesie zu erzeugen, ist bekanntlich die Application von Kälte; die bequemste Art für unsere Zwecke ist jedenfalls die von unserem Ehrenpräsidenten Prof. Redard angegebene Anwendung des Chloræthyls, und ich selbst wende, wenn es bei der besonderen Leichtigkeit eines Falles mehr darauf ankommt, über die unangenehmen Momente vor der Operation rasch hinwegzukommen und die Aufmerksamkeit des Patienten abzulenken, bei lockeren Zähnen von Kindern oder Greisen etc. dieses Localanaestheticum ziemlich oft an. Eine Anwendung der Kälte auf eine grössere Kieferpartie, wenn eine grössere Anzahl Zähne in einer Sitzung zu entfernen ist oder eine länger dauernde Application des Chloræthyl behufs grösserer Tiefenwirkung bei fest sitzenden, schwer zu entfernenden Zähnen, ist nicht unbedenklich, auch meist mit recht lebhaften Nachschmerzen verbunden und schon darum nicht empfehlenswert.

Ganz hervorragender Beachtung und vielseitigster Anwendung erfreut sich seit 1884 das Cocain, subcutan resp. submucös beigebracht. Es ist gewiss nicht zu leugnen, dass einzelne Collegen, die sich besonders darauf verlegt, mit diesem Localanästheticum viele Erfolge erzielt haben. Aber auch diese müssen zugeben, mitunter recht schwere Zufälle erlebt zu haben und in den Fachzeitungen ist schon mancher Todesfall nach Cocaïninjection behufs Zahnextraction verzeichnet. Hier muss ich auf etwas aufmerksam machen, was ich bisher in der Literatur nicht beachtet finde, auf die traurige Thatsache nämlich, dass manchmal nach Cocaïninjectionen im Munde, wobei die Gefässe des Schädels und des Gehirns ganz enorm contrahirt und anæmisirt werden, profuse unstillbare Nachblutungen auftreten, deren tragischer Schluss im Attest des Todtenbeschauers niemals als Cocaïntod bezeichnet wird, aber unbedingt auf das Conto dieses drastischen Mittels zu setzen ist.

Statt des Pflanzenalkaloides Cocaïn wird seit längerer Zeit Eucaïn, ein künstliches Praeparat von der beiläufigen Zusammensetzung des Cocaïns empfohlen; nach den gesammelten Erfahrungen ist das Mittel wol billiger und weniger energisch, ja oft zu schwach wirkend, dagegen treten auch nach diesem vom geehrten Herrn Vorredner wol zu sehr gelobten Localanæstheticum mitunter recht bedenkliche Erscheinungen auf.

Die oft schweren Folgen nach Cocaïninjectionen, namentlich am Kopf, hat Schleich in Berlin in ingeniöser, systematisch durchgeführter Weise durch die Infiltration mit (wie er sagt) indifferenten Flüssigkeiten vermeiden gelehrt. Leider ist diese von ihrem Erfinder mit Ausdauer und Consequenz für alle möglichen, selbst schweren und langdauernden chirurgischen Eingriffe entsprechend modificirte Methode, abgesehen von den manchmal längere Zeit zurückbleibenden Oedemen, gerade für unser Gebiet wenig oder eigentlich gar nicht brauchbar, wie Sie selbst aus Schleich's eigenen Worten erkennen können, die ich Ihnen kurz citiren will.

Hören Sie z. B. aus seinem Buche: „Schmerzlose Operationen", pag. 215, die ersten Sätze des Capitels: „Zahnextraction": „Für die Zahnextraction war die Methode in weit vorzüglicherer Weise zu benützen, als die alte regionäre Anæsthesie mit wenigen Grammen einer starken Lösung; nur bedarf es hier sehr concreter anatomischer Vorstellungen und einer sehr geschulten Technik, um zum Ziele, der Ausschaltung einer Nervenverbindung, sowol des Zahnes selbst, wie seiner Umgebung (Alveole, Gingiva) zu gelangen." Nach dieser nicht sehr animirenden Einleitung schildert er die ausserordentlich complicirte Art, die Infiltration am Ober- oder Unterkiefer durchzuführen und schliesst dieses Capitel, pag. 220, mit den wenig enthusiastischen Worten: „Gewiss ist das Verfahren umständlich, aber doch dankbar, wenn man bedenkt, welch eine Katastrophe ein Narkosentod bei Zahnextraction bedeutet etc.", ja im nächsten Satze gibt er direct die Unbrauchbarkeit seiner Methode für grössere zahnärztliche Operationen zu, indem er schreibt: „Sind gleichzeitig viele Zähne schadhaft, so kann man in mehreren Sitzungen extrahiren, resp. muss zu dem Siedegemisch behufs allgemeiner Narkose greifen".

Die Annoncenseiten unserer Fachjournale preisen zwar noch einige durch Kälte oder submucös wirkende Localanaesthetica an, diese verdienen aber nach keiner Richtung irgend eine Beachtung.

Es erübrigt nun noch, der Kataphorese Erwähnung zu thun. Soweit wir heute darüber urteilen können, wird man mit, auf dem Wege elektrischer Ströme eingeführten Anaestheticis, vor allen des Cocaïns, wol in manchen Fällen halbwegs befriedigende Resultate erzielen können, obwol die hier demonstrirte Anwendung der Kataphorese diese Hoffnung nicht sehr kräftigte. Ob aber bei energischer Anwendung der Apparate wegen kostspieligen und umständlichen Methode nicht bald die Berichte über schwere Cocaïnintoxicationen sich einstellen werden, lasse ich heute dahin gestellt; für den allgemeinen Gebrauch dürfte sich die Kataphorese auf diesem Gebiete, wenn überhaupt, so doch erst nach vielfachen Verbesserungen brauchbar erweisen.

Sie können also aus der kurzen Charakterisirung ersehen, dass kein einziges Localanaestheticum bei genügend starker Wirkung so leicht anwendbar und gleichzeitig so harmlos ist, dass beim fortgesetzten Gebrauch nicht der eine oder andere recht unangenehm verlaufende Fall die Freude an den wenigen ganz gelungenen trüben würde.

Vergleichen wir nun damit die gebräuchlichsten Allgemein-Narcotica.

Pental ist hoffentlich mit seinem letzten Opfer für immer begraben worden.

Bromaethyl liefert äusserst selten halbwegs gelungene Narkosen, meistens sind dieselben ungenügend und in Folge der mit seiner Anwendung verbundenen aufregenden Zufälle, als hochgradig gefährliche Narkosen zu bezeichnen. Eine grosse Anzahl bedeutender Fachcollegen und Chirurgen sind infolgedessen vollständig von der Verwendung des Bromaethyls abgekommen. Sie sehen auch unseren verehrten Vorsitzenden mir beistimmend zunicken.

Schwefelaether liefert noch immer auf circa 10000 Narkosen einen Todesfall und die nach seiner Anwendung fast immer auftretende, oft tagelange Nausea und der unangenehme Geruch der Ausatmungsluft bewirken, dass die Zahl reiner Aethernarkosen von Jahr zu Jahr abnimmt.

Chloroform, das sowol für sich allein als mit anderen Stoffen (Aether, Alkohol), besonders in den auf interessanten eingehenden physiologischen Studien basirten, sogenannten temperirten Gemischen Schleich's, wol noch lange in der grossen Chirurgie souverän sein wird, fordert selbst bei geschicktester Administration noch immer so entsetzlich viel Opfer, dass es bei Zahnextractionen gar nie verwendet werden sollte.

Stickoxydul erzeugt gute, aber leider nur kurze Narkosen ausser man will es in der umständlichen, für den alltäglichen Gebrauch kaum verwendbaren Art darreichen, dass man die Einatmung von N_2O unterbricht, sobald genügend tiefe Narkose eingetreten ist, beim Nachlassen der Narkose wieder Stickoxydul einatmen lässt und sofort abwechselnd den Patienten N_2O und Zimmerluft einatmen lässt.

Fast alle diese Unannehmlichkeiten, alle Gefahren verschwinden sofort, wenn Sie das Stickoxydul mit Sauerstoff gemengt verabreichen, aber nicht etwa von vornherein in einem bestimmten Procentverhältniss gemengt und etwa gar in Stahlflaschen comprimirt, monatelang der Gefahr der höheren Oxydirung des N_2O ausgesetzt, sondern sowie ich es im Jahre 1886 in Berlin gezeigt und jetzt bereits in mehr als 30000 Fällen erprobt habe, nämlich im variablen, im Momente des Einatmens sich bildenden Gemenge, welches gestattet, die Zusammensetzung in jedem Momente der Atmung dem individuellen Bedürfnisse des zu Narkotisirenden anzupassen. Ich habe das Gemisch, wie wol den meisten von Ihnen bekannt sein dürfte, damals unter der Pathenschaft der Naturforscherversammlung Schlafgas getauft und damit für unser Fach ein Narkotium zur Verfügung gestellt, für welches es keine Contraindication gibt. Wenn das Schlafgas nicht infolge der grossen Quantitäten, welche davon für lang dauernde Narkosen benötigt werden, zu teuer zu stehen käme und seine Darreichung nicht einen grösseren und etwas complicirten Apparat, eine gewisse Uebung und geschulte Assistenz fordern würde und daher mit der Compendiosität des Choloroformfläschchens schwer concurriren kann, wäre im Schlafgas auch für die grosse Chirurgie das souveräne Narkoticum gefunden, das ich im Anfange meines Vortrages als desiderium pium aller Operateure geschildert. Die Zahnärzte aber, welche an ein kostspieligeres complicirteres Instrumentarium gewöhnt sind, darf die kleine Mühe, die es kostet, mit Schlafgas gut, narkotisiren zu lernen, nicht abhalten, in allen Fällen, in welchen sie wegen der Schwere des operativen Eingriffes volle Anästhesie des Patienten erstreben müssen, sich dieses nach menschlicher Berechnung und Voraussicht absolut ungefährlichen Narkoticums, des einzigen, welches den Blutdruck nicht erhöht und daher auch Kranken gereicht werden kann, zu bedienen, ja sie können und sollen es auch allen Patienten, darreichen welche sich zwar nur einer leichten Zahnoperation zu unterziehen haben, aber unter der Angst vor derselben oft psychisch enorm leiden.

Wenn es mir gelungen ist, Ihnen die Vor- und Nachteile der einzelnen Narcotica plausibel darzulegen, so werden Sie nunmehr bei der Beantwortung der im Beginne meiner Worte aufgestellten Frage: ob Allgemein-Narkose oder Localanaesthesie, sich sicher entscheiden für die Total-Narkose, aber mittelst Schlafgas.

Discussion.

Dr. **Richter** (Berlin) tritt den Ausführungen Hillischer's über das Bromaethyl entgegen, bezeichnet die Bromaethylnarkose auf

Grund seiner langjährigen Erfahrung als ebenso wenig gefährlich wie das Schlafgas und wegen seiner leichten Anwendungsweise im Gegensatz zu dem complicirten, kostspieligen, und schwer transportablen Hillischerschen Apparat als die bequemste, quasi als die Narkose in der Westentasche, weil man sie überall z. B. in der Wohnung des Patienten leicht anwenden kann. R. erzielt bei Kindern mit 5—6 gr. bei Erwachsenen mit 15 gr. Bromaethyl eine sogar für 20 Extractionen ausreichende Narkose. Beunruhigende Momente irgend welcher Art hat R. bei den vielen tausenden Bromaethernarkosen bis jetzt nicht beobachtet. Wichtig für eine gute Narkose ist ein reines und frisches Praeparat. R. verwendet ausschliesslich das der Chemischen Fabrik von Kahlbaum in Berlin.

Mr. **Lipschitz** (Berlin): Zunächst möchte ich mir einige Worte über die Schleich'sche Methode erlauben. Dieselbe hat abzüglich der unangenehmen Ueberwirkung der Oedeme den Nachteil, dass die Anaesthesirung viel zu viel Zeit in Anspruch nimmt und dass sie, trotzdem die Lösung nur wenig Cocaïn enthält, manchmal auch toxisch wirkt, was ich bei meinen Versuchen mit dieser Methode in einigen Fällen festzustellen Gelegenheit hatte. Vom Bromaether sagt Herr Hillischer, „es liefere schwache und gefährliche Narkosen." Beides stimmt nicht. Man kann Bromaethyl thatsächlich so langdauernde Narkosen erzielen, dass es für gewöhnliche zahnärztliche Operationen ausreicht. Dass Bromaethyl gefährlicher wirke, wie Stickstoffoxydul mit Sauerstoff, ist durch nichts erwiesen. Das Bromaethyl würde dem Stickstoffoxydul gewiss nicht ein so grosses Feld entrissen haben, wenn es die Eigenschaften hätte, die Herr Hillischer ihm beizulegen für gut hielt. Ich vermute, Herr Hillischer hat keine eigenen Erfahrungen mit diesem Mittel. Alle diejenigen, welche das Bromaethyl längere Zeit angewandt haben, sind zu der Ueberzeugung gekommen, dass es dem Stickstoffoxydul mit Sauerstoff vorzuziehen sei, weil es 1) ihm in keiner Beziehung nachstehe und 2) seine Anwendung keinen grossen Apparat erfordere.

Bromaethyl kann man sehr wol ohne ärztliche Assistenz anwenden, doch soll man nicht allein narkotisiren, da man sehr oft ein Excitationsstadium hat, bei welchem manchmal die oberen und unteren Extremitäten festgehalten werden müssen. Im übrigen ist es nicht gut, jeden Patienten auf Wunsch zu narkotisiren. Wer seine Wahl zu treffen weiss, wird mit Bromaethyl zufrieden sein.

Mr. **Klingelhofer** (St.-Pétersbourg) fragt, ob die gebräuchlichsten Gasometer dazu benutzt werden können oder ob der gesammte Apparat, welchen Prof. Hillischer demonstrirte mit den Gummisäcken nötig ist, es ist die Aufklärung der Collegen wegen nötig, die der Demonstration nicht beiwohnten.

Dr. **Kaloustov** (Moskau): Ich wollte nur die Herren fragen, die Bromaethyl-Narkose anwenden, ob dieselbe so ungefährlich ist, dass der Arzt oder Zahnarzt selbstständig, ohne Hilfe eines Assistenz-Arztes, ganz allein verfahren kann? Was die Stickstoff-Oxydul-Narkose mit Sauerstoff anbetrifft, so kann sie selbstverständlich ohne irgend einer Assistenz nicht geführt werden; wenn wir von der Privatpraxis sprechen: wie geht's in einem gleichen Falle mit der Bromaethyl-Narkose?

Dr. **Grosswald** (Slatina): Ich erwähne auf das Urteil des Collegen Lipschitz, über Schlafgas und über das Bromaethyl, dass ich bei den vielen Narkosen, die ich als Assistent des Herren Prof. Holländer in Halle und als Studirender in Berlin mitgemacht, die Wahrnehmung gemacht, dass wir nicht immer im Stande sind mit Bromaethyl eine genügende Narkose zu erzeugen, selbst wenn bis 20,0 verbraucht werden. Praeparate von Merck und Kahlbaum, frische Praeparate genügten nicht um eine Narkose zu erzielen. Die Vorteile des Transports etc. erkenne ich an, sonst scheint mir Dr. Hillischer's Schlafgas zuverlässliger.

Mr. Henrik Welin (Stockholm).

Therapie und Füllung von Wurzelcanälen.

Studirt man das Capitel über Wurzelfüllungen, so wird es einem fast schwindeln vor der unabsehbaren Menge von Metoden und besonders von medicamentösen Praeparaten, welche von dem Einen oder Andern benutzt worden sind, und bei deren Anwendung höchstens 10 oder 15% missglückter Fälle constatirt wurden. Ich will hier die Behauptung aufstellen, dass ohne den Gebrauch irgend eines medicamentösen Stoffes auch nicht mehr als höchstens 10—15% missglückter Fälle constatirt werden. Aber dem Zahnarzte der Gegenwart genügt dies nicht. Weitere Fortschritte erstrebt er und er thut in der That einen bedeutenden Schritt vorwärts. 2% missglückter Fälle ist das höchste, was nunmehr bei Wurzelfüllungen einem modernen und gewandten Operateur eingeräumt werden kann.

Dank den uns heutzutage zu Gebote stehenden medicamentösen Praeparaten und Wurzelfüllungsstoffen sind wir in der Lage gewöhnlich in einer einzigen Sitzung nach sorgfältiger Reinigung der Canäle (was natürlich unter allen Umständen das erste Hauptmoment bildet) die Wurzelcanäle mit absolut sicherem Erfolge zu füllen und zwar mit solchen Praeparaten, die nicht nur leicht einzuführen sind und weder den Zahn verunziren, noch auf die umgebenden Partieen irgend einen wesentlichen Reiz ausüben, sondern auch irgendwelchen weiteren septischen Zersetzungsprocessen im Innern der Wurzelcanäle durchaus zuverlässig vorbeugen.

Mehrere derartige Wurzelfüllungsstoffe sind in Vorschlag gebracht worden und haben sich als besonders gut erwiesen. In erster Linie erhalten die Metoden den Vorzug, die sich auf wirkliche statistische Facta stützen. Im Folgenden will ich versuchen, die Metode für Praeparirung und Füllung von Wurzelcanälen zu veranschaulichen, welche ich seit drei Jahren in meiner Privatpraxis angewandt habe, und nach welcher ich an Schwedens einziger odontologischer Unterrichtsanstalt „der Poliklinik für Zahnkrankheiten in Stockholm" unterrichte, und welche Metode nicht einmal 2% missglückter Fälle zu verzeichnen gehabt hat. In der Schilderung dieser Metode werden wol einige Ihnen wolbekannte, aber der Vollständigkeit und des Zusammenhanges wegen erwähnenswerte, Dinge vorkommen, grösstenteils aber dürfte den meisten der Herren das Verfahren ganz neu sein und hoffe ich daher, dass dieser Vortrag zu einem Meinungsaustausch in einer oder der andern Richtung Anlass geben wird, der für uns alle von Nutzen sein kann.

Sei es, dass die Pulpa cauterisirt oder dass sie bei Beginn der Behandlung bereits zerfallen ist, so ist die erste Aufgabe des Operateurs, nachdem der Zahn isolirt wurde, Cavum und Canäle von darin befindlichen Pulpateilen oder Resten von destruirter Pulpa zu befreien.

Für diese Operationen ist doch in erster Linie eine gründliche anatomische Kenntniss betreffs der Lage und Form der Wurzeln, sowie des Verlaufes und Umfanges der Canäle u. s. w. erforderlich. Diese Kenntnisse erwirbt man am besten dadurch, dass man an verschiedenen extrahirten Zähnen Quer- und Längsschnitte macht und diese genau studirt.

Da jedoch die respectiven Zahnarten nicht immer in allen Details übereinstimmen, so will ich hier darauf aufmerksam machen:

1. dass die ersten Bicuspidaten des Oberkiefers gewöhnlich zwei durch eine Art „Corridor" verbundene Wurzelcanäle haben, dass diese Canäle aber auch häufig ganz getrennt vorkommen;

2. dass die zweiten Bicuspidaten des Oberkiefers im allgemeinen einen einzigen Canal haben;

3. dass die ersten und zweiten Molaren des Oberkiefers drei Wurzelcanäle haben, von denen der palatinale der grösste ist und die beiden buccalen sehr eng und krumm und häufig durch einen schmalen „Corridor" verbunden sind;

4. dass die dritten Molaren des Oberkiefers in der Regel drei Canäle haben, diese aber oft zu einem einzigen vereinigt angetroffen werden;

5. dass sowol die ersten, wie auch die zweiten Bicuspidaten des Unterkiefers gewöhnlich je einen einzigen Wurzelcanal besitzen, dass aber die zweiten Bicuspidaten bisweilen deren zwei aufweisen können;

6. dass die ersten und zweiten Molaren des Unterkiefers in Bezug auf die Wurzelcanäle drei verschiedene Typen aufweisen können:

    a) einen relativ weiten, distalen Wurzelcanal, nebst zwei von einander getrennten engen mesialen Wurzelcanälen;

    b) einen relativ weiten, distalen Wurzelcanal, nebst zwei durch einen schmalen „Corridor" verbundenen mesialen Wurzelcanälen;

    c) einen relativ weiten, distalen und einen einzigen mesialen Wurzelcanal, welcher letzterer dann gewöhnlich nach innen gegen die in der Längsrichtung der Zahnreihe laufende Mittellinie mit einem Annex, einer Art „Winkel", versehen ist;

7. dass die dritten Molaren des Unterkiefers ziemlich ebenso oft zwei, wie einen einzigen Wurzelcanal besitzen.

Um Cavum und Wurzelcanäle von darin befindlichen Pulpateilen oder Resten destruirter Pulpa frei zu machen, hat man sich zunächst prächtigen Zutritt zu Cavum und Canälen zu verschaffen. Dies geschieht dadurch, dass mit einem runden Bohrer der ganze Cavitätenboden oder mit andern Worten die ganze Dentin-Partie, welche die Scheidenwand zwischen Cavität und Cavum bildet hinweggenommen wird. Diese Operation ist so gründlich vorzunehmen, dass der Operateur z. B. bei einem Oberkiefermolar gut alle drei Wurzelcanalmündungen sehen kann. Hat man indessen dieses wol ausgeführt, so wird man oftmals finden, dass es auf Grund der Lage der Cavität im Verhältniss zu den Wurzelcanälen unmöglich ist mit einem Wurzelinstrument in dieselben hinein kommen zu können. Man wird finden, dass die eine oder andere Partie der Cavitätenkante entfernt werden muss, oder mit andern Worten, dass die Form der Cavität selbst verändert werden muss, um einem mässig gebogenen Instrument den Zugang zu den Wurzelcanälen zu ermöglichen. Auf Grund dessen will ich hier in Kürze die Arten des Verfahrens schildern, mit Hülfe deren dies zu erreichen steht.

Mediale und laterale Incisiven und Eckzähne. Bei grossen approximalen Cavitäten muss der Cavitätenboden oder die „Decke" der Pulpakammer in ihrem ganzen Umfange mit einem geeigneten runden Bohrer entfernt werden. Die Entfernung der unteren gegen die Schneidefläche zu liegenden Partie ist von Gewicht, um die innerhalb derselben befindlichen Pulpateile entfernen zu können, welche andernfalls, sofern sie zurückbleiben, inmitten der Zahnfläche eine hässlich gefärbte Zone verursachen. Die Entfernung der oberen gegen den Zahnhals gehenden Partie ermöglicht den Zutritt zum Wurzelcanal. Man soll indessen diesen Zugang nicht labial zu Cavum und Canal verlegen, denn dadurch wird der Zahn in hohem Grade geschwächt, sondern so viel wie möglich lingual, wobei durch Preisgebung eines Teiles der Tuberosität auf der lingualen Seite des Zahnes mit Leichtigkeit Communikation mit dem Canale zu erhalten ist.

Bei kleineren Cavitäten verschafft man sich am besten Communikation mit dem Canal (wo dann ausserdem der Zahn weniger geschwächt wird) dadurch, dass man die Cavität nach der lingualen Fläche zu erweitert und daselbst von der Vertiefung unterhalb der Tuberosität aus (ich meine hier Oberkieferzähne) die Dentinpartie schräg aufwärts gegen den Canal zu entfernt.

Bei approximalen Cavitäten in Bicuspidaten und Molaren muss die ganze Decke über der Pulpakammer entfernt werden, wärend ausserdem als Regel gilt, dass so viel von der Fissurpartie an der Kaufläche in die Cavität hineingezogen wird, dass man mit einem geraden oder mässig gebogenen Instrument in die Canäle hinein gelangen kann.

Bei centralen Cavitäten in diesen Zähnen ist es einleuchtend, dass die vollständige Entfernung der Decke über der Pulpakammer und eine Erweiterung der Mündung der Cavität genügt, um einen prächtigen Zutritt zu den Canälen zu erhalten.

Nachdem ich mir in der eben beschriebenen Weise den nötigen Zutritt zu Cavum und Canälen verschafft habe, werden die in der Pulpakammer befindlichen Pulpateile mit einem runden Bohrer entfernt, worauf eine sorgfältige Waschung dieser Partie mittels eines in Subli-

matlösung (1 : 1500) oder am liebsten 5%-ige Karbollösung getauchten
Feuerschwamm- oder Watten-Tampons erfolgt. Diese Waschung ver-
vollständigt einerseits die Entfernung aller Pulpateile, wärend sie
andrerseits eine möglicherweise von den Pulpawurzeln ausgehende Blutung stillt. Sollte diese Blutung heftiger auftreten, so muss man den
mit Sublimatlösung befeuchteten Tampon in Ferripyrinpulver tauchen,
ihn alsdann in die Pulpakammer einführen und einige Minuten darin
liegen lassen, worauf das Cavum aufs Neue mit Sublimatlösung oder
Karbollösung gewaschen wird.

Ist das Cavum auf solche Art vollständig gereinigt worden, erübrigt es, die Wurzelcanäle sorgfältig zu praepariren, d. h. teils aus
denselben alle Reste von Pulpawurzeln zu entfernen, teils auch dieselben so zu erweitern, dass man das Wurzelfüllungsmittel bequem in
dieselben einführen kann. Für diese beiden Zwecke sind die im Handel
vorkommenden biegsamen, korkenzieherförmigen Wurzelcanal-Bohrer
ganz besonders geeignet, von denen man eine Anzahl verschiedener
Grössen für sowol Hand, wie Winkelstück vorrätig haben muss. Bei
Anwendung dieser Wurzel-Bohrer muss man jedoch äusserst vorsichtig
und handfest zu Werke gehen und keinerlei Druck auf das Instrument
ausüben, welches dank seiner Korkenzieherform ohne den geringsten
Druck mit Leichtigkeit in den Canal hinaufgleitet. Eine sichere Hand
muss man, wie ich bemerkte, bei Anwendung des Wurzelbohrers haben,
denn die geringste kleine Erschütterung oder Schwankung kann oftmals das Abbrechen des Instrumentes im Wurzelcanal zur Folge haben.
Die abgebrochene Spitze nachher daraus zu entfernen, ist keine leichte
Sache. In diesem Falle muss die Partie um den zurückgebliebenen Teil
des Instrumentes herum mit einem feinen Bohrer teilweis aufgebohrt
werden und zwar soviel, dass man das Instrument etwas wricken kann.
Darauf nimmt man ein kleines Stück feinen Messingdraht, der gleichen
man zum Reinigen von Injectionsspritzen benutzt, biegt das eine Ende
zu einer kurzen Spirale, indem man den Messingdraht um einen Wurzelcanalbohrer gleichen Kalibers mit dem im Canal sitzenden wickelt. Die
Spirale wird darauf über die abgebrochene Bohrerspitze im Canal ge-
schoben und mit einem feinen Instrumente hinabgestossen. Das andere
Ende des Drahtes wird mit einer feinen Plattzange erfasst; dadurch,
dass man auf solche Art vorsichtig an dem Drahte zieht, legen sich
die Windungen der Spirale fester um das Bohrerfragment, welches alsdann meistens mit Leichtigkeit herauszuziehen ist.

Häufig ist es sehr schwer, den Wurzelbohrer in den buccalen
Wurzeln der Oberkiefermolaren, sowie auch in den mesialen Wurzeln
der Unterkiefermolaren anzuwenden; manchmal sind auch die Canäle
in den Bicuspidaten und den unteren Incisiven so eng und schmal,
dass die Anwendung des Wurzelbohrers in denselben mit grossem Risiko
verbunden ist. Doch muss man danach trachten, sie nach Möglichkeit aufzubohren, denn sonst kann selbst bei im übrigen so rationell
antiseptischer Behandlung, wie möglich, die Gefahr drohen, dass diese
zurückgebliebenen Pulpareste nach einiger Zeit in Gangraena übergehen,
sofern sie nicht bereits bis zu diesem Grade destruirt sind und alsdann
leicht die Periostitis mit ins Verderben ziehen, wodurch wir binnen
kurzem einen Abscess an der Wurzelspitze haben.

Es giebt Canäle, welche gerade am Pulpa-Cavum besonders eng sind, ja bis zu dem Grade, dass es bisweilen geradezu unmöglich ist, sie zu entdecken, nachdem man aber in die Mündung selbst hineingelangt ist, findet man sie gewöhnlich sehr weit und geräumig und infolge dessen leicht zu praepariren. Speciell inbezug auf diese Art von Wurzelcanälen hat Dr. Callahan in Cincinnati eine Methode in Vorschlag gebracht, welche ich wärend einiger Jahre, und zwar mit besonders gutem Erfolg, angewandt habe. Er verwendet zu diesem Zwecke eine 20—50 $^0/_0$-tige Wasserlösung von acidum sulphuricum. Nehmen wir, um diese Metode zu illustriren, an, wir hätten vor uns einen Molar, dessen Cavum von darin befindlichen Pulparesten gereinigt wäre. Die palatinale Wurzel ist geräumig und gross und kann nach dem Belieben des Operateurs in geeigneter Weise behandelt werden, die Canäle in den buccalen Wurzeln aber sind unmöglich herauszufinden. Um sich über diese Schwierigkeit hinwegzuhelfen, placirt man einen mit obenerwähnter Lösung gesättigten Feuerschwammtampon, in dem Cavum an den vermeintlichen Mündungen der Buccalcanäle und bedeckt ihn auf 24 oder 48 Stunden mit einem hermetischen Verbande (Fletchers' Artificial Dentine oder Forssman's Formalin-Cement). Danach wird die Einlage entfernt, die Cavität mit einem Wasserstrahl gewaschen und getrocknet, und wird man dieselbe alsdann weiss und rein finden mit zwei dunkeln Punkten im Boden gerade vor den Buccalwurzeln, welche dunkle Punkte gerade die Mündungen der gesuchten Canäle sind. Versuchen wir nun mit einer Sonde oder dergleichen spitzigem Instrumente hineinzukommen, so finden wir häufig keine deutliche Oeffnung; um uns daher zu vergewissern, ob wir uns nicht geirrt haben, nehmen wir darauf einen Bohrer und gehen mit demselben ein Stück hinein. Tauchen darauf das Wurzelinstrument in die Lösung und führen es so in die bewerkstelligte Canalöffnung hinein oder füllen geradezu die kleine Vertiefung mit jener Lösung. Diese erweicht alsdann die Wände in der Canalmündung so, dass allmälig das Wurzelinstrument in den Pulpacanal der Wurzel hineingleitet, welcher sodann ganz leicht mit einem passenden Wurzelbohrer erweitert werden kann, nachdem er sowol als sein Inhalt teils sterilisirt, teils durch wiederholte Einfüllung der obenerwähnten Flüssigkeit erweicht worden ist. Irgendwelche Bacterien sind gegenüber H_2SO_4 von eben erwähnter Stärke durchaus ausgeschlossen und sind damit behandelte und erschlossene Canäle alsdann zur unmittelbaren Füllung bereit.

Dr. Callahan giebt zu, dass die Applicirung einer so starken Lösung, wie 50%, gewissermassen heroisch erscheint; gute Resultate sind wol mit schwächeren Lösungen zu erzielen, aber eine mehrjährige beständige Anwendung derselben hat mir bewiesen, dass weder für den Zahn noch für das umliegende Gewebe irgendwelche Gefahr dabei vorliegt. Man kann die Wirkung der Flüssigkeit wärend der Erschliessung der Canäle controlliren, indem man eine Lösung von Bicarbonas natricus bereit hält, bei deren Anwendung augenblicklich eine hemmende Wirkung ausgeübt wird. Nur in seltenen Fällen kann es eintreffen, dass die Flüssigkeit durch das Foramen apicale in solcher Menge und bei solcher Stärke hin durchtritt, dass sie einen corrosiven Effect ausübt, weil, bevor das geschieht, die im Dentin selbst neutralisirend wirkenden Mittel die Wirkung der Säure gemildert haben. Sollte sich an der Wurzelspitze ein Abscess zeigen, so halte ich, um einen solchen zu heben, kein Mittel für besser, als gerade eine Wasserlösung von acidum sulphuricum. Die Flüssigkeit greift zuerst die Zahnsubstanz kräftig an, indem sie die bindenden Bestandteile auflöst und die organische Substanz verändert, wodurch eine neue Verbindung gebildet wird, die wie eine Kruste gegen ein weiteres Umsichgreifen der Flüssigkeit schützt.

Um besonders in Vorderzähnen nach der Cauterisation die Pulpareste zu entfernen, werden auch die s. g. Pulpaextractoren oft mit Vorteil angewendet; dies sind schmale und dünne, biegsame und mit Widerhaken versehene Nadeln, welche, indem sie vorsichtig in den Canal hinaufgeführt und dort durch eine leise Drehung in der Pulpa festgehakt werden uns in den Stand setzen, dieselbe in einem einzigen Stück zu entfernen. Diese kleine Operation ist jedoch mit äusserster Vorsicht auszuführen, denn diese Instrumente sind ganz besonders leicht zerbrechlich; viele der im Handel ausgebotenen Fabrikate von Instrumenten dieser Art brechen bei der allergeringsten Biegung ab, weshalb man sie vor dem Gebrauch sorgfältig untersuchen und prüfen muss. Besonders zu empfehlen sind „Donaldson's Extractors" und „Donaldson's Bristles". Für Fälle von gangraenöser Pulpa eignen sich diese Extractoren nicht so besonders gut, sondern sind hier die Wurzelcanalbohrer von bedeutend grösserem Werte. Bisweilen kann es bei approximalen Cavitäten in den Vorderzähnen eintreffen, dass ein directer Zutritt zum Canal nicht herzustellen und infolgedessen der Wurzelcanalbohrer nicht zu gebrauchen ist, und muss man alsdann zum Extractor oder einem andern für diesen Zweck vorgesehenen Instrument, dem Wurzelcanalkratzer seine Zuflucht nehmen, welche letzterer biegsam und an der Spitze mit einem gröberen Widerhaken versehen ist.

Habe ich endlich auf die eine oder andere Art die Canäle so sorgfältig, wie möglich, praeparirt erhalten, so schreite ich zur Füllung derselben. Zur Wurzelfüllung verwende ich Kohlenwatte getränkt mit 20%-iger Formaldehydlösung mit oder ohne Zusatz von Eugenol. Kohlenwatte und unvermischte Formaldehydlösung verwende ich nach cauterisirten Pulpen und Kohlenwatte mit Formaldehydlösung mit Zusatz von Eugenol nach gangraenösen oder mumificirten Pulpen.

Das Verfahren ist folgendes: mit einer Pincette wird ein Stück Kohlenwatte erfasst, in die Formalinlösung und danach eventuell in Eugenol getaucht; auf einer Serviette oder einem Stückchen Feuerschwamm wird die überschüssige Flüssigkeit abgedruckt, so dass der Kohlenwattetampon Pastaconsistenz erhält. Mit der Pincette wird ein kleines Stückchen der so bereiteten Kohlenwatte an die Canalmündung geführt und darauf mit hierfür abgepasstem s. g. Wurzelcanalstopfer, einem dünnen biegsamen und mit knopfförmiger Spitze versehenen Instrument in den Canal hinaufgepumpt. Der Wurzelstopfer muss so dick sein, wie der Canal es zulässt, und wird mit zick-zackartigen Seitenbewegungen eingeführt, um zu verhüten, dass er dem Stückchen Kohlenwatte vorbeigleite. Neuerdings sind auch Wurzelfüllungsinstrumente empfohlen worden, die mit gegen die Spitze zu gerichteten stacheligen

Unebenheiten versehen sind, diese Stacheln liegen also denen eines Nervenextractors entgegengesetzt. Diese Stacheln sind sehr klein, erleichtern aber doch ganz bedeutend die Einführung der Kohlenwatte in die Canäle. Je weiter man sich von der Wurzelspitze entfernt, ein um so gröberes Instrument kann und muss man benutzen. Ein Stückchen nach dem andern wird eingeführt und auf diese Weise condensirt. Ist der Canal gefüllt, so wird das ganze mit einem kleinen Stückchen Feuerschwamm angedrückt. Die Kohlenwatte rollt sich nicht zusammen und verstopft den Canal nicht so leicht, wie Baumwolle, welche von vielen Verfassern und Operateuren als Vehikel für Antiseptika in Wurzelcanälen gepriesen wird. Sollte dergleichen in einem sehr engen Canale eintreffen, so ist es durchaus nicht schwierig die Kohlenwatte mit einem feinen Wurzelfüllungsinstrumente zu durchstossen oder geradezu zu pulverisiren, und danach bis zur Wurzelspitze weiterzubefördern. Die Kohlenwatte lässt sich in die engsten Fissuren und Canäle hineinpressen, ja selbst in solche, die selbst für das feinste Instrument unzugänglich sind. Ueberflüssiges Material wird aus dem Cavum entfernt, darauf die Pulpakammer sorgfältig vermittels mit Formaldehydlösung befeuchteten Feuerschwamms reingewaschen und getrocknet. Hierauf wird das Cavum mit einem gewöhnlichen Phosphat-Cement oder Formalin-Cement gefüllt und danach die äussere Cavität mit einem geeigneten Material ausgefüllt.

Ist die Pulpa zerfallen und der Zahn mit einem s. g. blinden Abscess behaftet (d. h. einem Eiterbildungsprocess an der Wurzelspitze, wobei der Eiter seinen Ausfluss durch den Wurzelcanal des Zahnes hat), so ist die Behandlung ungefähr dieselbe, wie vorstehend geschildert: scrupulose Reinigung des Wurzelcanals, wobei man sich vor Durchbohrung des Apex hütet, alsdann Aufpumpen von in Formaldehydlösung (20 $^0/_0$) nebst Eugenol getauchter Kohlenwatte, worauf die Cavität mit einem Baumwolle-Tampon zugestopft wird. Ein vollständig hermetischer Verschluss verursacht hierbei gewöhnlich heftige Schmerzen. Diese Einlage muss 24 Stunden liegen bleiben und danach erneuert werden. Bei der darauffolgenden Sitzung ist in der Regel kein Vorhandensein von Eiter zu constatiren, und kann man alsdann die Einlage in den Wurzelcanälen erneuern und die Cavität in gewohnter Weise mit Fletcher's Artificial Dentine oder Forssmann's Formalin-Cement hermetisch verschliessen. Ist der Zahn wärend der Zwischenzeit bis zum nächsten Besuch gut gewesen, so kann er zu Ende gefüllt werden.

Ist der Zahn mit einer Zahnfleischfistel behaftet, so kann er nach sorgfältiger Reinigung der Canäle und Füllung mit in Formaldehydlösung und Eugenol befeuchteter Kohlenwatte gleich in derselben Sitzung zu Ende gefüllt werden.

Ist in einem derartigen Falle der Wurzelcanal verstopft, ein Umstand der häufig vorkommt, so bedient man sich einer 20 oder 30$^0/_0$gen Schwefelsäurelösung um die Canalwände zu erweichen. Lässt man diese Lösung ein paar Tage liegen, so kann man in der Regel beim folgenden Besuch die Canäle praepariren und füllen.

Die Zahnfleischfistel verschwindet danach von selbst; die eigentliche Entstehungsursache derselben, die gangraenöse Pulpa ist entfernt,

8*

der Wurzelcanal ist vollständig desinficirt und Granulationen füllen allmälig den Fistelgang.

In grösseren Cavitäten, wo ein eigentlicher Halt fehlt oder die Cavitätenwände dünne sind, so dass sie keinen genügenden Halt für die Füllung bieten, bedient man sich manchmal des Pulpacavum für diesen Zweck. Dabei legt man die Füllung direct auf die Kohlenwatte (demnach keinen Cement in das Cavum). Die dünnen Wande bekleidet oder tapezirt man mit dünn zugerichtetem Cement, lässt diesen erhärten, entfernt den überflüssigen Cement von den Kanten und legt darauf die Schlussfüllung ein. Der Cement stärkt hierbei die Emailwände in hohem Grade.

. So ist in Kürze die Wurzelfüllungsmetode, nach welcher ich wärend dreier Jahre in meiner Privatpraxis operirt habe und nach der ich auch am Zahnärztlichen Institut unterrichte. Sie ist auffallend einfach, entspricht den Theorien, welche für Wurzelbehandlung aufzustellen sind, hat noch nie versagt (nicht einmal 1% missglückter Fälle und diese nicht in Fehlerhaftigkeit der Metode selbst begründet, sondern Folgen von Unglücksfällen, wie z. B. ein abgebrochener Wurzelbohrer, den man vergeblich zu entfernen suchte, Perforirung in der Alveole u. dgl.) und ist unmittelbar, d. h. geht in den meisten Fällen in einer einzigen Sitzung vor sich.

Bei Schwedens einziger odontologischer Unterrichtsanstalt, der Poliklinik für Zahnkrankheiten, sind wärend der Jahre 1895 und 1896 im ganzen 250 Wurzelfüllungen nach dieser nämlichen Metode mit dem allerbesten Resultat ausgeführt worden. Denn so kann man wol mit Recht sagen, wenn wärend zweier Jahre nur zwei missglückte Fälle im Klinikjournal angezeichnet werden konnten und beide diese Fälle nicht auf Mängel in der Wurzelbehandlungsmetode zurückzuführen sind, sondern durch Nachlässigkeit und Ungeschick des operirenden Kandidaten verursacht wurden. In meiner eigenen Praxis habe ich wärend dieser beiden Jahre wenigstens ebenso viele (oder 250) Wurzelfüllungen nach dieser Metode ausgeführt und habe, dank der scrupulosen Reinigung der Canäle, den ausgezeichneten Eigenschaften der Formalinlösung und dem besonders prächtigen Absorptions-Vermögen der Kohlenwatte, keinen einzigen missglückten Fall anzeichnen können.

Bei einer Zusammenkunft in „Illinois State Dental Society" 1895 war folgendes Discussions-Tema auf die Tagesordnung gesetzt: „Ist unmittelbare Wurzelfüllung zu empfehlen?"

Hierbei wurden folgende Fragen aufgestellt: „Müssen Wurzeln unmittelbar gefüllt werden

1. nach heroischer Exstirpation einer lebender Pulpa?

2. nach Entfernung einer zerstörten Pulpa?

3. nach Entfernung einer gangraenösen Pulpa?

4. bei Fällen von Alveolarabscess mit Fistelöffnung?

5. bei Fällen von Alveolarabscess ohne Fistelöffnung (s. g. blindem Abscess)?"

Alle diese Fragen wurden mit „ja!" beantwortet. Die erwähnten Fälle umfassen alle Arten von kranken Zähnen, bei denen Wurzelfüllung notwendig ist. Hinsichtlich unmittelbarer Wurzelfüllung muss doch, meines Erachtens, der unter Moment 5 angeführte Fall—eine Ausnahme bilden; man kann freilich auch in diesem Falle die Wurzeln gleich in der ersten Sitzung füllen, sofern der Gesundheitszustand des Patienten oder die Empfindlichkeit des Zahnes dies zulassen, doch ist hierbei im allgemeinen die Behandlung mehrerer Tage das ratsamste. Die unter Moment 1 und 2 einregistrirten Fälle (d. h. nach Exstirpation einer lebenden und nach Entfernung einer zerstörten Pulpa) stehen einander hinsichtlich der vorliegenden Frage so nahe, dass man sie recht gut in eins zusammenfassen kann. Für derartige Fälle, die sehr häufig vorkommen, eignet sich unmittelbare Wurzelfüllung ganz besonders gut, besonders auch deshalb, weil sie öfters gleichzeitig zur Notwendigkeit wird. Doch darf man niemals vergessen, dass es ausserordentlich schwer ist, alle Pulpareste zu entfernen, danach trachten muss man, gelingt es indessen nicht vollständig, so hat man doch zum Glück so ausgezeichnete Praeparate zur Hand wie Kohlenwatte und Formalinlösung, welche als permanente Wurzelfüllungsmittel in besonders hohem Grade die unmittelbare Wurzelfüllung ermöglichen und erleichtern. Die Formalinlösung macht die zurückgebliebenen Reste vollständig aseptisch und wird gleichfalls in die Canalwände inhibirt, wodurch man eine vollständig aseptische Zone um die Canäle herum erhält. Wird darauf das Cavum mit irgend einem Cementpraeparat hermetisch geschlossen, so ist jede Möglichkeit für eine nachträglich entstehende Gangraena und Gasbildung ausgeschlossen. Sollten sich dessen ungeachtet in den Canälen Gase entwickeln, so ist ja die Kohlenwatte da, um dieselben zu absorbiren.

Die erste Einwendung, welche gegen Wurzelfüllung bei Fällen von der in Moment 3 angeführten Beschaffenheit (über unmittelbare Wurzelfüllung nach einer gangraenösen Pulpa) erhoben werden kann, besteht darin, dass jede gründliche und gewissenhafte Desinfection eine längere Zeit in Anspruch nimmt. Der zweite Einwand besteht darin, dass es unmöglich ist, mit Sicherheit zu entscheiden, ob die an die Wurzelspitze angrenzenden Partieen vor oder wärend der Operation inficirt wurden; denn ungeachtet der grössten Vorsicht kann das letztere bisweilen der Fall sein. Es hat aber von den vielen derartigen beim schwedischen zahnärztlichen Institut nach der von mir dort eingeführten unmittelbaren Wurzelfüllungsmetode und in meiner eigenen Praxis behandelten Fällen nicht ein einziger ein ungünstiges Resultat ergeben.

Der erste Einwand kommt ganz in Wegfall, da man ein so leicht lösliches und gleichzeitig so äusserst penetrantes Mittel, wie Formalinlösung bei hermetischem Verschluss anwendet. Die Wirkung des Mittels wird auf solche Art durch keinerlei äussere Einflüsse beeinträchtigt und kann ungestört seinen Einfluss ausüben, dessen Stärke der Wirkung jedes beliebigen noch so kräftigen Desinfectionsmittels gleichkommt. Dem andern Einwande bin ich dadurch begegnet, dass ich in Fällen gangraenöser Pulpa, oder wo gelinde Periostitis vorhanden war, oder durch Reinigung der Apex zu befürchten stand, vielleicht auch durch die unmittelbare Berührung des Periosts mit Formalinlösung erzeugt werden konnte, jener Lösung Eugenol zusetzte, welches stark derivativ und antiperiostitisch wirkt.

Ein gelinder Grad von Empfindlichkeit ist freilich besonders in diesen letzteren Fällen folgenden Tages vom Patienten verspürt worden, jedoch nur bei Berührung und demnach keinerlei Schmerz; diese Empfindlichkeit ist in der Regel am folgenden Tage gewichen.

Bei Fällen mit oder ohne Fistelöffnung ist ja die Ursache des Uebels gerade die gangraenöse Pulpa. Wird dieselbe entfernt und durch eine vollständig antiseptische Wurzelfüllung ersetzt, die ausser ihrer stark absorbierenden Eigenschaft aus die Fähigkeit besitzt, die Umgebung vollständig aseptisch zu machen und auf Abstand verteilend zu wirken, was für eine Ursache hat man alsdann, irgendwelche Bedenken zu hegen einer Behandlung gegenüber, die so die Ursache des Uebels neutralisirt, und welche Behandlung gerade durch Ziffern, als in jeder Hinsicht vollständig befriedigend, bezeichnet wird.

Ich habe hier nicht nur die Metode selbst eingehend schildern, sondern auch den Angriffen begegnen wollen, welche ich in unserer Literatur verschiedentlich gegen dieselbe habe richten sehen, und welche möglicherweise viele Collegen, die das alte Verfahren beibehalten haben, veranlassen dürften, diese Metode nach Durchsicht der gegen dieselbe erhobenen Einsprüche ohne weitere Reflectionen zu verwerfen. Aber verehrte Herren Collegen, ich beschwöre Euch nur einen einzigen Versuch zu machen und Ihr werdet mir sicherlich sogleich darin beistimmen, dass diese unmittelbare Wurzelfüllungsmetode sich aufs augenscheinlichste von den Metoden unterscheidet, welche sonst in Lehrbüchern über operative Zahn-Chirurgie veranschauliche zu werden pflegen, und welche Metoden 3 bis 8 Sitzungen für Behandlung von Wurzelcanälen beanspruchen, bevor die definitive Wurzelfüllung vor sich geht.

Diese letzteren Operationsverfahren sind sicher als gar zu zeitraubend anzusehen, ein Erfordernis, das den meisten Patienten sehr ungelegen sein wird; eine noch geringere Anzahl aber dürfte wolhabend genug sein, um ein Honorar erlegen zu können, das der aufgewandten Zeit und Mühe entspricht.

George Cunningham (Cambridge), der in seiner Abhandlung: „A statistical inquiry as to the results of the immediate treatment of pulpless and abscessed teeth" auf der Basis ganz besonders sorgfältiger Anzeichnungen seine Studien über unmittelbare Wurzelfüllung dargelegt hat, sagt in seinem Resumé hierüber folgendes: unmittelbare Wurzelfüllung

1. hat weniger missglückte Resultate und weniger Extractionen zur Folge;
2. verursacht seltener Periostiten und Alveolarabscesse mit ihren Folgen und
3. erfordert bedeutend weniger Zeit für Behandlung von pulpafreien Zähnen. Die Durchschnittszeit für derartige Operationen beträgt weit weniger als eine Stunde.

Prof. Sachs in Breslau, welcher gleichfalls die unmittelbare Wurzelfüllungsmetode warm befürwortet, äussert hierüber folgendes: „Ich bestätige Cunningham's Mitteilungen und Behauptungen in ihrer umfangreichsten Bedeutung und halte dafür, dass eine 10-jährige Erfahrung hinsichtlich unmittelbarer Wurzelfüllung in meiner Privatpraxis und die Beobachtungen fast aller unmittelbaren Wurzelfüllungen, welche wärend einer Zeit von 4 Jahren am zahnärztlichen Institut in Breslau ausgeführt wurden, mich zu der Behauptung berechtigt, dass die unmittelbare Wurzelfüllung absolut zu empfehlen ist, weil sie, correct ausgeführt, die besten Resultate ergiebt und die wenigste Zeit erfordert".

Was nun die vielen verschiedenen Metoden des Verfahrens bei unmittelbarer Wurzelfüllung, die in der Literatur empfohlen werden, selbst betrifft, so will ich nochmals betonen, dass die günstigen Resultate in erster Linie auf der subtilen mechanischen Behandlung beruhen, wonach erst in zweiter Linie die medicamentösen Praeparate und Wurzelfüllungsmittel kommen, welche in Anwendung gebracht werden. Manchmal kann doch die Praeparirung der Wurzelcanäle nicht in gewünschtem Masse vollständig ausgeführt werden und spielen da das medicamentöse Praeparat und das Wurzelfüllungsmittel ganz besonders wichtige Rollen.

Das in meiner Wurzelfüllungsmetode angewandte medicamentöse Praeparat ist, wie erwähnt, Formaldehydlösung. Eine Beschreibung dieses Praeparates und seiner Wirkungen dürfte hier wol am Platze sein.

Formaldehydlösung oder, wie sie auch genannt wird, Formalinlösung ist eine gesättigte Wasserlösung (40 $^0/_0$) von Formaldehyd (Methylaldehyd) $CHZO$. „Dieses wird erzeugt durch Oxydation von Methylalkohol, der mit Luft vermengt über glühendes Kupfer geleitet wird, oder durch trockene Destillation von ameisensaurem Kalk, und bildet ein farbloses Gas mit aromatischem, aber stechendem Geruch. Wenn das Gas in grosser Menge in der Luft vorhanden ist, werden die Schleimhäute davon angegriffen. Wasserlösungen zerstören die Epidermis der Haut. Wird die Wasserlösung dem Einfluss der Luft ausgesetzt, so bildet sich Ameisensäure; wird die Wasserlösung gekocht, so bildet sich Paraformaldehyd. Formalin ist ein kräftiges Reactionsmittel, das durch Eingehen neuer Verbindungen verdorbenes Fleisch, verfaulter Urin und Excremente nahezu geruchlos macht" [1].

Erschöpfende und mannigfache Experimente sind von Dr. J. Stahl ausgeführt worden, um die bakteriologische Stärke des Formalins zu ermitteln. Berlioz und Frillat haben gefunden, dass Anthrax-Bacillen von einer Lösung 1:50000 getötet wurden, wärend Aronson behauptet, dass Lösungen 1:20000 die Entwickelung von Typhus, Antrax-Bacillen und Staphylococcus pyogenes aureus verhindern. Stahl's Beobachtungen haben gezeigt, dass nach einer einstündigen Einwirkung von Formalinlösung 1:1000 oder einer viertelstündlichen Einwirkung von $1^1/_3$:1000 die widerstandsfähigsten Mikroorganismen zerstört wurden. Demnach besitzt das Formalin einen ebenso grossen, wenn nicht grösseren antiseptischen Einfluss, wie Sublimat.

In der zuvor citirten Abhandlung über Formalin äussert der Verfasser Zahnarzt G. Forssman (Stockholm) ferner: „Das Formalin hat vielerlei Eigenschaften, welche für unsere Ansprüche und die nun gebräuchlichen Behandlungsmetoden von sehr hohem Werte sind. Mit einem geringen Quantum können wir eine schützende Antiseptik erzielen,

---

1) Hvad nytt i praktiken? 1895. Ueber Formalin von G. Forssman.

und durch die penetrirende Eigenschaft des Gases in devitalisirten Geweben werden unsere Obliegenheiten und Bestrebungen vielfach erleichtert und vereinfacht. Sein Verbreitungs- und Durchdringungs-Vermögen unterstützt uns bei devitalisirtem Dentin, in cauterisirter oder gangraenöser Pulpa, in Lücken im processus alveolaris, welche infolge inflammatorischer Erscheinungen entstanden sind und oft genug schwer-erreichbare und widerstandsfähige Infectionsheerde bilden. Mit einem Worte das Gas findet seinen Weg und erfüllt die gewünschte Wirkung an den aller unzugänglichsten Stellen und wirkt noch dazu mit einer zuvor nicht gekannten Schnelligkeit. Richtig angewendet schadet es in keiner Weise, denn die vitale Grenze leidet nicht im geringsten unter einer vorübergehenden Einwirkung des Gases".

„Ohne sich mit ihm messen zu können an Wirksamkeit ist die Carbolsäure das einzige Mittel, das bei uns eine so grosse Anwendung gefunden hat, wie Formalin. Teils unvermischt und teils mit andern Stoffen versetzt ist das Formalin von Einfluss für Linderung oder Hebung von Empfindlichkeiten im Dentin, bei Behandlung von Periostitis, bei Wurzelfüllung und Pulpaamputation und für die Behandlung beider, bei Pulpa Irritation und partieller Inflammation, bei der Praeparirung eines einfachen gewöhnlichen Defects für Füllung und bei Pulpa-Ueber-capselung".

Aus dem Gesagten geht klar hervor, welchen wichtigen und hervorragenden Platz das Formalin im Medicament-Vorraht des Zahnarztes einnimmt. Eine gewisse Vorsicht ist doch bei Anwendung desselben zu beobachten. Zum Anfang soll man bei Sterilisirung der Cavität und der Wurzelcanäle keine stärkere Lösung, als 20 %, verwenden. Man muss sich in Acht nehmen, das Operationsfeld nicht mit dieser Lösung zu überschwemmen, sondern nur ganz eben die Cavität oder das in dieselbe gebrachte Feuerschwammstückchen damit befeuchten, denn andernfalls dringt die Lösung leicht zwischen Zahn und Cofferdam und verursacht alsdann einen besonders schmerzlichen brandigen Destructionsprosess im Zahnfleisch und besonders in der interdentalen Papille, welcher Process sich nachher leicht auf das Periost fortpflanzen kann, wodurch es noch schwieriger wird, den Fall zu einem guten Resultat zu führen. Sollte ein derartiger destructiver Process eintreffen, so ist das Wegschneiden der brandigen Partie und eine darauf folgende Lapistouchirung die einzig mögliche Behandlung. Mit einem Lapis-Stift kann man natürlich nicht zwischen die Zähne gelangen, weshalb man hier mit Hülfe einer Pincette ein kleines Lapis-Splitterchen applicirt, welches binnen kurzem zerflisst.

Als Vehikel zur Formaldehydlösung und als Wurzelfüllungs-Mittel nimmt die Kohlenwatte einen nicht weniger hervorragenden Standpunkt bei der von mir geschilderten unmittelbaren Wurzelfüllungsmetode ein. Dieses Praeparat gewinnt mehr und mehr an Terrain und von allen Seiten werden Lobeserhebungen über dasselbe laut. Grossen Dank sind wir Zahnärzte und in ebenso hohem Grade auch unsere Patienten dem Erfinder dieses ausgezeichneten Mittels, Herrn Hof-Zahnarzt Dr. Elof Förberg (Stockholm) schuldig. Folgende Auseinandersetzung über die Kohlenwatte und ihre Eigenschaften ist ein kurzer Auszug aus Dr. Förberg's Bericht über dieses Praeparat.

„Kohle besitzt", sagt Dr. Förberg, „bekanntlich die Eigenschaft Gase und flüssige Stoffe zu absorbieren und in ihren Poren zu verdichten. Für unsern Bedarf eignet sich am besten ein Praeparat, das aus Baumwolle, aus poröser, leichter und lockerer Watte hergestellt wird, weich, biegsam und in gewissem Grade elastisch — alles Eigenschaften, die allen andern Kohlenmodificationen durchaus fremd sind. Die Kohlenwatte ist schon an und für sich desinficirend, wird aber ausserdem durch die bei der Fabrikation zugesetzte wasserfreie Borsäure, die jede einzelne Fiber derselben umgibt, gleichfalls ein gutes Antisepticum. Die Kohlenwatte besitzt infolge ihres äusserst fein verteilten Gefüges die Absorptionsfähigkeit der Kohle in noch höherem Grade, als die gewöhnliche Kohle. Bei Wurzelfüllungen spielt diese Eigenschaft eine wichtige Rolle, da hierdurch die Gase, die sich trotz aller Sorgfalt vielleicht in dem Alveole noch bilden können, aufgezogen und unschädlich gemacht werden".

„Kohlenwatte ist vollständig aseptisch; sie kann vor der Anwendung geglüht werden. Man kann sie in gesunden aseptisch gemachten Canälen allein ohne Zusatz verwenden oder sie, wenn man es wünscht, mit jedem beliebigen Antisepticum in Verbindung bringen. Sie wirkt nicht irritirend weder auf die verschiedenen Teile des Zahnes, noch auf die denselben umgebenden Partien. Als Beweis hierfür will ich nur das allgemein bekannte Factum anführen, dass bei Personen, die eine Zeitlang Kohlenpulver beim Zähne bürsten verwendet haben, das Zahnfleisch jahrelang die darin eingedrungenen Kohlenpartikel festhalten kann, ohne irgendwie irritirt zu werden. Ich habe gleichfalls — experimenti causa — Abscesshöhlungen an Wurzelspitzen (durch foramen apicale) mit Kohlenwatte gefüllt und alles ist ohne Irritation abgelaufen. In einem Falle trat freilich nach einiger Zeit ein Teil der Kohle durch einen alten Fistelgang heraus, doch geschah dies ohne Schmerzen oder Ungemach bei dem Patienten zu verursachen".

„Kohlenwatte verbleibt natürlich unverändert, da sie vollständig unlöslich ist. Diese Eigenschaft ist nicht genug zu schätzen. Es kommt nämlich nicht selten vor, dass Zähne, deren Wurzelcanäle mit antiseptischen Cementen oder Pasten gefüllt gewesen, wiederum vom Zahnarzt in Behandlung gezogen werden müssen. Bei der Untersuchung stellt sich alsdann häufig heraus, dass diese Materialen aus den Canälen verschwunden und diese leer sind".

„Der schwerwiegendste Einwand der gegen die Kohlenwatte erhoben wurde, ist deren schwarze Farbe. Diese ist unbedingt ein Uebelstand, hat aber im Uebrigen nicht viel zu bedeuten, wenn man nur bei sehr durchsichtigen Zähnen, besonders Vorderzähnen, die Vorsicht beobachtet, die Canäle nicht weiter hinab als bis zur gleichen Höhe mit der Zahnfleischkante mit Kohlenwatte zu füllen. Irgendwelche Missfärbung des Zahnes verursacht die Kohlenwatte nie. Im Gegenteil behalten die damit behandelten Zähne fast das gleiche Aussehen bei, wie als die Pulpa noch gesund war. Nebenbei will ich bemerken, dass die dunkle Färbung wurzelgefüllter Zähne fast immer (d. h. wo sie nicht schon vorhanden war, ehe der Zahnarzt sein Werk begann) auf fehlerhafter Behandlung beruht, wie z. B. dass man Blut, Saliv, u. dgl. sich in der Cavität ansammeln und in die Dentincanäle eindringen lassen hat,

vor allem aber, dass man sowol wärend der vorbereitenden Behandlung, wie zur Füllung gar zu kräftige antiseptica (besonders Sublimat)
verwendet hat, welche Coagulation von Eiweiss in Canaliculi und infolge dessen Färbung des Zahnes veranlassen".

„Auf Grund ihrer soeben dargelegten Eigenschaften ist die Koh-
lenwatte ein besonders geeignetes Füllmaterial für Milchzahnwurzeln.
Es ist nicht giftig oder irritirend, leicht in die weiten Canäle einzu-
führen und — last but not least — legt der Resorption der Wurzeln beim
Hervorbrechen des permanenten Zahnes keinerlei Hindernisse in den
Weg".

Cinquième Séance.

Mardi, le 12 (24) Août, 2 h. de l'après-midi,

Président: Mr. Talbot (Chicago).

Dr. **Kaloustov** (Moscou).

Pyorrhoea alveolaris.

Ce petit discours, que j'ai l'honneur d'offrir aujourd'hui à votre
attention, M-mes et M-rs, n'est pas une communication proprement
dite; ce sont plutót mes réflexions, basées sur les observations pratiques, sur le thême, qui a déjà été traité ces jours-ci par m-rs Younger
et Talbot. D'abord je n'avais pas même l'intention de vous faire écouter
un exposé quelconque de ma part; j'étais sûr que cette grave question
de la „Pyorrhoea alv." sera parfaitement épuisée, si tout ce qui était marqué
dans nos Programmes était réalisé. Or, ce que je regrette le plus,
c'est l'absence de Mr. le prof. Arkövy (Buda-Pest), cet éminent savant,
dont toutes les déductions sont basées sur les faits des recherches sévè-
rement scientifiques. Ce qui distingue ses travaux sur le thême, c'est
qu'il fonde ses conclusions au surplus sur les données pathologo-anato-
miques. — Voici le point qui m'a fait paraître avec ce petit article.

Ce n'est pas dans le but de suppléer les rapports faits ici quelques jours avant; je m'efforce tout simplement de montrer, que les
recherches pratiques et cliniques seules n'épuiseront jamais le thême,
ci-dessus mentionné. Maintenant, si nous exceptons plusieurs grands
travaux des auteurs universellement connus, que trouvons-nous dans
divers articles et communications touchant la question? Nous n'y
trouvons que des raisonnements sur un tel ou tel mode de traitement
de l'affection et la propriété de son origine: locale ou générale; on
diminue ainsi, à mon avis, la valeur de l'état anatomo-pathologique.
Pouvons-nous, en effet, affirmer, que tous les cas de P. a. proviennent
des conditions locales ou générales, sans savoir ce qui se passe sur le
terrain intéressé? Pouvons-nous adopter un mode de traitement, con-
venant à toutes les variétés de l'affection? Il ne s'agit pas, par conséquence, d'autre chose que du point de départ fautif. C'est ici que
l'anatomie précise nous pourrait être d'un grand secours.

Quant aux faits cliniques, la maladie qui occupe notre attention a deux propriétés principales: la marche progressive et la perte inévitable des dents atteintes de l'affection: il est bien entendu que les procédés chirurgicaux et médicaux appliqués par-ci par-là peuvent modifier la marche et même l'issue finale; à ce point de vue il faut toujours se rappeler que plusieurs cas, parfaitement guéris, donnent des récidives sur la même dent ou sur une de ses voisines. Quant à la quantité de pus qu'on peut faire sourdre en pressant sur la gencive, elle est bien différente: tantôt nous avons une effusion bien abondante, tantôt une quantité minime; je voudrais dire qu'il peut même être absent, comme, par exemple, dans le cas que je décrirai plus bas. Tout de même la quantité de tartre sur la surface radiculaire peut être plus ou moins abondante. Maintenant, nous sommes arrivés à la question, lequel des tissus composant le foyer de l'affection, est défait primairement? La décision de cette question capitale doit être laissée à l'anatomie pathologique; appuyés sur les faits de la pratique journalière, nous ne pouvons que présenter une hypothèse très approximative. Nous voyons, dans les cas bien exprimés, que tout ce qui touche l'alvéole affectée est considérablement tombé en ruines; la gencive, le périoste, la crête alvéolaire, etc. sont infectés et fondus assez également dans une masse de destruction. Mais la P. alv. présentant certaines variétés de l'aspect du dehors, nous pouvons constater assez souvent que quelquefois c'est un des tissus nommés qui est détruit le plus, et maintes fois ce même tissu reste intact, tandis qu'un autre vient en premier lieu. Et ce qui est constant de tout ce que nous observons autour du foyer de ruines, ce que nous pouvons constater chaque fois, que la moindre quantité de pus est présente, sans même tâter quelque cul-de-sac considérable de la gencive, c'est l'affection, carieuse au surplus, de la crête alvéolaire. C'est un fait que je pouvais noter toujours au début de l'affection, ainsi que dans sa marche plus avancée. J'ajouterai encore qu'il n'est pas rare de rencontrer de tels cas de P. a., où la paroi osseuse antérieure seule est disparue complétement, sans que quelque autre phénomène de la part des tissus voisins soit marqué. C'est ainsi, M-mes et M-rs, que je pense que l'affection de la crête alvéolaire est dans la plupart des cas centrale et primaire, l'affection des autres tissus voisins étant plutôt consécutive, mais presque inévitable.

Quant à la nature de cette affection de l'os, elle doit être le plus souvent carieuse, d'après l'observation pratique, mais tout à fait particulière. Je ne cite pas à dessein les recherches de quelques auteurs, surtout celles du prof. Arkövy, qui m'ont tourné vers ce côté de la question; je mentionnerai seulement, que le procès qui nous occupe a tantôt l'aspect d'une maladie microbienne, tantôt—purement distrophique.

Permettez-moi au bout de mon discours de vous décrire, en dessinant sur la planche-ci, un cas de „P. alv." chez un malade, que j'ai démontré l'année passée dans la „Société des médecins russes à Moscou"; le cas est bien rare et très démonstratif. Vous voyez ici, que la canine sinistre est mise à nu jusqu'au sommet radiculaire, c'est-à-dire que la face antérieure de la racine est totalement ouverte; la sonde touche de côté latéral les bords inégaux des restes de la crête alvéolaire;

manque de pus complet, tout peu de tartre sur la surface radiculaire. Toutes les deux incisives dans le voisinage de la canine atteinte de l'affection, ainsi que l'incisive médiane droite, présentent un aspect singulier: à peu près au milieu de la distance du sommet de la racine jusqu'au bord libre de la gencive on remarque une petite ouverture; la sonde touche ici la surface inégale de la racine, ne trouve nulle part la couverture osseuse, qui manque presque totalement par devant dans toutes les trois dents, que nous avons nommées; il ne reste par conséquence que la couverture gingivale: aucune trace de l'inflammation présente ou passée quelque temps avant. Je n'ai rien de plus à ajouter; le cas est bien clair par lui-même. Dixi.

Discussion.

Dr. **Amoëdo** (Paris): Je me suis beaucoup interessé dans l'interessante communication que nous venons d'entendre, mais je ne suis pas tout à fait de l'opinion de notre confrère quant au siège de l'affection dont il est question.

Notre confrère le Dr. Talbot nous a fait passer sous les yeux des photographies de préparations microscopiques qu'il a faites, démonstrant la patogénie de la pyorrhée alvéolaire.

Or, il a trouvé toujours que le siège de la maladie se trouve dans les tissus mous (périoste alvéolo-dentaire) et que ce n'est que plus tard que les crêtes alvéolaires, à qui fait allusion notre confrère sont affectées.

Le Dr. Younger, de son côté, est arrivé à la même conclusion.

Mon opinion est que, si l'on prend au debut la maladie, les crêtes alvéolaires ne sont pas encore necrosées.

A une période plus avancée, ces crêtes sont effectivement necrosées.

C'est pour celà que tous les traitements sont acides, (acide chromique, acide sulfurique, acide lactique) pour les détruire chimiquement. On a même inventé une quantité d'instruments allant sur le tour dentaire destinés à détruire mécaniquement ces crêtes.

Д-ръ **Фишеръ** (Москва): Пожеланія докладчика должны найти общее сочувствіе, такъ какъ правильный способъ лѣченія піорреи возможно установить только тогда, когда сама сущность будетъ строго научно установлена.

Dr. **Kaloustov**: Quant à l'opinion de M. Younger, que le périoste souffre le premier dans cette affection, je pourrais dire que plusieurs autres auteurs ne sont pas d'accord, et qu'à mon avis les phénomènes observés chaque jour ne correspondent pas à cette conception. C'est plutôt la crête alvéolaire elle-même qui s'expose à l'affection, comme nous voyons clairement chez ce malade, dont l'affection singulière des dents supérieures antérieures je viens de décrire.

C. A. Samsioe (Stockholm).

Une nouvelle méthode pour faire des dents sans plaque.

Dans la racine de l'incisive centrale supérieure du côté droit j'ai fixé les deux couronnes des incisives du même côté, ayant exécuté toutes les préparations de l'ouvrage en séance tenante.

Les différents états de l'opération, dont on ne pourra donner ici qu'un compte-rendu très abrégé, ont été les suivantes: la couronne de l'incisive centrale, étant très cariée à été amputée à l'aide de fraises et de pierres de gem et de carbosundum. On a nettoyé le canal de la racine du détritus de la pulpe décomposée, en introduisant successivement et avec beaucoup de précaution de fraises flexibles jusqu'à son bout. Le canal ayant été suffisamment nettoyé a eu son apex obturé d'une petite boule de coton charbonné (du Dr. Förberg à Stockholm) imbibée d'eugenal. Après le traitement antiseptique de la racine on a élargi le canal à l'aide des root-trimmers du Dr. Ottolenghi, tout en lui donnant la forme d'une cône allongée. Le bout cervical de la racine a été meulé jusqu'en dessous de la gencive sans que celle-ci ait été blessée.

Le bout d'un fil en iridio-platine dure a été limé à la façon du canal et coupé quelques m. m. en dehors de son orifice. La partie proéminente du pivot a été courbée d'une telle manière qu'elle touchait presque la gencive.

Deux dents en porcelaine ont été taillées directement d'après la bouche, sans l'intermédiaire d'un modèle en plâtre.

Pour obtenir une empreinte de la racine et de la partie de la gencive, où avait été placée l'incisive latérale, on a mis d'abord autour de la partie cervicale du pivot chauffé un morceau d'une masse spécialement composée pour faire de telles empreintes. Le pivot, muni de la masse chauffée, a été introduit dans sa juste position dans le canal. De telle manière on s'est procuré une empreinte correcte de la surface de la racine. A cette empreinte on a collé un autre morceau de masse chauffée pour se procurer également une empreinte de la gencive, où avait été placée l'incisive latérale. Cette empreinte a été continuée jusqu'à la surface palatinale de la canine.

Les couronnes en porcelaine ont été chauffées l'une après l'autre et placées dans leurs positions correctes en relation à la racine, à la gencive et aux dents voisines. Après avoir avec beaucoup de précaution enlevé la pièce on l'a mis dans du plâtre.

Les avantages de cette masse à impressions sont ceux-ci: elle peut se chauffer facilement dans une flamme ordinaire, une fois chauffée elle colle à du métal, de la porcelaine, de la masse déjà dure etc... Elle durcit très vite et ne se déjète point. Ainsi on peut toujours être persuadé de la justesse d'une empreinte qu'on ait retiré sans la casser.

Aussitôt que le plâtre fût dur, la pièce a été chauffée dans de l'eau jusqu' à ce que la masse s'est suffisamment amollie pour permettre l'enlèvement des couronnes et du pivot. Après avoir débarassé le pivot et les couronnes de la masse adhérente, on a plié les crampons des couronnes avant de les remettre avec le pivot dans leurs positions dans le plâtre.

Sur un réseau en fil de fer on a placé la pièce, munie de quelques grains d'un alliage aurifère, qui par une flamme de gaz a été mis à couler, sans que l'on se soit servi d'une barre à souder ou d'un chalumeau. Avec un morceau d'amadou on a enfoncé le métal dans la cavité du plâtre et au moment de l'endurcissement on a même pu exécuter un certain modelage de la masse. Le rechauffement de la pièce se faisant très doucement, un brisement des dents est complètement exclus. Aussi n'est-il pas nécessaire de couvrir les couronnes avec du plâtre ou de sécher celui-ci avant la fonte.

La pièce successivement refroidie a été essayée sur la racine après une ébauche préalable, puis définitivement polie à l'aide de fraises, du papier vitré et d'un brunissoir. Le pivot a été rendu raboteu avec un burin et les parois du canal munis de petites fosses à retention.

Pour fixer cette pièce le démonstrateur s'est servi de guttapercha de telle manière qu'il a enfilé sur le pivot une mince lame ronde de Hills stopping jusqu'à la base métallique, et puis il a roulé autour du pivot bien chauffé une bandelette en gutta rouge. La pièce a été placée sur une plaque de mica et chauffée jusqu'à ce que le gutta ait été bien amolli. Alors on a saisi la pièce entre les doigts protégés par une serviette, introduit le pivot dans le canal, et d'une main ferme mis la pièce dans sa position correcte.

L'adaptation de la pièce artificielle à la racine et à la gencive fut très juste, grâce à l'ajustement direct des couronnes dans la bouche, qui vous délivre de l'intermédiaire d'un modèle en plâtre. Aussi, en fondant le métal directement dans le négatif en plâtre, obtenu par l'empreinte, la base de la pièce obtient une exactitude beaucoup plus correcte que par d'autres méthodes. Le démonstrateur assure de pouvoir protéger la racine contre la carie par la couche mince de guttapercha avec la même sureté et avec beaucoup moins de peine pour le client, qu'on ne puisse le faire selon les méthodes à anneau.

La rotation de la racine qui porte la pièce est empêchée par une petite pointe derrière la surface palatinale de la canine.

Les avantages spéciales de l'alliage aurifère ont été expliqués de la manière suivante: il se fond facilement, il soude directement aux métaux précieux, il garde assez bien sa couleur dans la bouche et n'est pas attaqué ni par la salive ni par l'usure des antagonistes pendant la mastication.

Toute une série de modèles a été montrée comme preuve de la grande possibilité de variation de la méthode. Les mêmes principes fondamentales sont pratiquées à la fabrication d'une couronne isolée comme dans les ouvrages de 8 — 12 dents. Outre des pivots on peut se servir d'autres moyens pour fixer les dents sans plaque, par exemple d'un anneau autour d'une couronne, de couronnes en or, etc.

Les détails de cette méthode vont être entièrement publiés dans un ouvrage spécial où le démonstrateur va également expliquer la manière, dont on doit, selon son système, traiter la pulpe et le canal de la racine.

Dr. **Krause** (St. Petersburg).

Die Arsenbehandlung blossliegender Pulpen.

Die Veranlassung zum heutigen Vortrage, den ich die Ehre habe hier zu halten, gaben einige Thatsachen, die sich von selbst bei der

Behandlung der Zähne mit blossliegender Pulpa, wie sie 4¹/₂ Jahre in der Poliklinik des Kaiserlichen klinischen Instituts zu St.-Petersburg geübt wurde, herausstelten. Diese Thatsachen verdanken ihr Entstehen den ungünstigen Thätigkeitsverhältnissen der Poliklinik, wie grosse Pausen zwischen Aufnahmezeiten, Mangel an Arbeiterpersonal, an Zeit, grosse Zahl der Kranken, die ihrer socialen Verhältnisse wegen weder Zeit noch Acht für die Zahnpflege besassen Alles dieses hatte als Folge, dass die Behandlung der Zähne sehr in die Länge gezogen wurde, so dass Wochen und sogar Monate vergingen bis ein mit Arsenik behandelter Zahn gefüllt werden konnte. Diese Eigentümlichkeit der Behandlung hatte aber auffallender Weise keinen Nachteil für das Gelingen derselben und die Misserfolge geradezu selten waren. Auf Anregung des Leiters der Poliklinik des Herren Dr. Limberg unternahmen wir die Mühe die Zahl dieser Misserfolge, so wie den möglichen Grund derselben zu ermitteln. Zu diesem Zweck benutzten wir die Protokolle (1735 №№), welche von Anfang an über die Behandlung der Zähne sämmtlicher Kranken geführt wurden. Nachdem wir diese Protokolle durchgesehen haben, hatten wir die Möglichkeit uns zu überzeugen, dass die Behandlung wirklich sehr erfolgreich war und dass die Misserfolge eine genügende Erklärung zulassen. Beides zusammen bestätigte die praktische Verwertbarkeit der Behandlung selbst, so wie der aus ihr resultirenden Schlüssen.

Der Ueberschrift unseres Vortrages gemäss werden wir die Behandlung derjenigen Fälle beschreiben, wo es um Zähne mit blossliegender Pulpa durch die Perforation der Pulpahöhle bedingt, handelt, gleichviel auf welche Art die letzte entstanden ist (durch Caries, Zahnbruch, Trepanation, absichtliches, zufälliges Blosslegen der Pulpa). In allen diesen Fällen wurde bei der Untersuchung die ganze Aufmerksamkeit darauf gerichtet, um die Anwesenheit einer lebendigen Pulpa in toto oder ihrer Reste festzustellen. Die Behandlung begann mit Pulpaabtötung mittelst Arsen, welche als gelungen betrachtet wurde, wenn die Kronenpulpaausbohrung oder vollkommene Pulpaexstirpation ohne Schmerz ausgeführt werden konnten. Die Arsenapplication geschah nach gewöhnlichen Regeln: nach oberflächlichen Reinigung der Zahnhöhle und Entfernung des erweichten Dentins wurde auf die blossliegende Pulpa ein kopfnadelgrosses Baumwollebäuschchen mit soviel Pasta (Rp. Ac. arsenicosi, Ol. Caryophil.: āā 1,0. Ac. carbol. cryst., Ac. tannici āā 2,0 M. f. pasta mollis), als es tragen konnte, aufgelegt. Wenn es um Wurzelpulpa handelte. so wurde die Pasta auf einer mit Baumwolle umwickelter Wurzelsonde in den Canal selbst eingeführt und hier als Wurzeleinlage belassen. Darauf wurde die Höhle mit einem in Sandaraclösung getauchten Baumwollebäuschchen nicht sehr fest ausgefüllt. Wenn dieses Bäuschchen nicht genug Halt hatte, benutzte man zum Verschluss der Höhle Posphatcement. Der Patient wurde bestellt bei der folgenden Aufnahme zu erscheinen, was nach 2—7 Tagen geschehen konnte, denn so gross waren die Pausen zwischen den Aufnahmezeiten. Nach Entfernung des ersten Arsenverbandes fanden wir in der Mehrzahl der Fälle bei der Sondenuntersuchung die Pulpa mehr oder weniger empfindlich, trotzdem dass Arsenpasta mehrere Tage in der Zahnhöhle verblieb. Da eine weitere Behandlung nur dann unternommen wurde, wenn sie vollkommen schmerzlos ausgeführt werden konnte, so musste man mehrere Male (2—4) Arsenpasta auf die Pulpa appliciren, bis endlich die gewünschte Schmerzlosigkeit eintrat. Die erste Arsenapplication genügte nur in den meisten Fällen die Empfindlichkeit des Zahnes respect. des Dentins so weit zu verringern, dass man im Stande war die Höhle zu reinigen, den Eingang in die Pulpahöhle zu erweitern respect. einen Teil der Kronenpulpa zu entfernen. Alles dieses gestattete die Arsenpasta in genauem Contact mit der Pulpa respect. in die Pulpahöhle zu bringen. Nun kommen viele Patienten mit ihrem ersten Arsenverbande oft nach Wochen wieder. Dieser Umstand gab die Möglichkeit folgende Thatsachen festzustellen:

a) Die Arsenpasta kann wochenlang in der Zahnhöhle bei Personen verschiedenes Alters ohne nachweisbarem schädlichem Einfluss verbleiben.

b) Die Pulpa bleibt trotz langer Arseneinwirkung lebendig (sie blutet beim Anstechen, reagirt auf Reize).

c) Der Zahnschmerz, welcher manchmal nach einigen Tagen von dem mit einem Arsenverbande versehenen Zahne ausgeht, durch die Vitalität der Pulpa bedingt ist.

Dadurch wurde die Ueberzeugung gewonnen, dass die Schmerzlosigkeit des Zahnes nicht so schnell eintritt respect. leicht zu erreichen ist. Dieses findet seine Erklärung darin, dass der bereits durch Arsen abgetötete Teil der Pulpa auf eine Zeitlang den unterliegenden lebendigen Pulparest vor Arseneinwirkung schützt. Um die Wirkung der Arsenpasta zu beschleunigen wurde vorgeschlagen den toten Teil der Pulpa zu entfernen. Da diese Operation nicht ganz schmerzlos ausgeführt werden kann, so wurde in der Poliklinik vorgezogen die Arsenpasta länger einwirken zu lassen, denn wir hatten die Möglichkeit zu beobachten gehabt, dass es ohne Schaden geschehen kann. Der Vorteil dabei war folgender: erstens brauchte der Patient nicht oft den Arzt zu besuchen und zweitens die ganze Behandlung konnte ohne Schmerzen geschehen, denn es gelang nach längerer Arseneinwirkung den Aetzschorf so zu entfernen, dass der Patient es fühlt, aber keinen Schmerz dabei empfindet. Gewöhnlich wurde der Patient nach einer zweiten Arsenpastaeinlage nach einer Woche zu kommen bestellt. Die zweite Arsenapplication ist mit keinem Nachschmerz verbunden. Nach der zweiten Arsenapplication erschien der Zahn oft empfindungslos, so dass die Kronenpulpa ohne Schmerzen ausgebohrt werden konnte, wobei die Bohrspähne bräunlich aussehen. Aber nicht minder oft war die Ausbohrung etwas schmerzhaft von Anfang an oder, wenn man den Boden der Pulpahöhle berührte. In diesen Fällen, so wie auch, wenn die Kronenpulpa obwol vollkommen emfindungslos, doch bei der Ausbohrung blutete, oder als weiche rötliche breige Masse zum Vorschein kam, wurde die Arsenpasta noch einmal auf einige Tage in die Pulpahöhle respect. auf die Anfänge der Canäle applicirt. Indem wir die Empfindungslosigkeit des Zahnes für ein Kriterium des Pulpatodes annahmen, berechneten wir die Dauer der Arseneinwirkung, welche ein schmerzloses Manipuliren zuliess, auf Grund des arithmetischen Mittleren und haben folgendes erhalten: eine Kronenpulpaausbohrung konnte nach 15 Tagen gemacht werden, aber eine vollständige Pulpaexstirpation erst nach 20 Tagen.

Wenn diese Zahlen auch keinen absoluten Wert haben können, so weisen sie doch ganz bestimmt darauf, dass

a) die Kronenpulpa nur nach einer ziemlich langen Arseneinwirkung als abgetötet betrachtet werden kann.

b) die Wurzelpulpa ihre Vitalität noch behält, wenn die Kronenpulpa bereits empfindungslos ist.

Nachdem eine vollkommene Schmerzlosigkeit des Zahnes eingetreten war, bestand die weitere Behandlung in den Fällen wo die Kronenpulpa abgetötet wurde in folgendem: die Kronenpulpa respect. die Kronenpulpahöhle wurde sorgfältig ausgebohrt, mit lauwarmen Wasser ausgespritzt und mit Baumwolle und Luftbläser getrocknet.

In die so vorbereitete Pulpahöhle wird ein Thymolkrystall von Hirsekorngrösse oder etwas darüber eingeführt und am Boden der Pulpahöhle zerrieben. Nun folgt sofortiger Cementverschluss der Pulpahöhle, wobei der Cement von der zur Füllung der Zähne gebrauchten Consistenz gut in die Pulpahöhle eingedrückt wird, bis sie ganz so wie auch der anliegende Teil der Zahnhöhle ausgefüllt sind. Der Rest der Höhle wird gleich oder später mit beliebiger Füllung versehen. Wenn es an Zeit fehlte, so wurde in die Pulpahöhle nur ein kleines Baumwollebäuschchen mit ac. carb. concet. befeuchtet eingelegt und die Höhle mit Sandaracbaumwolle verschlossen. Bei nächster Sitzung wurde der Thymolcementverschluss der Pulpahöhle gemacht und endlich bei dem dritten Besuch die Höhle selbst ausgefüllt.

In den Fällen, wo am Beginne der Behandlung nur noch Reste lebendiger Pulpa in einer oder mehreren Wurzeln vorhanden waren, die Kronenpulpa aber schon zerfallen, wurde nach der Abtötung dieser Reste Wurzelfüllung gemacht, welche besonders in einwurzeligen Zähnen, auch wenn die Kronenpulpa mit Arsen zerstört wurde oft angewandt wurde.

Die Behandlung gestaltete sich folgender Weise: nachdem ein guter Zugang zur Pulpahöhle geschaffen wurde, so dass die Anfänge der Canäle gut zu erreichen waren respect. erweitert werden konnten, wird eine vollkommene Pulpaexstirpation mittelst glatter mit einigen Baumwollefasern umwickelten Wurzelsonden von Donaldson (ohne Höcker und Rauhigkeiten) vorgenommen. Die Baumwolle muss fest der Sonde aufsitzen und sich beim Einführen in den Canal weder verbiegen noch von der Spitze der Sonde durchstochen werden. Eine so vorbereitete Sonde wird in den Wurzelcanal so tief, als es ohne Gewalt geschehen kann, eingeführt und hier mehrere Male um die Axe gedreht. Durch diese Bewegung, falls im Canale eine consistente Pulpa vorhanden, wird die letztere sich auf die Sonde aufwickeln resp. der Baumwolle adhaeriren und in toto mit der Sonde zusammen aus dem Canale entfernt. Manchmal gelingt es nur nach mehreren Versuchen die Pulpa zu extrahiren. Das Fehlschlagen zeigt, dass der Canal keine consistente Pulpa enthält, sondern nur Krümchen, die man durch wiederholtes Einführen einer mit frischer Baumwolle versehenen Sonde entfernt. Manchmal erleichtert die Ausräumung des Canals die Verflüssigung seines Inhaltes was dadurch geschieht, dass die Sonde vor der Einführung in $5^0/_0$ Carbollösung getaucht wird.

Die Entfernung der Pulpareste kann man als gelungen betrachten,
wenn man zur Wurzelspitze gelangt ist und die Baumwolle nach
mehreren Malen weiss und trocken aus dem Canale kommt. Nun
kann eine Wurzelfüllung gemacht werden: dieselbe glatte Sonde wird
so mit einigen Baumwollefasern umwickelt, dass die Watte der Sonde
leicht aufsitzt sich auf ihr verschieben lässt, oben von der Spitze der
Sonde nicht durchstochen wird. Mit einer solchen Sonde wird etwas
Cementpulver (Caulk) mit Säure zum flüssigen Cement angerührt und
damit die Baumwolle (die der Sonde aufsitzt) impregnirt: nachdem
es geschehen ist wird die Sonde mit cementirter Watte sofort, bis der
Cement noch flüssig ist, in den Canal eingeführt, wobei man die
Wurzelspitze zu erreichen trachtet, was sich durch Anfühlen eines
Wiederstandes oder noch sicherer durch eine Schmerzäusserung von
der Seite des Patienten kundgiebt — der flüssige Cement indem er
das foramen apicale erreicht, reizt die Wurzelhaut. Dieser Schmerz
geht gleich vorüber. An die Wurzelspitze angelangt, drückt man die
Sonde mehrere Male an die Canalwände, wobei die cementrirte Baumwolle den Wänden adhaerirt und die Entfernung der Sonde mit Belassen der Baumwolle im Canale dadurch möglich wird. Die Entfernung der Sonde geschieht allmälig und so, dass zugleich auch noch
gestopft wird (den Pumbewegungen ähnlich). Nach Herausführung der
Sonde wird mit einer dickeren Sonde, sie als Stopfer benutzend, die
Wurzelfüllung gedichtet. Auf diese Weise gelingt es den Wurzelcanal
bis an das foramen apicale vollkommen auszufüllen, was an extrahirten
Zähnen demonstrirt und geübt werden kann. Der Anfang des Canals
wird mit gewöhnlichem Cement gefüllt. Wenn ein mehrwurzeliger
Zahn behandelt wird, so geschieht die Vorbereitung, so wie die Wurzelfüllung selbst in mehreren Sitzungen, wobei die Zahnhöhle mit Sandaracbaumwolle verschlossen wird, bis eine definitive Füllung des Zahnes
kommt.

Das Trockenhalten der Zahnhöhle wärend aller beschriebenen
Operationen wurde in genügender Weise mittelst Baumwollebäuschchen
erreicht. welche immer die Zahnhöhle ausfüllen, sobald da nichts gemacht wurde, oder wenn bei der Manipulation der Speichel die Höhle
zu überschwemmen drohte. Auch half man sich noch durch Einlegen
zwischen der Backe und dem Zahnfleische dicker Watterollen. Die
Zunge. wenn sie der Patient nicht ruhig halten konnte, wurde mit
dem Zahnspeculum von dem Operationsfelde fern gehalten. Wenn
aber doch der Speichel zufällig in die Pulpahöhle gelangte, so wurde
der Zahn ausgespritzt, die Zahnhöhle getrocknet und mit ac. carb.
concentratum desinficirt.

Die Gesammtzahl der mit Arsen behandelten Zähne zerteilt sich
nach der Art der Nachbehandlung in 228 Kronenpulpaausbohrungen
mit Thymolcementverschluss der Pulpahöhle, 92 Wurzelfüllungen und
14 Fälle wo beide Methoden combinirt wurde. Ein Drittel aller Fälle
wurde mehrere Monate und Jahre, die andere zwei Drittel kürzere
Zeit (mehrere Wochen und Tage) nach der Behandlung beobachtet.
Misserfolge kamen nur bei Kronenpulpaausbohrungen mit Thymolcementverschluss vor.

Da sie von Bedeutung sind, so wollen wir die betreffenden Protokolle anführen:

1) Oberer rechter erster Praemolar mit Distalhöhle und blossliegender Pulpa.

10.XI 92 Pasta ars.; 13.XI Kronenpulpaausbohrung. Thymolcementverschluss der Pulpahöhle und Cementfüllung.

Die Arseneinwirkung dauerte 3 Tage.

1.X 93 Der Zahn hat geschmerzt. Ausbohrung der Füllung. 5.X, 8.X, 12.X antiseptische Wurzeleinlagen. 15.X Füllung der inneren Wurzel mit cementirter Baumwolle. Die Patientin kam nicht mehr wieder.

2) Oberer rechter erster Molar mit einer Distalhöhle und blossliegender Pulpa.

17.XI 92, 20.XI Pasta ars.; 27.XI ac. carbol. und Sandarac baumwolleverschluss; 1.XII Kronenpulpaausbohrung Thymolcementverschluss der Pulpahöhle; 4.XII Kupferamalgamfüllung.

Die Arseneinwirkung dauerte 10 Tage.

11.XII Zahnschmerz, der Zahn wurde von der Kaufläche aufgebohrt und die Wurzelcanäle nach Möglichkeit gereinigt. Der Patient kam nicht mehr wieder.

3) Oberer linker Cuspis mit blossliegender Pulpa.

9.IV 93, 13.IV, 16.IV. Pasta ars.; 20.IV Kronenpulpaausbohrung. Thymolcementverschluss der Pulpahöhle und Cementfüllung.

Die Arseneinwirkung dauerte 11 Tage.

23.IV Zahnschmerz, Ausbohrung der Füllung und Reinigung des Wurzelcanals; 30.IV antiseptische Wurzeleinlage; 4.V der Wurzelcanal wurde mit cementirter Watte gefüllt und die Höhle mit Rosaguttapercha verschlossen; 7.V keine Reaction.

4) Unterer rechter zweiter Praemolar mit Distalhöhle und blossliegender Pulpa.

15.III, 94 Pasta ars.; 28.III Kronenpulpaausbohrung, Thymolcementverschluss der Pulpahöhle und Cementfüllung.

Die Arseneinwirkung dauerte 13 Tage.

21.III, 95 grosse Temperaturempfindlichkeit des Zahnes, Entfernung der Füllung und Carbolverband; 28.III der Wurzelcanal ist schwer passirbar—wieder Thymolcementverschluss der Pulpahöhle; 7.IV Cementfüllung; 19.IX keine Reaction.

5) Oberer rechter zweiter Molar mit Centralhöhle und blossliegender Pulpa.

13.V 94, 17.V Pasta ars.; 20.V Kronenpulpaausbohrung, Thymolcementverschluss der Pulpahöhle und Cementfüllung.

Die Dauer der Arseneinwirkung 7 Tage.

21.III 97 Dumpfer Zahnschmerz wärend letzter Nacht, der Zahn ist bedeutend niedrieger als der nebenstehende erste Molar, dunkel gefärbt und gegen Percussion empfindlich. Der Antagonist fehlt. Der nebenstehende Molar I dem Aussehen nach gesund erweist sich bei der Perkussion empfindlich. Der zweite Molar wurde extrahirt, wobei die distale faciale Wurzel abgebrochen wurde. Die übrigen Wurzeln sind von Periost entblösst. Nach Zersägung des Zahnes erschien die Pulpahöhle beinahe ganz mit einer gelblichen gangränos riechenden Substanz ausgefüllt, die sich in die Wurzeln fortsetzte.

In dem vorderen Abschnitt der Pulpahöhle, wo die mediane faciale Wurzel abging war etwas Cement mit Thymolgeruch vorhanden. Nur dieser Stelle entsprechend war das Pulpahöhlengewölbe durchbrochen, so dass augenscheinlich ist, dass die Kronenpulpahöhle bei der Behandlung nicht ausgebohrt wurde.

6) Oberer rechter erster Molar mit Distalhöhle und blossliegender Pulpa.

24.III 95, 7.IV Pasta ars.; 11.IV Kronenpulpaausbohrung. Thymolcementverschluss der Pulpahöhle und Cementfüllung.

Die Dauer der Arseneinwirkung 18 Tage.

21.IV Der Zahn ist gegen Wärme empfindlich. Ausbohrung der Pulpahöhle von medianer Fläche, Carbolverband. Die Patientin erschien noch einmal 25.IV und kam nicht mehr wieder.

9*

7) Unterer rechter erster Molar mit blossliegender Pulpa.

7.XI 95, 10.XI Pasta ars.; 17.IV Empfindlichkeit beim Sondiren in der Tiefe der Pulpahöhle, aber dessen ungeachtet Kronenpulpaausbohrung und Thymolcementverschluss der Pulpahöhle. Die Dauer der Arseneinwirkung 10 Tage.

29.XI Der Rest der Höhle mit Cement gefüllt.

22.XII Der Zahn ist gegen Temperaturwechsel empfindlich, die Füllung wurde entfernt und eine Arsenpastaeinlage gemacht. 96, 2.I wieder Kronenpulpahöhle ausbohrung und Thymolcementverschluss der Pulpahöhle. Der Patient kam nicht mehr wieder.

8) Oberer linker erster Molar mit blossliegender Pulpa.

4.X 96, 8.X Pasta ars.; II.X Kronenpulpaausbohrung, Thymolcementverschluss der Pulpahöhle und Cementfüllung.

Die Dauer der Arseneinwirkung 7 Tage.

3.XII Der Zahn ist gegen Wärme und Percussion empfindlich. Der betreffende Antagonist fehlt. Extractio. Die Wurzelhaut ist gerötet. Nach Zersägung des Zahnes zeigte sich, dass die nicht ausgebohrte Pulpahöhle von einer in der Mitte weisslichen, an der Peripherie braunrötlichen Substanz ausgefüllt war, welche sich in die Gaumen- und mediane Facialwurzel fortsetzte. An der Wurzelspitze waren in der Substanz rötliche Streifen sichtbar.

Zur Erklärung dieser Protokolle erlauben wir uns obwol nicht ganz wörtlich, da das Original nicht bei der Hand war, die Ansicht des Herren Wellauer [1] in Erinnerung zu bringen. Dieses thuen wir hauptsächlich um die mögliche Vermutung vorzubeugen, dass die in der Poliklinik angewandte Arsenpasta ihrer Zusammensetzung zufolge nur eine schwache Wirkung auf die Pulpa ausüben konnte. Der genannte Autor gelangte zu den mit unserigen analogischen Resultaten obwol er reine Arsensäure zur Pulpaabtötung benutzte.

Wellauer ist der Meinung, dass die Fälle der Autoren, wo sie eine Zerstörung der Pulpa wärend einiger Stunden erzielen und es durch tiefe Wirkung des Arsens erklären, ganz anders auszulegen sind, nämlich, dass Ac. arsenicosum wärend 12—20 Stunden und oft auch bedeutend früher die Pulpa unempfindlich macht, so dass sie ohne Schmerz ausgebohrt oder excavirt werden kann, aber dass heisst nicht, dass die Pulpa tot ist, sondern nur dass sie unempfindlich geworden. Den Beweis sieht er im folgenden: es sind Fälle, wo wir nach vollkommener Devitalisation die Kronenpulpa ohne Schmerz ausbohren, den Zahn füllen und nun nach 10—14 Tagen fängt der behandelte Zahn an zu schmerzen, wobei der Zahnschmerz seinem Charakter nach nur einem Pulpaleiden und nicht demjenigen der Wurzelhautentzündung entspricht. Der Patient empfindet im Anfange die unangenehme Wärme (warme Speisen); allmälig steigt dieses unangenehme Gefühl bis zum Zahnschmerz, der unerträglich werden kann und der Zahn wird in dieser Zeit auch druckempfindlich. Wenn man den Zahn in der Periode, wo er die Wärme schlecht verträgt, extrahirt, so werden wir den Pulparest mit Blut überfüllt entzündet und bei weiteren Stadien des Processes vereitert oder gangrenescirt finden. Wenn die Pulpa tot wäre, so könnte man sie weder gerötet oder vereitert, noch gangreniscirt finden. Die tote Pulpa kann sich nur als mumificirt oder zerfallen darstellen. Der Zahn mit

---

[1] s. Abhandlung über Odontologie in „Deut. Vierteljahrsschr. für Zahnheil." 1877. p. 149.

toter Pulpa kann niemals bei Wärmeeinwirkung die Quelle eines plötzlichen heftigen Schmerzes werden. Aehnliches wird in den Fällen beobachtet, wo die Patienten nach Arsengebrauch einer Nachbehandlung sich nicht unterziehen konnten oder wollten. Die Patienten sind froh ihre Zahnschmerzen nach Arsenapplication verschwinden zu sehen und geben sich damit zufrieden, aber bald kehren die Schmerzen wieder, was auf eine Entzündung der Pulpa deutet, welche durch die Arsenapplication nicht zerstört, sondern auf kurze Zeit unempfindlich geworden ist. Infolge dieser Beobachtungen liess Wellauer länger und länger Arsen in der Zahnhöhle und hatte seitdem bessere Resultate. Die erste Arseneinlage lässt er 5 Tage liegen und wenn nach dieser Zwischenzeit die Pulpa sich empfindlich erwies, so wurde eine zweite Arsenapplication wieder auf 5 Tage gemacht. Nach einer so langen Arseneinwirkung unterzog er alle Zähne, wo er die Pulpa nicht vollkommen exstirpirte, einer 14-tägigen Observation und fand dabei manchmal, dass die totgeglaubte Pulpa nach so langer Zwischenzeit beim Reinigen der Zahnhöhle noch lebendig war. Deshalb ist seine Meinung folgende: „Alles was man gewöhnlich für Folgen einer tiefen oder zu langen Arseneinwirkung annimmt, halte im Gegenteil für zu kurze Arsenwirkung" Dieser Meinung können wir nur beistimmen, denn Alles dieses vor 20 Jahren Veröffentlichtes hat vollständige Bestätigung in den von uns angeführten Protokollen erhalten und wir haben desto mehr Zuversicht zu behaupten dass die Misserfolge in unseren Fällen nur durch ungenügende Abtötung der Pulpa bedingt worden sind. Dieses wird von selbst klar wenn man die Dauer der Arsenwirkung in jedem Misserfolge mit den von uns berechneten Durchschnittszahlen vergleicht. In allen günstigen Fällen dauerte die Arseneinwirkung bei Kronenpulpaausbohrung 15 Tage, bei Pulpaexstirpation 20 Tage. Die letzte Zahl sichert mehr die Abtötung der Pulpa, die wir als Hauptbedingung des Erfolges aus dem Gesagten hervorgehen sehen.

Wenn wir also die gegebene Erklärung der Misserfolge als eine Thatsache gelten lassen, so kann man daraus einen folgenden Schluss ziehen. Der Erfolg bei der Behandlung der Zähne mit lebender Pulpa steht in geradem Verhältnisse mit der Sicherheit der Pulpaabtötung. Die Richtigkeit dieses Satzes beweisen die Wurzelfüllungen, welche einen absoluten Erfolg geben, wenn die Wurzelcanäle dem Instrument zugänglich sind, natürlich beim gesunden Zustande der Wurzelhaut. Denn hier wird die lebendige Pulpa nicht nur abgetötet, sondern wärend der Pulpaexstirpation zerstört. Die Zerstörung der Pulpa mit Instrumenten ist das sicherste Verfahren zur Pulpaabtötung, welches wir kennen und wurde früher allein vorgenommen, weil man Arsenik nicht kannte, jetzt aber kombinirt man beide Methoden und der Erfolg dabei lässt nichts mehr zu wünschen übrig. Auch die Wurzelfüllungen nach Pulpengangrän wenn alle Wurzeln des Zahnes gefüllt werden können ist nicht weniger erfolgreich und dieses deshalb, weil die Pulpa von der Natur zerstört ist. Der angeführte hat erklärt auch den Wiederspruch zwischen den Resultaten verschiedener Autoren, die nach derselben Methode arbeiten. Als Beispiel können wir Baume anführen, der nach der Boraxmethode der Reihe nach

300 Fälle glücklich behandelte. Guttman aber dieselbe Methode
übend 75% Misserfolge hatte. Gemeingültig ist jetzt solche Misserfolge durch ungenügende Antiseptik der Methode zu erklären. Wir
glauben, dass die gebildeten Zahnärzte schon mit der antiseptischen
Behandlung vertraut sind, denn auffallender Weise haben alle Autoren
da, wo die Antiseptik als sehr wichtig anerkannt wird, nähmlich, bei
Wurzelfüllungen nach Pulpengangrän, einen ziemlich gleichen Erfolg,
obwol sie nach sehr verschiedenen Methoden arbeiten. Dieses aber
ist dadurch bedingt, dass hier die Natur den Autoren ein gleichmäs-
siges Material (tote Zähne) in die Hände giebt. Bei der Arsenbehandlung aber schafft sich jeder Autor sein Material selbst, denn der
Zustand der Pulpa resp. der Grad der Pulpaabtötung hängt von seiner
Ansicht über das, was man Pulpadevitalisation nennt, ab. Wir
möchten die Ursache der Misserfolge bei antiseptischer Nachbehandlung der Zähne nach Arsenanwendung, so wie die widersprechenden
Resultate bei Ausübung einer und derselben Methode den ungleichen
Graden der Pulpaabtötung zuschreiben. Diese Pulpaabtötung scheint
oft unvollkommen zu sein und den Beweis sehen wir darin, dass viele
Autoren, wenn sie eine Kronenpulpaausbohrung ausführen, nicht selten
dabei mit Blutung aus der Höhle zu thun haben und eine tote Pulpa
wird doch wol nicht bluten können. Wenn doch trotz dieser unge-
nügenden Abtötung die Misserfolge nicht zu oft eintreten so ist es
dadurch bedingt, dass die einmal mit Arsen behandelte Pulpa immer
abstirbt. Dieses Absterben kann sich in die Länge ziehen und wird
dabei eine Quelle unangenehmer Empfindungen und manchmal auch
Misserfolge. Beides kann und muss durch vollkommene Pulpaabtötung
resp. Zerstörung verhütet werden, wozu aber eine bedeutend längere
Arseneinwirkung nötig ist als es gewöhnlich gelehrt wird.

Die ganze Mitteilung berechtigt uns zum Schluss des Vortrages
noch einmal zu wiederholen, dass die vollkommene Pulpaabtötung
die Hauptbedingung einer erfolgreichen Arsenbehandlung blossliegender
Pulpen ist und wenn sie ausgefüllt wird, so kann jede mit gehörigen
Cauteln ausgeführte Nachbehandlung nach Arsengebrauch den Erfolg
sichern. Diese vollkommene Pulpatötung ist aber durch andauernde
(mehrtägige) Arsenwirkung zu erlangen.

Discussion.

Mr. **Lipschitz** (Berlin): Der Vortrag des Herrn Collegen Krause
hat eine so grosse Menge von Abweichungen von der allgemeinen Auffassung über die Devitalisation von Pulpen mit Arsenpaste gebracht,
dass ich mich nicht enthalten kann, hier einige Bemerkungen zu machen.
Bei Pulpitiden, bei denen die Pulpa nicht mehr gerettet werden kann,
wenden wir Arsen, um die Extraction der Pulpa schmerzlos zu gestalten.
Lasse ich die Paste 1—2 Tage liegen — die Länge der Zeit hängt
vom Zahn ab — so erreiche ich damit eine solche Empfindungslosigkeit der Pulpa, dass ich imstande bin, in allen Fällen die Kronenpulpa ohne jeden Schmerz auszubohren. Die Extraction der Nerven-
strümpfe macht dagegen in einigen Fällen Schmerzen, die aber von
jedem Patienten ertragen werden können. Es ist deshalb überflüssig,

die Arsenpaste noch längere Zeit einwirken zu lassen. Ja den seltenen Fällen, in denen die Patienten längere Zeit als $2^1{}_2$—3 Tagen fortblieben. ist fast immer eine Periostitis entstanden. Diese Periostitis halte ich für eine Wirkung des zu lange in der Cavität gebliebenen Arsenics. Ich verstehe deshalb nicht, wie Herr Krause seine Arsenpaste wochen-, oder gar monatelang ohne jede Reaction auf das Periost hat liegen lassen können. Wenn er einen Beweis für das Leben der Pulpa in der Blutung zu finden glaubt, die bei der Entfernung der Wurzelstrümpfe aus den Canälen zuweilen vorkommt, so kann ich auch das nicht zugeben. Die Blutung scheint mir vielmehr durch das Foramenapicale aus den entzündeten Periost bzw. aus dem Knochenmark selber zu kommen. Dem Formagen, dessen Wirkungsweise noch ganz unbekannt ist, stehe ich sehr skeptisch gegenüber. Das Mittel ist noch viel zu kurze Zeit in Anwendung, als dass wir jetzt schon ein sicheres Urteil über dasselbe fällen könnten. Dass Arsen pasta thatsächlich Periostitis erzeugt, wenn es zu lange im cavum dentis liegen bleibt, wird überall durch die Praxis bestätigt.

Dr. **James-Levy** (Varsovie) glaubt nicht. dass das Arsenic direct eine Peridentitis hervorruft, sondern dass die Zersetzungsproducte der erkrankten Pulpa die Infection des Peridentiums verursachen. Hat häufig beobachtet, dass durch die Anwendung eines Cauterisationsmittels bereits nach 24 Stunden Peridentitis eintrat. Ist ferner der Meinung, dass in nicht allzu ferner Zeit Arsenic nur ausnahmsweise angewendet wird. Hält das in letzter Zeit in Gebrauch gezogene Formagen für berufen, die reinen Pulpitformen zur schmerzlosen Heilung zu bringen. Hat bei einer 2000-maligen Anwendung von Formagen nur 30 Misserfolge zu verzeichnen gehabt.

Mr. **Algot Ruhe** (Stockholm): On a recommandé pour le traitement des pulpes vivantes ou cauterisées l'usage de la formaline. Sincèrement je veux dire qu'après plusieurs expériences moins agréables j'ai abandonné l'usage de ce préparat dans de tels cas. Je n'ai point de confiance dans les moyens universels: dans notre art il faut savoir différencier. Ainsi je me sers très volontier de la formaline avec du iodoforme pour les dents gangrénées et atteintes de pericementites. Ayant introduit d'une certaine manière la pâte indiquée dans le canal mécaniquement nettoyé. je l'y laisse un jour. Après l'avoir enlevé le lendemain je le remplace par une obturation aseptique permanente en coton de charbon de Förberg. Ce traitement donne toujours de bons résultats, tandis qu'on s'expose à une douleur longue et pénible, sinon bien forte, si l'on laisse dans le canal une obturation de formaline ou si l'on s'en sert pour des pulpes vivantes ou cauterisées.

Dr. **Cunningham** (Londres).

1) Redressement immédiat des dents. 2) The mechanical treatment of the dental student. 3) State dental appointment of School children teeth.

Le texte de ces communications n'est pas parvenu à la Rédaction.

Discussion.

Dr. **Aguilar** (Cadiz): A propos de la communication de notre cher confrère le Dr. Cunningham je veux dire quelques mots fondamentés dans mon expérience dans la pratique de ce procédé.

Depuis 1893 je pratique des redressements par le procédé immédiat et malgrè que l'opération semble étonnante, j'ai eu toujours du succès.

Mon procédé diffère un peu de celui du Dr. Cunningham—je limite l'opération à une dent à la fois.—Ma méthode opératoire est la suivante: je fais deux incisions parallèles avec une scie sur la gencive et le procès alvéolaire assez profondes pour arriver au plus près du centre du procès alvéolaire. Les deux incisions sont faites dans les lignes interdentaires, parallèles à l'axe de la racine mais prenant garde de ne pas couper le bord de la gencive, parce qu'autrement le lambeau de gencive peut se rétrécir et l'union après ne sera pas parfaite au point de vue esthétique. Après avoir fait mes coups je place un davier de mon invention et je fais rentrer la dent dans la correcte position. Mon davier a plusieurs avantages. Il est muni d'un écran ou vis, qui permet de régler la fermeture des branches. C'est important car si la clôture du davier est faite trop rapidement il y a grand danger de faire sauter la dent hors de son alvéole.

Mon forceps № 2 est pour corriger l'interversion et le № 1 pour la retroversion.

Je puis vous assurer que dans plus de 60 fois que j'ai fait les redressements par le procédé immédiat j'ai eu toujours du succès.

Le réglement du congrés limite mon temps pour parler à cinq minutes, et il faut que je finisse, autrement j'aurais bien voulu vous donner des explications plus précises à propos de ce thème que je considère du plus haut intérêt.

A. B. Фишеръ (Москва).

О необходимости распространенія правильныхъ понятій среди населенія о значеніи здороваго и больного состоянія жевательнаго аппарата для организма и о гигіенѣ полости рта и зубовъ.

М. Г-ни и Г-ри! Я увѣренъ, что каждому изъ практикующихъ одонтологовъ пришлось убѣдиться по личнымъ наблюденіямъ, что большинство населенія даже цивилизованныхъ странъ и центровъ или не имѣетъ никакого понятія, или очень смутное о той важной роли жевательнаго аппарата въ дѣлѣ общаго благосостоянія организма, какая, какъ намъ извѣстно, выпадаетъ на его долю. Это же большинство людей не имѣетъ и правильнаго понятія о гигіенѣ зубовъ и полости рта.

Послѣдствіемъ такого печальнаго положенія является то, что большинство обращается къ зубному врачу только тогда, когда уже проведено нѣсколько безсонныхъ ночей отъ острой зубной боли, или когда уже жевательный аппаратъ настолько разстроенъ, что вызываетъ различныя заболѣванія окружающихъ частей или пищеварительныхъ органовъ. И нерѣдко въ такихъ случаяхъ намъ приходится сообщать паціентамъ, что поправить ихъ зубы нельзя уже, или, благодаря несвоевременности, запоздалости обращенія за помощью, намъ приходится слишкомъ много затрачивать и труда, и времени на излѣченіе больныхъ зубовъ, да и то не всегда еще можно быть увѣреннымъ въ благопріятномъ исходѣ такого лѣченія.

Я полагаю также, что и громадный процентъ (отъ 75 до 90) дѣтей съ пораженными зубами отчасти объясняется именно отсутствіемъ правильнаго понятія о зубахъ среди родителей и воспитателей.

Между тѣмъ если бы правильное понятіе о зубахъ было болѣе распространено, то въ большинствѣ случаевъ ничего подобнаго не должно бы быть; трудъ нашъ значительно облегчился бы, результаты нашего вмѣшательства были бы болѣе существенны, а зубы нашихъ паціентовъ гораздо дольше были бы способны отправлять предназначенную имъ природою функцію.

Все выше сказанное, М. Г-ни и Г-ри, я полагаю, одинаково относится въ большей или меньшей степени ко всѣмъ народностямъ и странамъ.

Принимая все это во вниманіе, должно признать тотъ фактъ, что на представителяхъ зубоврачеванія всѣхъ странъ лежитъ нравственная обязанность изыскать тѣ или иные пути къ устраненію упомянутаго печальнаго положенія. И надо стараться изыскать такія мѣры, которыя какъ можно быстрѣе привели бы если ужь не къ полному уничтоженію такого положенія, то по крайней мѣрѣ пріостановили бы дальнѣйшее распространеніе его.

Для достиженія болѣе быстраго результата я считаю необходимымъ проводить желаемыя мѣры одновременно и среди подростающаго юнаго поколѣнія, и среди взрослаго населенія.

Спрашивается теперь, какія же мѣры желательны и могутъ принести положительную пользу?

Что касается распространенія правильныхъ свѣдѣній о гигіенѣ зубовъ, полости рта и о значеніи этихъ органовъ въ организмѣ среди юнаго поколѣнія, то я считаю необходимымъ:

1) обязательно включить въ число предметовъ, преподаваемыхъ въ учебныхъ заведеніяхъ, и гигіену съ отдѣломъ гигіены зубовъ и полости рта,

2) ввести періодическія популярныя бесѣды съ учащимися о нормальныхъ зубахъ, причинахъ ихъ заболѣванія, о послѣдствіяхъ, могущихъ быть отъ ихъ заболѣванія, и о мѣрахъ, предупреждающихъ заболѣваніе, и

3) чтобы во всѣхъ учебныхъ и воспитательныхъ заведеніяхъ былъ спеціалистъ по зубоврачеванію.

Для распространенія среди взрослаго населенія необходимыхъ свѣдѣній существуютъ два способа: или путемъ печатнаго, или путемъ живого слова. Давно уже и много издавалось разныхъ брошюръ о гигіенѣ зубовъ и полости рта и распространялось среди населенія, но къ крайнему сожалѣнію вліяніе ихъ хотя и проявилось, но далеко не въ той степени, какъ это желательно.

Это обстоятельство заставляетъ насъ искать другой болѣе дѣйствительный путь. Такой путь представляется намъ въ распространеніи свѣдѣній среди населенія при посредствѣ нагляднаго, пояснительнаго живого слова, которое гораздо убѣдительнѣе и легче запечатлѣвается, чѣмъ прочитанное въ книгѣ.

Доказательствомъ правильности подобнаго вывода можетъ служить до извѣстной степени слѣдующій примѣръ: въ мартѣ мѣсяцѣ этого года я сдѣлалъ попытку прочесть публичную лекцію о роли зубовъ въ общемъ механизмѣ нашего тѣла и о гигіенѣ зубовъ и полости рта. Всѣ болѣе важныя свѣдѣнія я счелъ нужнымъ сильнѣе запечатлѣть въ памяти слушателей рисунками на экранѣ при посредствѣ волшебнаго фонаря, препаратами, моделями и другими подобными пособіями.

И несмотря даже на то, М. Г-ни и Г-ри, что я не обладаю опытностью настоящаго лектора (я взялся за это дѣло въ первый разъ и навѣрное сдѣлалъ много промаховъ), лекція все-таки произвела желаемое впечатлѣніе и оправдала мои ожиданія.

Спустя короткое время, ко мнѣ приходили изъ числа слушателей такіе, которые ранѣе никогда не обращали никакого вниманія на свои зубы, приводили съ собою дѣтей, просили осмотрѣть имъ зубы, сдѣлать все, что я найду нужнымъ, и даже производить дальнѣйшіе регулярные періодическіе осмотры зубовъ; во многихъ семьяхъ, что я могъ прослѣдить, ввелся разумный гигіеническій уходъ за зубами... Однимъ словомъ, я убѣдился, что подобныя популярныя публичныя чтенія для взрослыхъ — безусловно вѣрные и надежные проводники просвѣщенія, почему и нахожу необходимымъ предложить слѣдующія мѣры распространенія среди населенія необходимыхъ свѣдѣній:

1) во всѣхъ болѣе или менѣе большихъ центрахъ, гдѣ имѣются представители зубоврачеванія, необходимо устраивать публичныя популярныя чтенія съ туманными картинами, моделями и т. п. пособіями и

2) во всѣхъ городскихъ и общественныхъ учрежденіяхъ и въ войскахъ должны быть свои зубные врачи, дабы своевременная зубоврачебная помощь была доступна и малоимущему населенію.

Нельзя, конечно, льстить себя надеждой на очень быстрое распространеніе правильныхъ свѣдѣній о зубахъ во всей громадной массѣ населенія, но тѣмъ не менѣе это не должно насъ пугать, а напротивъ должно заставить взяться за дѣло какъ можно скорѣе и энергичнѣе.

Конечно, и правительство, и общество должны придти намъ на помощь, такъ какъ до сихъ поръ еще за весьма рѣдкими исключеніями въ учебныхъ заведеніяхъ, общественныхъ учрежденіяхъ и войскахъ не имѣется своихъ зубныхъ врачей. Между тѣмъ они крайне необходимы не только какъ врачи, но и какъ проводники желаемыхъ правильныхъ свѣдѣній.

Вотъ почему я нахожу нужнымъ просить Одонтологическую Секцію XII-го Международнаго Съѣзда врачей сдѣлать постановленіе о крайней необходимости имѣть спеціалистовъ одонтологовъ при всѣхъ вышеуказанныхъ учрежденіяхъ.

Въ заключеніе позволю себѣ сказать, что я глубоко вѣрю въ то, что совмѣстная дружная работа въ указанномъ направленіи на пользу человѣчества дастъ блестящіе результаты, и тогда, М. Г-на и Г-ри, намъ не придется сожалѣть о затраченномъ трудѣ и времени на эту работу, а придется испытать полное нравственное удовлетвореніе въ сознаніи, что вы внесли свою лепту въ дѣло общаго прогресса.

Dr. **Aguilar** (Madrid)

déclare en nom de Mr. Bonwill que celui-ci fait don au XII Congrès international de médecine de sa machine dentaire ne la faisant pas breveter (*Acclamation*).

Sixième Séance.

Mercredi, le 13 (25) Août, 2 h. de l'après-midi.

Président: Dr. Amoëdo (Paris).

Dr. **W. G. A. Bonwill** (Philadelphia).

Cataphoresis vz. the direct application of the galvanic current for obtruding sensitive dentine, and how to do a practice that excludes both.

In one phase of this article, you shall be agreeably disappointed: and that is in its non-encyclopedic character—it will be short and crisp. As to the facts presented, they cannot be refuted. As to the science in this matter, there is always a difference in the opinion of the hearers. As to the practicability of what is embodied, from a long experience and observation of nearly half a century, you must accept and try it, as some of us have, in lines of work, in which they have been engaged all are entitled to consideration and respect and worthy of not only a fair hearing, but, if success in the saving of human teeth and comparatively painless operations have any weight, you must, in this article, take, what I say, as correct and try for yourselves.

You know something of the author, that he has never hesitated to hold his special work, as best any one day after another, when from observation he has found an advance, and that will not bear the scrutiny and accuracy of mathematical precision, he will not adopt or ask others to do so.

Anything can be considered truly scientific, that answers to any formula of science.

Science is the practical application of knowledge and experience, which enables any one to demonstrate this, as perfectly as any part of a watch, or machine can be duplicated, or made inter-changeable, or any problem in geometry, mathematics, or mechanics proven, and be made useful and practical to mankind.

It is not talk; it is not hypothesis; it is not theory.

We are in an age, when we hear little from the journals or papers but science; and the more speculative and mystical the article or talk, the more wonderful it is to the ignorant man, who is a mere follower, and it will be found true, that those journals in dentistry carping so much about science and that, we must leave behind us the old routine of mechanically practising and take the speculative philosophy of Black, Miller, Williams and others having no practical edition at the helm.

It is well to have investigation, but let us have a practise founded upon such research that will be applicative in our daily work.

We hear on all sides—„gold is a failure"; „amalgam will not fill the bill"; „what shall we do to save human teeth?" The cry is for more light and more base, from which we can put our compasses on the chart made by these plodders, that will enable us to do what so many are now praying for.

When men merely talk of investigation and experiments without going before some intelligent body of practising dentists and demonstrating what they have asserted can be maintained, we have no assurance they are right nor have we any confidence, that their work of investigation has anything to help us.

What we want at this juncture of our affairs is a man, who can show at his fingers' ends as well as his tongue's tip, that dentistry is not a failure per se; but, aside from bacteriology and speculation on the thousand and one amalgam and gold preparations, we have reliable methods and material by which we can realize our dreams.

One gentleman in our midst made the astounding remark in California, 1894, at the meeting of American Medical Association.

„That dentistry had not advanced scientifically for a quarter of a century".

Of course, he was hissed; and when he had retired from the scene, he was most bitterly cursed for his assertion; and, by the way, I was in for it also, as I told them, when delivering a special lecture on laws or articulation that „I shall take it for granted you know nothing of the law practically or otherwise".

Had my friend, who made the remark, said notwithstanding, that dentistry has had its discoveries and inventions, yet, with it all, dentists had not caught on to the wheel of progress and applied the truths given by a few men.

This is true; and, when I spoke of cataphoresis and the galvanic current without medicaments in 1856 to 1889, you will say, that my friend Talbot was about correct—for all that has been done by the few workers in our profession, nearly a half of century has passed and no one thought there was anything in electricity, until some one in medicine attempted to keep up with electricity in other branches and carry medicaments through the tissues, as copper is supposed to be carried from one pole of a battery to the other as in electroplating; and then some dentist takes that up and tells us, that cocaine can be carried through the dense tissue of dentinal tubuli and every one is ready to take it up as an insignia, that makes it no better, than an advertisement, that he can perform all operations on the teeth painlessly.

Men, who have plenty of waste time on hand and where there is a surplus of dentists about them, adopt such means to draw attention to themselves.

I remember, when I sent out a circular on going into a new town in Delaware to get practice what a commotion was set up and every one was ready to try the new obtunder.

Now after so many years have passed and this should come again to the light, do you wonder, that I am more amused than chagrined?

But such is all dentistry, gentlemen. It was the same thing with the attempt to teach you articulation as God did it; 36 years have passed, and where is it? Last year, an obscure dentist came out and attempted to show, how he could do it scientifically, as never done before, and the dental cosmos takes him up on the wing of science and publishes all he says, when never a word was given in that journal to the original discoverer and elucidator of the law. This is editorial fairness.

I could go on in this vein, but we will approach our subject.

I was at the meeting of the Odontological Society of New York, in october last, and I presented before them the original patent gotten in 1859 for obtunding dentine and extracting pulps by the electric current alone. Dr. Perry then remarked „this is true, and now that we have given Bonwill the earth, we will give him the moon, as the U. S. government says „he is entitled to it“.

I made no effort at the time to sell a single right to any one, but felt that I had no right to withold what humanity should freely have and say be no embargo upon it.

I did it, as I would secure a caveat on a preconceived thought or invention, not yet ready for the patent office, that it would make a historical stone that time would reveal; and so it has.

A very singular coincidence the information I gave last october, when I presented the patent before the society for the purpose, not only as data, but that the profession should not be imposed upon by Dr. Horton, who had patented the same thing 35 years after and was trying to harness the profession by asking, not only an exorbitant first fee, but that the user of his machine could make no experiments except to use it, as he had dictated and had the purchaser under o _ th to do. The coincidence referred to is that the journal, which has the publishing of the proceedings, has not brought it to light as yet.

I mention these things in passing as they have a significance. You may well ask, as did Dr. Horton, „why did you abandon your discovery“?

You all know, that after I have made one invention, I supersede it in a short time with something said to be simpler and better, and I do not scruple to blot out or abandon anything I may have done, when something to me is superlatively superior.

And so it was, with what I felt then was truly a boon to my patients and no injury done them: nor had they anesthesia pura produced.

It has been so long I cannot go into details further, than as that patent paper asserts, explains and claims it was done by applying the positive pole of a Bunsen battery through a to and fro galvanic coil or interruptor and as well by a strong direct or continuous current.

At this late date I published the original document obtained by me in 1859 for doing then by the current alone what you are now called upon to believe can only be done by Cataphoresis, and as professions are like the world at large, they must have a craze, as witness bacteriology and the consequent application to the cure of all specific diseases; or, in fact, all diseases, where more have been killed than cured, and the end is not yet.

Witness also the bicycle craze—dentists are in for the mania, which comes in cycles and something new, if not true, must be constantly before Societies, or there is no advance. If we, as a profession, would halt and consider how much can be done to relieve us of the stigma of „tooth-pullers“, and „gold-crown jewellers“ and „gold capped piers for bridge building“, on the principle that a bridge is strongest only from its weakest point, and realize, that the weakest part of the work done by us rests in ourselves, more than in our methods and materials, and talk less of science and more of honesty to our patients and think less of the dollar, we would then advance all along the lines now laid down and susceptible of absolute demonstration.

Aside from my own statement, that I successfully did produce amalgesia, by the current alone, as early as 1856 to 1859, you have the many strong testimonials of Dr. Horton, of Cleveland, Ohio, who has been doing the same thing by an improved galvanic battery and apparatus. (I met this gentleman in Saratoga last summer, when I had him try it on me, which was perfectly successful and he showed me some of the strongest testimonials of reputable people of the splendid results) and all of this was done without waiting for fifteen or even five minutes to produce the effect. It was immediate. And no cocaine or other drug was used. I was pleased to meet him although he had patented, what I had already done and abandoned for something better and lost no time in fooling with it. I asked him if he did not come across my claims in the patent office, and if he did not believe from my claim of 1859, that I did then what he was doing to day. His reply was: „Yes, but, as all of you would naturally ask, why did you not continue to use it?“ My reply to him and to you: „I found, while experimenting with electricity something better, which I have used all these years with other additional means, as I keep my senses open to see what passes before me in my daily practice and from the reading of scientific journals“.

Now, gentlemen, what have I to say about Cataphoresis? Is it a fact, that a drug can be dissolved in water, or any other media, and be made to traverse the dentinal tubuli and enter the pulp chamber and produce an anaesthetic or anelgesic effect by osmosis? Or can it directly paralyze the sensitive dentine upon its surface and sufficiently deep to enable the operator to cut with impunity painlessly, as is claimed for most obtruders now found in the market?

The talk of all, who support this claim that some effect is produced, and is osmosis, and the power that enables the drug to produce its effect by direct circulation through the tubuli of dentine is electricity.

I should not attempt to quibble over osmosis, or how or what does produce this supposed effect, but my long experience, dating further back, than Dr. Richardson of London, I think, entitles me to ask, what is the real agent in this wonderful discovery?

There are so many means of influencing, not only the human being, but all animals below man, as to make them believe almost anything you wish, even to the complete annulling of pain, that we must be wide awake and very conversant with past history in this line, to enable us to say, what agent has produced this so called cataphoresis, or, as with other pain annullers, what is the true philosophy or modus operandi in analgesia? It is a subject, that has called forth the thought, energy and research of men back in all time and there is still a mystery, and yet the agents are still coming in and the last claimed as the best.

Osmosis, then, must be established, or all such assertions, as have been made, fail to convince.

Osmosis, according to the best authorities, can only take place between two fluids of dissimilar natures or densities or gravities, where a porous membrane intervenes of tissue, or where a porous porcelain cup is used. As where salt is used of different specific gravity on either side of a porous membrane. Then the fluids will, in a short time, without any electricity, become of the same strength or gravity, or, in a Bunsen battery, where the porous porcelain cup, that holds the bichromate solution, or nitric acid, and the glass or outer cup holding the sulphuric acid solution of 1 to 12, when the curent is passed, what effect is produced on the liquids, and what becomes of the bichromate or sulphuric acid? Do they pass around through the galvanic apparatus or coil and through the interrupter? You know this cannot be: they are simply neutralized, and lose their power to produce an electric current. How can copper be carried through a porous cup and be deposited upon the opposite pole? This is done. But how can you take the fluid containing the cocaine and pass it through a membrane that is not porous? Dentine is porous only when the tooth has been extracted and dried and is void of all organic matter. But so long, as it is in the mouth, it is full of fluid that is not inter-changeable by osmosis, unless you can produce either on the pulp chamber and canal a different density to the fluids, in the peridentium. If equilibrium exists between this medium of dentine on either side of it, then there is a statu quo condition and no osmosis. You can as well tell me, that a cup can be made of dentine to take the place of the ordinary porous porcelain or burnt clay cup in a Bunsen battery and make of it a battery.

Now, when I assert, that in 1856 I know, I did do all this obtruding by the simple galvanic current without dam, or any other adjunct, and that Dr. Horton has done the same thing with this improved instrument battery, what can you say in refutation?

Why will you persist in this absolutely useless and unnecessary procedure, in loss of time, demoralizing your patients, fooling away your own senses, trying to believe you are doing something, that was never done before, and is superlatively superior to all that was ever done in the past history of dentistry?

It is all well to try to alleviate pain in any operation, but when all of this can be done without and the patient enabled to see, that dentistry is not the inhuman thing dentists would have them conceive and have them feel and know, that they can be taught to bear all the pain consequent upon any operations upon the teeth in excavating, or removing pulp, why should you not adopt it?

From the many experiments of others in electrical therapeutics, as far back as 1860, Osmosis was proven to take place by a current of electricity through a porous membrane or diaphragm, but never through bone either in the living subject, or dead and even when the Osmosis was affected through a porous animal structure or membrane or porous cup, it was only done after many hours' action. Teeth were extracted in this city by electricity, as early as 1859 (may be 1856), but it was only by the shock produced at the instant the forceps were applied and produced a diversion of the will force by causing a sudden and violent inhalation into the lungs and while the lungs remained inflated, the effect was good for the senses were, for the instant, submerged or subjugated.

How quickly this was taken up by the profession everywhere, but it failed because dentists generally, especially then, had no idea of the agent, or how to use it, or why it produced the effect. They did not see its simple philosophy. They supposed it was the potential and specific effect of the galvanic battery current with an interruptor. But it was not true the manner, in which it was practised. Thousands of batteries were sold and ignorance of the real cause of success made of it a curse rather than a blessing.

I bought an instrument, such as was to be had then, and which was recommended and for a single extraction it worked well with me; but not when I had several to remove, as I was compelled to do at that day in the country, as I had no experience nor had I the means to save human teeth as I soon found out, the public preferred extraction because cheaper. But from my use in the battery and catching on to its working upon myself and patients, I found, that the continuous current, or, when interrupted several thousand times a minute would annul pain, when directly applied to the excavating and the negative poll on the face or in the hand and no dam or other agent.

All of this work, however, was preceded by experiments directly upon myself in the use of chloroform. That I may have you understand the steps leading up to the discoveries and the principles involved and the cause of failures in so many otherwise good agents, that are overlooked and abandoned, and why I am led to assert here to-day, that all this cataphoresis in dentine is only the work of the current pure and simple, and how many agents we have had at our disposal that had dentists only learned to scientifically — I mean practically apply — we would not be after everything offered, as obtruders, or anaesthetics, or anelgesics.

You have certainly had enough in the past decad of obtruders alone, to fraight a ship, and each has had its friends, but are now passing away for cataphoresis, and the dealers are laughing and delighted to have another craze and stock the dental market with enough batteries to sink several fortunes and only to be set aside very shortly for another cycle of crazes for some agent to enable you to pile up higher the monument to our folly of extracting so many of nature's pearls. The world craves some agent to quell the simplest belly ache, that as boys we thought nothing of. We are driving them to seek these agents to destroy one of nature's most gracious and beneficent gifts—pain—and lowering the moral status of mankind and render them hypersensitive to every change of the atmosphere.

Gentlemen, this is wrong in the extent, to which you are going and the medical world is no better. It is well for major operation in surgery, but not where your ingenuity can plan not to use these agents.

You say to me, then, what have you to offer that will fill the void and do away largely with all this sham and trickery that the majority of men in all professions, and in our own particularly, since there is so much latitude and we have occasion to inflict more suffering and as all this treatment calls for more time, „the fiddler must be paid". I was too poor to go to Philadelphia to have my teeth filled, and I made the attempt to do it for myself. This was a task too much for mortal to undertake — to wilfully hurt myself. Yet, while alone in my office I dared to do it. I had learned the use of chloroform and ether from my father, and particularly from an M. D., who had taken his practise and was exploiting with these new agents, and he also had a galvanic battery, which was a drawing card for him.

At that time, it was not know, that chloroform had any other than an anesthetic effect. It was not discovered, that it should be taken to a degree or in quantity to produce, what is now known as analgesia.

You will now see the first dawning in my mind of the nature of these annihilators of pain for the application was first made upon myself and was administered by myself, which led to the discovery, that chloroform could be taken by me to that extent, to that I could excavate my own carious cavities without pain and yet be sensible of the sense of touch and ability to perform the operation upon myself.

It was an amazing thing to find out, that, while the sensitive dentine was so obtruded, that I could cut it with impunity, yet the special sense of hearing and touch was exaggerated. The excavator seemed to me, as large as a hoe, and the cavity, as capacious as a bushel basket. And no pain and my will sense not subjugated: or, in other words, only the voluntary mind had been partially annulled.

Of course, I could scarcely believe my own senses. Yet several separate trials convinced me, that I had discovered a new property or rather phenomenon in the effects of ether and, especially, chloroform (analgesia).

I was then as wild, as any of you are now but had to experiment to find out.

Chloroform, while it would do what I wanted, but would make my patients too sick, and I had to abandon its use.

It was then that the battery for extractions alone was first brought out in Philadelphia, and I told you above the philosophy of shock in its action on respiration, and I soon had it exemplified to the satisfaction of the patient, that, while electricity would annul pain in dentine and living pulps, if inflamed, could be removed, yet from the too strong application of the current gave the patient, such a severe shock while excavating, that a violent inspiration was the result, which led me to say nature's anesthetic, and I then saw it was diversion of the will power, for when the lungs were being inflated so violently, the will could not take cognisance of actual pain. It was for the instant complete. Let any of you hurt a finger and how soon it is put in the mouth, and a violent inhalation, taken several times until pain is relieved. The infant in crying violently while in pain from an accident is relieved and falls to sleep from the constant sobbing and increased inspiration. All temporary teeth, I extract by this one sudden inhalation or deversion of the will and not a tear or complaint. Two or three can be extracted, while they hold the breath in the lungs.

You now know, why I abandoned electricity for obtruding sensitive dentine and extracting, for this revelation of how nature relieves, gave me the clue to a brighter step, which dentists have been slow to recognize as a fact. Had they done so, then you would today not be looking for any other agent in most of the cases, that it is our lot to have.

And while I can annul pain in a few moments by the current, I will not fool with it, as, by my present mode of practice, it is no longer worthy of my notice and, could you follow me day by day at the chair, you will adopt the means, which would not rob you or your patient that neither can ever replace or have paid for remuneratively.

While experimenting with the current, I think I made the application of the negative pole to the tooth instead of the positive to produce an impression on the nerves from the nerve centres, or brain to the peripherios, thereby making a stronger effect on the nerves, that no impression could overcome it. When the sense of touch is always carried from the peripherios to the brain. It is simply reversing affairs and cutting off all chance at pain being carried from the peripherios to the brain. But I would have to perform these experiments once again to get down to the nicety of application and safety.

Then, gentlemen, I hold it is all nonsense for you to practise deluding yourselves and robbing the public of valuable time, which, unless you get paid for every minute lost in the application of electricity by cataphoresis, you are a loser also.

I do not need it, and I know, if you could know my practice in such matters, you would see, how simply a practice can be executed and your patients mentally and morally advanced.

In this article I will not go into details of practice but if you wish to know more about it, you can have it freely, when you visit my office to see the results of my practice for 42 years, in 50 or more patients I will show you from the first one, I ever had to the present hour, if you will make use of the opportunity I have offered you, which is really too much to do, since it give you power to criticise beyond degree, yet I am willing to risk it, as the results of so long will justify this hitherto unique effort to establish a system of practice for all and a code of ethics, that all must see is practicable and universal and just to all.

I told you at the beginning, that this article would not be so deep you could not see its meaning, or the bottom facts, but it was merely to bring up past history, and how repeatedly it comes up before anything is ever established permanently.

I beg of you to reflect more and try it, when anything is discovered at the moment, and not let years pass, before it can have a niche in the agents in your office.

If we have any desire to be truly scientific workers, when not safely good agents; for in so doing, you deny science, as too high for your understanding and valuable years are consumed in illegitimate efforts in seeking the unknown, and the trial of what some of us may have given for long years before.

I would desire from you here to show, how the current alone will annul pain, but I am done with it. You have heard, what I did years ago and you should ask the author, how to accomplish what he has felt was just so simple and effective and which any one can have for the asking.

Ив. Ив. Хрущевъ (С.-Петербургъ).

О примѣненіи электричества для притупленія чувствительности при извлеченіи зубовъ.

Въ программу занятій XII Международнаго Съѣзда врачей включены зубныя болѣзни, но зубные врачи приглашены участвовать въ качествѣ экстраординарныхъ членовъ, а потому я предполагалъ, что доклады по дентіатріи не будутъ допущены, и заблаговременно доклада не готовилъ; между тѣмъ я очень желалъ подвергнуть всесторонней и безпристрастной критикѣ опытныхъ и свѣдущихъ одонтологовъ мои взгляды и методы по нѣкоторымъ отдѣламъ дентіатріи, разросшейся за послѣднее время въ столь широкую спеціальность, что за нею становится трудно услѣдить.

Стремясь воспользоваться тѣмъ благопріятнымъ случаемъ, когда столько знаменитыхъ представителей зубоврачеванія удостоили насъ своимъ посѣщеніемъ, я позволяю себѣ напомнить объ употребленіи постояннаго электрическаго тока для притупленія чувствительности при извлеченіи зубовъ.

Хотя мы познакомились съ массою анэстезирующихъ веществъ и методовъ, но все-таки, къ большому нашему сожалѣнію, добиться желаемаго вполнѣ удовлетворительнаго результата для полной анэстезіи не можемъ.

Благодаря неутомимымъ трудамъ и талантамъ нашихъ предшественниковъ мы имѣемъ возможность пользоваться многими приспособленіями и матеріалами для леченія, операціи и вообще исправленія органовъ полости рта, но какъ ни усовершенствовалось зубоврачебное искусство, мы не должны отказываться отъ дальнѣйшихъ опытовъ и наблюденій, ведущихъ къ прогрессу.

Въ руководствѣ по одонтологіи, составленномъ Ch. Harris, Austin et Andrieux, въ изд. 1874 и 1884 г. [1]), сообщается, что филадельфійскій дентистъ S. B. Francis обнародовалъ, въ началѣ 1858 г. оригинальный способъ производства мѣстной анэстезіи при извлеченіи зубовъ, который заключался въ томъ, что въ моментъ извлеченія черезъ зубъ пропускался гальваническій токъ. Коммиссія Филадельфійскаго Института провѣрила этотъ способъ и дала благопріятный отзывъ: ощущеніе, производимое постояннымъ токомъ, не было болѣзненно, сила-же тока была расчитана такимъ образомъ, чтобы онъ былъ едва ощутимъ для паціента. Коммиссія пришла также къ заключенію, что сила тока, употребляемая для притупленія чувствительности при извлеченіи зубовъ, безопасна и не влечетъ за собою непріятныхъ послѣдствій Сверхъ того W. S. Wilkinson, одинъ изъ членовъ Филадельфійскаго Института, сдѣлалъ заявленіе, что онъ извлекъ до 500 зубовъ, пользуясь электрическимъ токомъ, и что $95^0/_0$ изъ произведенныхъ имъ операцій были безболѣзненны.

По сообщенію Andrieux въ томъ же руководствѣ, отрицательный полюсъ электрогальванической батареи соединялся съ одной изъ вѣтвей щипцовъ, а положительный полюсъ съ рукой паціента. Сила тока опредѣлялась чувствительностью паціента и считалась достаточной, если ее можно было опредѣленно чувствовать. До начала операціи избѣгали пропускать токъ черезъ зубъ; замыканіе-же тока во время операціи производилось ногой оператора, или помощникомъ

Но въ виду несовершенства тогдашней электротехники, за отсутствіемъ въ 50-хъ годахъ обыденныхъ для настоящаго времени электротехническихъ приспособленій—аккумуляторовъ, реостатовъ, вольтаметровъ и амперометровъ, а въ особенности при прикрѣпленіи отрицательнаго полюса къ вѣтви щипцовъ, а положительнаго къ рукѣ паціента, достигнутые дентистомъ Francis'омъ вышеупомянутые благопріятные результаты встрѣтили болѣе противниковъ, чѣмъ послѣдователей, и несмотря на подтвержденіе опытовъ Francis'a Wilkinson'омъ и благопріятный отзывъ коммиссіи Филадельфійскаго Института, примѣненіе электричества для анэстезіи при извлеченіи зубовъ было предано совершенно забвенію.

Прочитавши въ 1885 году одонтологію Andrieux, я сталъ производить опыты по мѣстной анэстезіи электричествомъ, но недостаточность и малодоступность въ то время источниковъ электрической энергіи заставили меня пользоваться лишь элементами Лекланше и Гренэ, изъ которыхъ какъ первые, такъ и вторые по непостоянству тока и сложному уходу за ними давали благопріятныхъ результатовъ мало.

Съ пріобрѣтеніемъ въ 1890 г. соотвѣтствующихъ аккумуляторовъ, снабженныхъ реостатомъ, вольтаметромъ и амперометромъ, стали чаще появляться при опытахъ благопріятные результаты.

Сначала я сомнѣвался, что получаемая анэстезія есть результатъ физіологическаго дѣйствія электрическаго тока, но послѣдующія

---

[1]) Heist-Jakobi въ исторіи дентіатріи (стр. 236) говоритъ, что впервые въ 1851 году предложилъ электрическій токъ для цѣлей мѣстной анэстезіи A. Hill въ Коннектикутѣ. Въ послѣднемъ руководствѣ Andrieux: „Traité de dentisterie“, Paris. 1889, ничего не упоминается объ электричествѣ.

наблюденія заставили меня убѣдиться въ благодѣтельности открытія филадельфійскаго дентиста, произведеннаго 30 лѣтъ назадъ и потомъ совершенно забытомъ.

Съ 1890 по 1892 годъ мнѣ удалось извлечь много зубовъ при анэстезіи токомъ всегда съ благопріятными результатами; хотя многіе паціенты и дѣлали замѣчанія, что операціи болѣзненны, но тѣмъ не менѣе свободно позволяли извлекать по нѣсколько зубовъ въ одинъ визитъ.

Въ апрѣлѣ 1892 года необходимо было удалить 4 зуба изъ нижней и 5 зубовъ изъ верхней челюсти 20-тилѣтнему юношѣ (ученику Техническаго училища Цесаревича Николая) малокровному и очень нервному. На консультаціи съ докторомъ Гельтманомъ (который объ анэстезіи электричествомъ вовсе не зналъ), было рѣшено сдѣлать операцію подъ закисью азота.

Больной оказался къ закиси азота мало воспріимчивымъ, и его пришлось усыпить съ большимъ трудомъ; послѣ извлеченія 4-хъ зубовъ онъ проснулся и не соглашался уже на повтореніе наркоза при извлеченіи остальныхъ 5-ти зубовъ.

Докторъ Гельтманъ тоже пришелъ къ заключенію, что повтореніе общаго наркоза не безопасно, почему я и предложилъ закончить операцію подъ мѣстной анэстезіей электрическаго тока, на что больной согласился.

Во время операціи больной не испытывалъ очевидно боли, позволялъ свободно вынимать зубъ за зубомъ, а по окончаніи операціи замѣтилъ съ неудовольствіемъ, зачѣмъ ему прямо не стали извлекать зубы подъ анэстезіей тока, такъ-какъ онъ подъ наркозомъ чувствовалъ боль, а при токѣ не чувствовалъ. несмотря на то, что былъ въ полномъ сознаніи. Относительно дѣйствія газа паціентъ высказалъ, что ему голову распирало и дышать было трудно, а при примѣненіи тока ничего этого не было.

Приглашаемый присутствовать при слѣдующихъ операціяхъ съ закисью азота д-ръ Гельтманъ сталъ уклоняться отъ наркозовъ, отдавая предпочтеніе анэстезіи токомъ.

Вскорѣ послѣ этого случая одной анэмичной дамѣ подъ анэстезіей токомъ пришлось извлечь 18 крѣпко сидящихъ зубовъ и корней, и она хотя на дѣлаемые вопросы и отвѣчала, что чувствуетъ боль, но просила и настаивала извлекать зубъ за зубомъ, несмотря на наше желаніе во избѣжаніе появленія травматической лихорадки произвести операцію въ два сеанса.

По настоянію паціентки всѣ 18 зубовъ были извлечены въ одинъ сеансъ, и травматической лихорадки не было.

По мнѣнію д-ра Гельтмана ни въ какомъ случаѣ нельзя было бы извлечь этой паціенткѣ всѣ 18 зубовъ подъ однимъ наркозомъ и въ одинъ сеансъ.

Затѣмъ другой дамѣ пришлось удалить при анэстезіи токомъ 4 крѣпко-сидящихъ зуба, и хотя паціентка во время операціи очень жаловалась на боль но безъ уговоровъ и обычныхъ просьбъ позволяла вынимать зубы.

По удаленіи 4-хъ зубовъ я разомкнулъ цѣпь и разобралъ приборы, но паціентка заявила, что ей еще необходимо убрать одинъ зубъ, и показала на слабо сидящій въ деснѣ верхней челюсти корешокъ. Въ виду того, что токъ желаемой анэстезіи у паціентки, повидимому, не производилъ, я счелъ излишнимъ снова соединять электроды со щипцами, но по извлеченіи корешка безъ тока былъ не-мало пораженъ, видя какъ паціентка вскочила съ кресла отъ боли и стала бѣгать по комнатѣ, придерживаясь за щеку рукой со стороны извлеченнаго корешка, несмотря на то, что онъ извлекся весьма легко, безъ усилія.

Вышеупомянутыя и другія многочисленныя наблюденія заставили меня убѣдиться, что примѣненіе электрическаго тока для анэсте-зіи при извлеченіи зубовъ приноситъ громадную пользу, о чемъ и считаю своимъ долгомъ довести до свѣдѣнія многоуважаемыхъ товарищей XII Международнаго Съѣзда врачей и представляю при этомъ слѣдующее объясненіе о моемъ методѣ употребленія электрическаго тока для анэстезіи при извлеченіи зубовъ.

Для производства анэстезіи токомъ я употребляю баттарею, состоящую изъ шести аккумуляторовъ, снабженныхъ выключителемъ, реостатомъ, вольтаметромъ, амперометромъ и изолированными проводниками. Проводникъ съ положительнымъ полюсомъ я прикрѣпляю къ одной изъ изолированныхъ мягкой резиновой трубкой вѣтвей шипцовъ для того, чтобы шипцы составляли анодъ, а второй проводникъ съ отрицательнымъ полюсомъ укрѣпляю въ зажимѣ металлическаго щитка Langenbek'a, надѣваемаго на изолированный резиновой капсулей палецъ своей руки, дабы щитокъ Langenbek'a служилъ катодомъ.

Прежде я прикрѣплялъ катодъ къ ручкѣ кресла, или же давалъ въ руку больного, но долженъ былъ перейти къ щитку Langenbek'a по той причинѣ, что въ большинствѣ случаевъ больные во время извлеченія выпускали катодъ изъ руки, по случаю чего происходило размыканіе тока во время извлеченія противъ желанія оператора. Имѣя анодъ въ щишцахъ, а катодъ на пальцѣ лѣвой руки, я пересталъ находиться въ зависимости отъ паціента по отношенію къ замыканію тока при операціяхъ.

Сначала я произвелъ до 200 извлеченій при помощи анэстезіи однимъ токомъ; но такъ какъ являлись паціенты и мало воспріимчивые къ анэстезіи токомъ, то я сталъ прибѣгать къ добавочной анэстезіи зуба при помощи прикладыванія къ деснѣ $10^0/_0$-наго раствора солянокислаго кокаина, производя имъ кратковременный (около 5-ти минутъ) электрическій осмозъ (катафорезъ), и результаты стали выходить болѣе удачными.

11 (23) августа я демонстрировалъ въ зубоврачебной школѣ г. Коварскаго электрическіе приборы передъ гг. членами Съѣзда по одонтологіи; тогда же здѣсь было произведено два извлеченія у двухъ паціентовъ, одно мной, другое г. Шмигельскимъ 2-мъ (изъ Кіева) г. Шмигельскому 1-му подъ моимъ наблюденіемъ.

Для демонстраціи приборы я вынужденъ былъ пріобрѣтать на скорую руку въ Москвѣ и къ сожалѣнію, совершенно не могъ достать подходящихъ для цѣли: вольтаметра, амперометра и реостата, а аккумуляторы оказались съ протеканіемъ ихъ жидкости, и демонстрація имѣла много данныхъ на неудачное производство анэстезіи. При извлеченіи мною второго верхняго кореннаго зуба паціентъ, знакомый уже съ извлеченіемъ зубовъ безъ анэстезіи, заявилъ, что онъ чувствовалъ легкую боль только при первомъ полувывихѣ зуба, а при вторичномъ полувывихѣ и извлеченіи зуба боли не было. Въ общемъ онъ остался доволенъ произведенной токомъ анэстезіей при извлеченіи его крѣпко сидящаго съ тремя развѣтвленными корнями зуба.

Д-ръ Шмигельскій 2-й при извлеченіи зуба своему брату, повидимому, былъ въ волненіи и во время операціи недостаточно соединилъ проводникъ съ ручкою щипцовъ, и операція совершилась при недостаточной анэстезіи токомъ, почему г. Шмигельскій 1-ый высказался и за анэстезію и противъ анэстезіи токомъ.

Какъ первому, такъ и второму паціентамъ былъ произведенъ

перед извлеченціями 5-тиминутный осмозъ десны и шейки зуба 10$^0/_0$-нымъ растворомъ солено-кислаго кокаина.

Заключеніе. При этихъ операціяхъ я еще сильнѣе убѣдился, что практикуемый способъ подрѣзыванія десенъ значительно уменьшаетъ болевыя ощущенія у паціентовъ. Передъ извлеченіемъ зуба съ анэстезіей постояннымъ электрическимъ токомъ слѣдуетъ отдѣлять острымъ ножомъ десны отъ шейки зуба до уровня ячеечнаго края и затѣмъ уже, не захватывая клювами щипцовъ десны, извлекать зубъ. Ощущенія безъ обрыванія отдѣленныхъ отъ шейки десенъ менѣе болѣзненны, какъ во время производства, такъ и послѣ совершенія операціи. Большинство паціентовъ смѣшиваютъ, или же не въ состояніи различить болевыя впечатлѣнія во время извлеченія зуба отъ болевыхъ ощущеній разорванныхъ десенъ, почему слѣдуетъ послѣ извлеченія зуба тотчасъ же вкладывать въ образовавшееся отверстіе на 5 минутъ кусокъ трута (agaric. chirurg.), напитаннаго 10$^0/_0$-нымъ растворомъ кокаина для притупленія боли въ разорванныхъ тканяхъ.

Болевыя ощущенія въ моментъ извлеченія зуба притупляются постояннымъ токомъ электричества, а болевыя ощущенія послѣ операціи быстро успокаиваются дѣйствіемъ 10$^0/_0$-наго раствора кокаина.

Электрическіе приборы, приспособленные мною для анэстезіи при извлеченіи зубовъ, я демонстрировалъ въ 1-мъ Обществѣ дентистовъ въ Россіи 10 декабря 1891 года и 29 февраля 1892 [1]), на Электрической выставкѣ въ 1892 г. въ С.-Петербургѣ, на Всероссійской гигіенической выставкѣ 1893 года [2]), и на Всероссійской выставкѣ въ Н.-Новгородѣ въ 1896 году.

Discussion.

Д-ръ **Несмѣяновъ** (Москва) проситъ докладчика отъ имени членовъ секціи повторить демонстрацію его способа, въ виду того, что не всѣ желающіе имѣли возможность познакомиться съ нимъ во время первой демонстраціи [3]).

---

[1]) Занесено въ протоколы общихъ собраній 1-го Общества дентистовъ въ Россіи.

[2]) №№ 9 и 10. Иллюстрированное описаніе первой Всероссійской гигіенической выставки 1893 г. Секція III-го отд., 4-й по катологу № 309.

[3]) Хотя я по закрытіи съѣзда намѣревался выѣхать изъ Москвы, но, желая удовлетворить любознательности товарищей, согласился остаться еще на день для производства демонстраціи тѣмъ охотнѣе, что во время доклада 13 августа одинъ изъ петербургскихъ товарищей (г. Ковалевъ) рѣшился даже громко выразить сомнѣніе, дѣйствительно ли я примѣняю у себя въ кабинетѣ способъ извлеченія зубовъ подъ электрическимъ токомъ.

Разставаясь, я просилъ товарищей доставить паціентовъ въ школу г. Коварскаго.

14 (26) августа въ школу собралось до 80 товарищей (съ г. Ковалевымъ); г. Винаверъ доставилъ перваго паціента для операціи.

Шесть вполнѣ исправныхъ аккумуляторовъ, снабженныхъ измѣрителями и регуляторами, служили источникомъ для постояннаго тока. Многіе изъ товарищей брали проводники въ руки для испытанія силы тока на себѣ и пришли къ заключенію, что токъ отъ шести аккумуляторовъ при 5 милліамперахъ не производитъ никакого раздраженія.

Первымъ паціентомъ былъ крѣпкій мужчина лѣтъ 26, имѣвшій каріозную полость на дистальной поверхности верхняго праваго второго кореннаго зуба,

А. И. Ковалевъ (С.-Петербургъ). Электричество при извлеченіи зубовъ испытывалось уже давно въ разныхъ электро-терапевтическихъ институтахъ и клиникахъ практиками и не дало сколько нибудь удовлетворительныхъ результатовъ, доказательствомъ чего есть то, что его для такихъ цѣлей совершенно оставили.

Попытка примѣнить токъ при извлеченіи зубовъ при какихъ либо другихъ условіяхъ создала катафорезъ, отъ котораго удовлетворительныхъ результатовъ пока еще не получилось.

Я личво въ теченіе нѣсколькихъ лѣтъ занимаюсь этимъ вопросомъ и при всевозможныхъ комбинаціяхъ успѣха рѣшительно никакого не достигалъ.

окруженнаго періоститнымъ утолщеніемъ буккальной стѣнки ячейки и опухшими деснами съ розовыми, твердыми валиками. При надавливаніи на жевательную поверхность зуба боль усиливалась.

Я имѣлъ желаніе передъ извлеченіемъ произвести электрическій осмозъ 10%-нымъ растворомъ кокаина и подрѣзать вокругъ зуба десны; но д-ръ Несмѣяновъ и другіе товарищи просили меня сдѣлать операцію и безъ осмоза, и безъ подрѣзыванія десенъ, изъ желанія убѣдиться, насколько сильна анэстезія постояннымъ токомъ при извлеченіи.

Какъ первая операція такъ и послѣдующія были мной совершены и безъ осмоза, и безъ подрѣзыванія десенъ, что, конечно, усиливало ощущеніе. Я же всегда передъ извлеченіемъ зубовъ отдѣляю острымъ ножомъ десны отъ шейки во избѣжаніе обрыванія ихъ лоскутами во время операціи.

Во время операціи паціенту г. Винавера элекрическая энергія въ 12 вольтъ была регулирована реостатомъ въ 5 милліамперовъ и совершена безъ всякаго сопротивленія со стороны паціента, который не сдѣлалъ обычныхъ гримасъ и крика при извлеченіи зубовъ безъ анэстезіи и на дѣлаемые вопросы отвѣчалъ, что при извлеченіи зуба боли не было. Извлеченный зубъ оказался съ тремя очень развитыми и кривыми корнями, приросшимъ къ буккальной стѣнкѣ ячейки, покрытой большимъ кускомъ десны, оторванной со стѣнкой ячейки при извлеченіи. Нѣкоторые изъ товарищей, находившихся около меня, говорили хотя шопотомъ, но такъ, что я слышалъ, будто паціентъ подкупленъ.

Г. Фишеръ заявилъ, что зубной врачъ-женщина NN желаетъ себя подвергнуть операціи и что она, какъ нашъ товарищъ, безпристрастно повѣдаетъ для пользы науки, свои ощущенія и впечатлѣнія.

Больная лѣтъ 22 очень подвижная, эксцентричная, нервная позволила извлечь каріозный нижній правый второй коренной зубъ. Зубъ съ двумя развѣтвленными корнями отдѣлился съ лингвальной стѣнкой ячейки, приросшей по случаю хроническаго періостита, и лоскутомъ десны. При извлеченіи зуба паціентка несильно вскрикнула, поморщилась, но прополоскавши ротъ, заявила, что, хотя извлеченіе было и больно, но не особенно, и нѣтъ никакого сравненія съ тою болью, съ которою ей извлекалъ г. Фишеръ такой же зубъ безъ анэстезіи.

Третьему паціенту, зубному врачу Винаверу, мнѣ пришлось извлечь верхній первый коренной зубъ изъ лѣвой челюсти съ тремя сильно развитыми и развѣтвленными корнями при каріозной полости на дистальной поверхности вѣнчика.

Зубъ отдѣлился съ буккальной стѣнкой ячейки и лоскутомъ десны. Больной при извлеченіи зуба не поморщился и сказалъ, что зубъ извлекся при легкой боли.

Четвертый больной, зубной врачъ N, просилъ извлечь сидящій глубоко въ деснѣ корешокъ отъ второго нижняго праваго бикуспидата безъ подрѣзыванія десны, но зуба не удалось захватить щипцами, и больной удалился безъ извлеченія зуба, однако-жъ жалуясь на боль.

Пятому паціенту, полуинтеллигентному мужчинѣ лѣтъ 40, извлеченъ нижній правый второй крѣпко сидящій съ развитыми и развѣтвленными корнями коренной зубъ при немного атрофированныхъ деснахъ по словамъ паціента совершенно безъ боли.

Шестой паціенткѣ, барышнѣ лѣтъ 20, извлеченъ первый лѣвый нижній съ прямыми корнями коренной зубъ при атрофированной до ячейки деснѣ. Операція была по заявленію паціентки совершенно безболѣзненна. *Н. Хрущевъ.*

Объ извлеченіи зубовъ подъ прерывистымъ индуктивнымъ и постояннымъ токами я дѣлалъ доклады въ 1-мъ Обществѣ дентистовъ въ Россіи, на 1-мъ Всероссійскомъ съѣздѣ дентистовъ, гдѣ обстоятельно разъяснялъ съ производствомъ при этомъ демонстрацій. При этомъ каждый изъ присутствовавшихъ убѣдился въ полной безполезности электричества при экстракціи. Извлеченіе зубовъ я еще допускаю подъ прерывистымъ или индуктивнымъ токомъ, такъ какъ токи эти, производятъ ощущеніе на обоихъ полюсахъ: особый, впрочемъ непріятный, зудъ, который отвлекаетъ (заглушаетъ) собою экстракціонную боль, но только въ зубахъ съ неболѣзненною надкостницею.

Анэстезія при извлеченіи зубовъ намъ необходима въ особенности въ періоститахъ, но въ этихъ случаяхъ электрическій токъ не только не уменьшаетъ боли, а наоборотъ усиливаетъ.

Коллега Хрущевъ дѣлалъ докладъ въ 1-мъ Обществѣ дентистовъ въ Россіи объ извлеченіи зубовъ подъ постояннымъ токомъ и только въ формѣ казуистической, безъ какихъ либо демонстрацій, а также безъ объясненія физическихъ и физіологическихъ для этого данныхъ.

<hr>

А. И. Ковалевъ (С.-Петербургъ).

Къ вопросу о приготовленіи гипсовыхъ моделей.

Какую важную роль играетъ модель при приготовленіи протеза съ искусственными зубами или обскуратора, это каждому изъ насъ очень хорошо извѣстно. Модель у насъ — это фундаментъ протезной техники.

Я позволю себѣ въ короткихъ словахъ критически разобрать примѣняемыя нами теперь средства для приготовленія вышесказанныхъ моделей.

Для полученія оттисковъ съ челюстей, твердаго и мягкаго неба пользуются слѣдующими субстанціями: слѣпочной массой, гипсомъ, воскомъ, гуттаперчей и проч.

Наиболѣе употребительная субстанція есть такъ называемая слѣпочная масса подъ разными названіями: масса Стента, Годива, Глобе, Эксцельсіоръ и проч. На сколько проста при обращеніи слѣпочная масса, настолько она неудовлетворительна вслѣдствіе своей контракціи при затвердѣваніи.

Слѣпочная масса состоитъ изъ Gummi-Copal, стеарина, Magnesia silicica (талькъ) въ различныхъ пропорціяхъ, окрашена карминомъ и одорирована какимъ либо душистымъ эфирнымъ масломъ, чаще всего розовымъ.

Чѣмъ болѣе въ массѣ находится копала, тѣмъ сокращеніе ея значительнѣе, кромѣ этого на сокращеніе массы вліяетъ и толщина слоя ея, на этомъ основаніи слой массы долженъ быть возможно тоньше.

Гипсъ есть прекрасная субстанція, онъ не стягивается подобно стенту, а напротивъ нѣсколько расширяется; какъ ни хорошъ гипсъ для этой цѣли, но онъ все же имѣетъ и свои недостатки: при сниманіи оттиска съ челюсти, на которой имѣются зубы, онъ часто изламывается, что впрочемъ легко исправляется склеиваніемъ кусковъ, далѣе сниманіе оттиска съ модели кропотливо, гипсъ съ ложки легко стекаетъ, неудобна продолжительность его затвердѣванія и проч.,— всѣ эти неудобства искупаются его постоянствомъ, и опытный въ обращеніи съ нимъ дентистъ не замѣнитъ его какою-либо другою существующею субстанціею.

Воскъ едва-ли въ настоящее время у насъ кѣмъ либо примѣняется, онъ вытѣсненъ слѣпочными массами, хотя съ восковаго слѣпка можно получать болѣе удовлетворительную модель, чѣмъ съ стента. Кромѣ того воскъ выгоднѣе и въ экономическомъ отношеніи.

Гуттаперча есть довольно неподходящая масса для оттисковъ, такъ какъ она очень сильно стягивается. Примѣненіе ея въ трактуемомъ мною вопросѣ имѣетъ мѣсто только при способѣ Гиротта.

Указавъ на нѣкоторые достоинства и недостатки болѣе употребительныхъ и извѣстныхъ субстанцій, я не могу предложить Вамъ пользоваться тою или другою массою, такъ какъ у каждаго изъ Васъ сложился, конечно, на это свой взглядъ; но едва-ли кто изъ Васъ возразитъ мнѣ, что въ полученіи правильнаго и точнаго оттиска очень важное значеніе имѣетъ ложка (кювета) для массы; вотъ этотъ-то пунктъ долженъ обратить на себя наше вниманіе, и я на немъ сосредоточусь.

Изъ всего ассортимента ложекъ, приготовляемыхъ фабрикантами зубоврачебныхъ инструментовъ, Вамъ не часто придется подыскать такую форму, которая хорошо прилегала бы къ данной челюсти, а въ случаяхъ особенныхъ формъ челюстей для насъ является очень большое затрудненіе.

Въ настоящее время Вы, безъ сомнѣнія, пользуетесь ложками фабричнаго производства, которыхъ впрочемъ необходимо имѣть большой комплектъ, это не всѣмъ доступно, а провинціальнымъ товарищамъ приходится еще возиться съ выпискою и присущими ей затрудненіями.

Въ тѣхъ случахъ, гдѣ намъ предстоитъ дѣло съ атрофированной десной и одиночно сидящими зубами, необходимо испортить, можетъ быть, любимую Вашу ложку образованіемъ въ ней отверстій для прохода въ нихъ удлиненныхъ зубовъ.

Въ послѣднее время нашъ знаменитый американскій инструментаторъ White сознáлъ этотъ недостатокъ и теперь приготовляетъ ложки изъ британскаго мягкаго металла, форму которыхъ до нѣкоторой степени въ случаѣ надобности можно измѣнять; но стоимость этихъ ложекъ очень велика, и при этомъ скорое изнашиваніе ихъ несомнѣнно.

Это обстоятельство навело меня на мысль приготовлять ложки для каждой челюсти у себя въ кабинетѣ даже во время пріема легко и просто.

Приготовленная для каждаго случая ложка требуетъ очень мало субстанціи и прилегаетъ всею поверхностью, вслѣдствіе чего оттискъ получается правильнымъ, снятая же съ него модель даетъ хорошо прилегающій протезъ.

Приготовленіе ложки заключается въ томъ, что кускомъ полумягкаго стента или воска дѣлается оттискъ съ требуемой челюсти безъ ложки, съ этого неудовлетворительнаго во всякомъ случаѣ оттиска снимается модель, которая покрывается съ излишкомъ свинцовой пластинкой, выкроенной въ формѣ полукруга въ 2 — 3 миллиметра толщины. Пластинка эта вдавливается во всѣ углубленныя мѣста на модели сперва пальцами, а потомъ закругленной ручкой молотка, края же ея загибаются на лабіальную поверхность зубовъ, захватываютъ болѣе или менѣе десну, у угла рта оставляются отъ обрѣзки лишнихъ краевъ свинцовой пластинки два небольшихъ отростка, за которые ложка вынимается изъ рта.

Discussion.

А. В. Фишеръ (Москва): Идея докладчика прекрасна, я хотѣлъ бы только замѣтить, что изготовленіе подобныхъ ложекъ можетъ быть упрощено. Можно на модель прямо положить свинцовую пластинку, покрыть ее слоемъ въ 2 сантим. мягкой гуттаперчи и прессовать подъ обыкновеннымъ прессомъ.

Mr. Ramm (Moscou) et Mr. **James-Levy** (Varsovie) prirent aussi part à la discussion.

Д-ръ **Н. А. Несмѣяновъ** (Москва).

По поводу 50-тилѣтія со времени открытія анэстезіи и заслуги одонтологіи для хирургіи.

Около 3-хъ лѣтъ назадъ (1894) научныя одонтологическія общества различныхъ странъ и преимущественно Америки торжественно праздновали полувѣковой юбилей одного изъ величайшихъ и благодѣтельнѣйшихъ для человѣчества открытій въ медицинѣ—открытія Hor. Wells'омъ искусственной анэстезіи. Празднованіе это къ сожалѣнію не нашло въ тотъ годъ должнаго отклика въ научныхъ обществахъ какъ большой хирургіи, такъ и разныхъ вѣтвей ея. Неоцѣнимыя благодѣянія, оказываемыя анэстезіею между прочимъ и большой хирургіи, эта послѣдняя отнесла на долю William Thomas Morton'a. Осенью прошлаго года она торжественно праздновала въ лицѣ Morton'a полувѣкъ открытія общей искусственной анэстезіи.

Оба названные творцы анэстезіи принадлежатъ Соединеннымъ Штатамъ Сѣверной Америки.

Не будемъ разбирать здѣсь подробно спора между Англіею, старавшеюся приписать честь открытія анэстезіи англичанамъ (сэру Humphry Davy и отчасти Faradey'ю), и Америкою, отстаивавшею всѣ права на эту честь за Wells'омъ. Вопросъ этотъ рѣшается, очевидно, въ пользу Америки.

Сэръ Humphry Davy, не бывшій врачемъ, знаменитый въ химіи своими открытіями калія и натрія, своею теоріею безкислородныхъ кислотъ, опровергшею теорію Lavoisier, своими электролитическими работами и пр., далъ лишь краткій намекъ на то, что закись азота, открытая въ 1776 г. Pristley'емъ и основательно изученная имъ, Davy, въ 1800 г., вѣроятно, годна будетъ для заглушенія боли при малыхъ хирургическихъ операціяхъ. Онъ пробовалъ пользоваться ею для устраненія различныхъ болей лишь какъ лекарствомъ, напр., при головныхъ боляхъ, и при періоститныхъ боляхъ отъ труднаго прорѣзыванія у него зуба мудрости. Трактуя о быстрой проходимости общаго дѣйствія отъ закиси азота и желая установить большую длительность его, онъ прямо указалъ даже на пользованіе ею въ камерѣ со сгущеніемъ вдыхаемыхъ газовъ, чѣмъ потомъ такъ блистательно воспользовался Paul Bert. Тѣмъ не менѣе все это все-таки не дало хирургіи анэстезіи, все это оставалось лишь предположеніемъ, не нашедшимъ себѣ нигдѣ ни общаго употребленія, ни дальнѣйшей разработки.

Вслѣдствіе полнаго отсутствія въ хирургіи того времени анэстезіи, профессоръ хирургіи въ Парижѣ, знаменитый Velpeau считалъ себя въ правѣ съ каѳедры называть безуміемъ стремленіе отыскать какое либо средство общей анэстезіи. Оперируемыхъ несчастныхъ паціентовъ все еще привязывали за руки и за ноги къ операціонному столу, чтобы они своими невольными движеніями конечностей не мѣшали правильному ходу операціи.

Такъ прошло слишкомъ сорокъ лѣтъ со времени обнародованія Davy своей работы о „веселящемъ газѣ“, т. е., со времени нѣкотораго указанія имъ на возможность примѣненія веселящаго газа для анэстезіи.

Можно ли назвать это открытіемъ и много ли чести его надо отнести на долю Davy?

Но вотъ въ 1844 г. судьбѣ угодно было, чтобы при одной маленькой, почти увеселительной публичной демонстраціи Colton'омъ наркотическихъ „(веселящихъ)“ свойствъ Davy'евскаго газа присутствовалъ одинъ ничѣмъ неизвѣстный до того времени гражданинъ Сѣверо-Американскихъ Соединенныхъ Штатовъ, безсмертный теперь въ медицинѣ дентистъ Horace Wells. Видя, что одинъ изъ вдыхавшихъ закись азота упалъ, ушибъ себѣ ногу и говорилъ потомъ, что не почувствовалъ боли отъ ушиба, Wells предположилъ, что боль эта была заглушена веселящимъ газомъ и рѣшилъ испробовать это устраняющее боль свойство его на самомъ себѣ при извлеченіи ему зуба. Пробудившійся отъ анэстезіи Wells, убѣдившись, что зубъ его уже извлеченъ, и зналъ, что онъ не чувствовалъ при этомъ никакой боли отъ операціи, вскочилъ съ кресла, захлопалъ въ ладоши и воскликнулъ, что въ одонтологіи настала новая эра.

Какимъ благодѣтельнымъ средствомъ является теперь въ одонтологіи этотъ веселящій газъ — всѣмъ извѣстно. Но газъ этотъ, будучи хорошъ въ одонтологіи, не нашелъ тогда, какъ не нашелъ пока и теперь, примѣненія въ большой хирургіи. Анэстезія отъ него слишкомъ коротка. Большая хирургія продолжала оперировать при боляхъ и ждала для себя лучшаго времени. Wells занялся приложеніемъ веселящаго газа при извлеченіи зубовъ.

Но вотъ ученикъ и послѣдователь Wells'a, тоже простой дентистъ, William Thomas Morton, исполненный интересомъ своего учителя въ вопросѣ объ анэстезіи, самъ начинаетъ интересоваться этимъ вопросомъ. Онъ старается найти для вдыханія какое нибудь вещество, способное дать болѣе длинную сравнительно съ закисью азота анэстезію. Пользуясь указаніемъ своего соотечественника, химика Jackson'a, онъ пробуетъ для этой цѣли сѣрнокислый эѳиръ, и мы знаемъ, какимъ благодѣяніемъ для человѣчества окончилась эта проба. Это было въ 1846 г., приблизительно полтора года спустя послѣ открытія Wells'a. Вскорѣ послѣ этого проф. Simpson въ Англіи предложилъ для той же цѣли хлороформъ.

Хотя открытіе Wells'a не дало хирургіи сразу длинной анэстезіи, однако же оно доказало несомнѣнную возможность общей искусственной анэстезіи. Безъ него, можетъ быть, и по сіе время исканіе анэстезіи считалось бы такимъ же безуміемъ, какъ и прежде. Съ другой же стороны роль закиси азота въ анэстезіи и теперь еще нельзя считать законченною. Можетъ быть, она въ добываемомъ теперь жидкомъ состояніи или въ видѣ какой либо соли найдетъ себѣ на будущее время популярность и въ большой хирургіи, а равно и терапіи. Услуги же ея въ одонтологіи и акушерствѣ продолжаютъ существовать и въ наши дни.

Можно ли въ виду всего вышесказаннаго приписать открытіе анэстезіи вообще Morton'у, или, говоря объ огромной важности роли его въ этомъ открытіи, умолчать объ Wells'ѣ?

Вполнѣ присоединяясь въ данномъ случаѣ къ мнѣнію и симпатіямъ американскихъ одонтологическихъ ученыхъ обществъ и мы вмѣстѣ съ ними будемъ считать, что открытіе анэстезіи вообще принадлежитъ Wells'у, а не Morton'у.

На родинѣ Wells'a, въ г. Гартфордѣ штата Коннектикутъ, уже поставленъ два года назадъ памятникъ ему, какъ открывшему анэстезію.

Съ другой же стороны живетъ теперь въ Нью-Іоркѣ родной сынъ знаменитаго Morton'a—William James Morton, профессоръ нервныхъ и психическихъ болѣзней, который самъ недавно выразился въ печати, что отцу его принадлежитъ лишь доля въ открытіи анэстезіи. Между тѣмъ большая хирургія считаетъ Morton'a открывшимъ анэстезію и лишь ему устроила торжественное пятидесятилѣтнее воспоминаніе. Въ нѣкоторыхъ мѣстахъ даже имени Wells'a при этомъ торжествѣ не было упомянуто.

Наши русскія одонтологическія силы настолько еще молоды, что не успѣли еще сплотиться въ какое либо солидное научное общество. Потому-то мы русскіе, насколько мнѣ извѣстно, и не принимали участія въ торжествахъ празднованія въ Америкѣ три года назадъ открытія Wells'омъ анэстезіи вообще. Въ прошломъ же году на упомянутомъ празднованіи большою хирургіею памяти Morton'a мы не адресовали памяти его особаго признанія его заслуги и чествованія ея отъ имени трудящихся на поприщѣ одонтологіи, однимъ изъ славныхъ представителей которой былъ самъ Morton.

Воздадимъ же здѣсь на XII Интернаціональномъ Медицинскомъ Конгрессѣ должное уваженіе и прославленіе памяти дентиста города Гартфорда штата Коннектикутъ С.-А. С. Ш. Horace Wells'a, какъ открывшаго общую искусственную анэстезію. Нашимъ дружнымъ вставаніемъ подтвердимъ выраженныя нами чувства.

Воздадимъ также наше полное уваженіе славной памяти ассистента и продолжателя открытія Wells'a, тоже дентиста, William Thomas Morton'a, какъ усовершенствовавшаго краткую анэстезію Wells'a продливеніемъ ея.

Посмотримъ вкратцѣ, какую великую услугу оказали эти два дентиста хирургіи со всѣми ея отраслями. Представимъ себѣ, что было бы теперь въ этихъ науко-искусствахъ, если бы у нихъ отнять теперь средства общей искусственной анэстезіи. Возможны ли были бы безъ анэстезіи тѣ удивительныя по искусству и результатамъ операціи въ черепно-мозговой полости, на отдаленнѣйшихъ органахъ грудной и брюшной полостей, тѣ разнообразныя операціи на костяхъ, тѣ чудно-безболѣзненные ходы столь жестокихъ родовыхъ потугъ, то обиліе акушерскихъ и гинекологическихъ операцій, тѣ тончайшія операціи надъ глазомъ, гортанью, ухомъ и пр.?

Безъ анэстезіи такой прогрессъ и гуманность всей сложной хирургіи были бы совершенно невозможны.

Всѣмъ этимъ прогрессомъ и гуманностью хирургія обязана анэстезіи вообще и одонтологіи, какъ матери анэстезіи, въ частности.

Вотъ тѣ отношенія хирургіи къ одонтологіи, которыя мнѣ хотѣлось оттѣнить теперь при воспоминаніи о полувѣковомъ юбилеѣ анэстезіи.

Кому же обязана искусственная анэстезія своимъ происхожденіемъ? Взглянемъ на первоисточники ея.

Знаменитый въ свое время химикъ, открывшій въ 1776 г. закись азота веселящій газъ, I. Pristley, подарившій химію открытіемъ кислорода и массою другихъ химическихъ открытій, былъ сынъ купца въ Англіи, давшаго своему сыну лишь самое скромное первоначальное образованіе. Отвернувшись отъ рекомендованной ему отцомъ коммерческой дороги, Pristley отъ 20 до 25-лѣтняго возраста слушалъ лекціи богословскихъ наукъ. Потомъ онъ заинтересовался физикою и химіею. Состоя учителемъ языковъ въ элементарной школѣ и церковнымъ проповѣдникомъ, онъ занимался у себя въ квартирѣ на свои скудныя денежныя средства химіею какъ любитель. Съ этого времени начинаются прославившія его химическія его открытія. Ни высшей естественно-научной школы Pristley не проходилъ, ни прсфессорской дѣятельностью занятъ не былъ.

Открытую Pristley'емъ закись азота взялся разработывать въ 1800 г. съ химической и физіологической стороны тоже англичанинъ Humphry Davy. Бѣднымъ мальчикомъ онъ помѣщенъ былъ въ качествѣ торговаго прислужника въ магазинъ англійскаго дрогиста. Имѣя дѣло съ лекарственными матеріалами и составляя смѣси ихъ, онъ заинтересовался химіею. Тутъ, чувствуя недостатокъ образованія, онъ лѣтъ 17 отъ роду, началъ пополнять его своими приватными занятіями. Замѣченный въ любознательности къ наукѣ д-ромъ Beddoes'омъ, онъ приглашенъ былъ послѣднимъ въ медико-пневматическій институтъ для химико-медицинскихъ изслѣдованій. Тутъ онъ на 21 году отъ роду произвелъ свое заслужившее извѣстность изслѣдованіе „веселящаго газа“. За этой работой послѣдовали его другія капитальныя работы и открытія.

Вотъ четыре лица, не получившія высшаго школьнаго образованія, но заинтересовавшіяся науками, съ которыми имъ пришлось такъ или иначе соприкоснуться, и захотѣвшія поработать для этихъ наукъ.

Что сдѣлали они для человѣчества и науки — мы уже отчасти видѣли, но несомнѣнно, конечно, что, если бы эти лица были вмѣстѣ съ тѣмъ и на каѳедрахъ своихъ наукъ, пользуясь и хорошо обставленными лабораторіями и хорошими библіотеками, то научная дѣятельность ихъ была бы еще болѣе продуктивна и благодѣтельна для людей.

Посмотримъ теперь, каковы могутъ быть научные интересы одонтологіи и каковы практическія работы въ ней.

Сущность, причины, терапія и профилактика каріеса, альвеолярной піорреи и клиновидныхъ дефектовъ зубовъ — столь громадно распространенныхъ недуговъ большинства людей всѣхъ возрастовъ и положеній, хоть и мало замѣтно, но неуклонно вѣрно укорачивающихъ жизнь множества людей разстройствомъ питанія отъ плохого жеванія и послѣдующими за нимъ осложненіями, — неужели это вопросы, незаслуживающіе серьезной научной разработки и неужели медицина въ ея теперешнемъ состояніи дастъ намъ удовлетворительное рѣшеніе этихъ вопросовъ?

Открытая, улучшенная и энергично разрабатываемая преимущественно одонтологіею анэстезія неужели ясна уже для насъ во всѣхъ своихъ проявленіяхъ и условіяхъ приложенія, и неужели дальнѣйшая разработка ея есть вопросъ малой важности для медицины?

Вопросы относительной важности антисептики и асептики при лѣченіи зубовъ, разные виды приращенія и пересадокъ зубовъ и пр., — неужели все это вопросы недостаточно интересные и съ теоретической стороны, не говоря уже о практически важной роли ихъ?

Невралгіи зубного происхожденія и отношенія заболѣваній зубовъ къ глазу, уху и т. п. — вотъ вопросы, требующіе для себя солидныхъ медицинскихъ изслѣдованій и долженствующіе быть отнесенными къ кругу дѣятельности исключительно врачей-одонтологовъ.

Достаточно серьезны для дѣятельности врача-одонтолога бываютъ часто и задачи практической дѣятельности его. Всѣ случаи анэстезій, особливо общихъ, для зубоврачебныхъ цѣлей, острые альвеолярные абсцессы, альвеолярные секвестры, гаймориты, піэмическіе и септицемическіе, исходы нѣкоторыхъ неудачныхъ извлеченій зубовъ, попадающіе въ гортань и бронхи извлеченные зубы, проглатываніе зубныхъ протезовъ, извлеченіе зубовъ, зубныя невралгіи и пр. — вотъ случаи практической дѣятельности, для удовлетворительнаго проведенія которыхъ необходимо предварительное общее медицинское образованіе оператора.

Наряду съ этими болѣе трудными задачами одонтологія даетъ очень часто и такія дѣйствительно легко исполнимыя требованія, какъ запломбировать зубъ съ цѣлою еще мякотью его и устроить зубной протезъ, исполненіе которыхъ можетъ быть поручено и дентисту-неврачу.

Въ виду того, что потребность въ этихъ послѣднихъ случаяхъ очень велика, а число врачей-одонтологовъ сравнительно очень мало, мнѣ кажется, что можно допускать пока существованіе школъ для образованія дентистовъ или такъ называемыхъ теперь „зубныхъ

врачей“, т. е. приватныхъ учениковъ различныхъ зубныхъ практи-
кантовъ и учениковъ и ученицъ зубоврачебныхъ школъ безъ обще-
медицинскаго университетскаго курса. Но дѣятельность ихъ на основаніи вышесказаннаго должна быть ограничена исключительно плом-
бированіемъ еще неболѣвшихъ каріозныхъ зубовъ, т. е. зубовъ съ
цѣлою еще мякотью, и приготовленіемъ зубныхъ протезовъ. Всѣ же
остальные случаи практической одонтологической дѣятельности должны
быть поручаемы лишь врачамъ-одонтологамъ, т. е. лицамъ, прошед-
шимъ обще-медицинскій университетскій курсъ.

Итакъ, пока славны имена Wells'а и Morton'а, врачи-одонто-
логи не имѣютъ права смотрѣть свысока на дентистовъ-неврачей. Пока
существуетъ стремленіе къ прогрессу и правильному упроченію спеціальностей, одонтологія вся цѣликомъ должна стремиться перейти въ руки
врачей-одонтологовъ, которымъ университеты должны давать возможность полнаго и всесторонняго ознакомленія съ нею, какъ на универ-
ситетской скамьѣ, такъ и послѣ нея. Пока необходимость удовлетво-
ренія легкихъ случаевъ одонтологической практики превышаетъ
количество силъ нашихъ врачей-одонтологовъ, и пока послѣднимъ
нуженъ удовлетворительный такъ называемый протезный „зубной тех-
никъ“, зубныя школы неуниверситетскаго типа, по возможности правитель-
ственныя, должны развиваться одновременно съ университетскими
одонтологическими институтами для студентовъ медицины и врачей, по
возможности состоя при этихъ послѣднихъ институтахъ. Словомъ,
врачъ-одонтологъ долженъ вырабатываться университетомъ такъ же,
какъ, напримѣръ, врачъ-офтальмологъ, ларингологъ и другіе. Ден-
тистическія же школы должны соотвѣтствовать фельдшерскимъ шко-
ламъ разныхъ спеціальностей медицины.

Discussion.

Н. И. Раммъ (Москва): Многоуважаемые товарищи! Вы только
что слышали докладъ уважаемаго нашего товарища по профессіи, тѣмъ
отраднѣе было для насъ слышать эти слова, что ихъ сказалъ не
дентистъ, а врачъ, и я долженъ признаться, что слышать эти слова
было для насъ очень лестно, ибо кто не знаетъ существующаго
антагонизма между врачами и дентистами? Онъ вовсеуслышаніе заявилъ, что великое дѣло анэстезіи принадлежитъ дентисту, и что зубоврачеваніе, стоящее на теперешней точкѣ, должно быть благодарно
дентистамъ. Настоящій международный съѣздъ подтвердилъ это, всѣ
научные доклады были сдѣланы дентистами, всѣ новѣйшія нововве-
денія по зубоврачебной техникѣ были сдѣланы ими же. Но все же
уважаемый докладчикъ къ концу не выдержалъ и выразилъ мысль и
желаніе, чтобы зубоврачеваніе было окончательно передано только
врачамъ съ университетскимъ образованіемъ. И это было сказано,
несмотря на всѣ заслуги, оказанныя зубоврачеванію дентистами.

Не будучи въ состояніи согласиться съ уважаемымъ докладчикомъ,
я принужденъ замѣтить, что при теперешнемъ положеніи зубоврачеванія въ Россіи, когда врачи, кончившіе университетъ, не обязаны
держать экзамены, какъ это водится въ Германіи, въ зубоврачеваніи,
не можетъ быть прогресса, наоборотъ, въ настоящее время, большею

частью врачи берутся за зубоврачеваніе, испытавши неудачи по другимъ спеціальностямъ, и такимъ образомъ приступаютъ къ зубоврачеванію, имѣя о немъ самое примитивное понятіе. Они забываютъ, что кромѣ теоріи въ зубоврачебномъ дѣлѣ играетъ важную роль и зубоврачебная техника, и если они и подготовлены теоретически, то этого еще очень мало, такъ какъ въ зубоврачеваніи зубоврачебная техника играетъ первую роль.

Я могу допустить, что врачи могутъ взяться за это дѣло тогда только, если у насъ будетъ введено правило, что врачи наравнѣ съ дентистами будутъ проходить (какъ и въ Германіи) въ правительственныхъ зубоврачебныхъ институтахъ полный курсъ практическихъ занятій и будутъ получать дипломъ.

До этого времени странно было бы требовать, чтобы зубоврачеваніе окончательно перешло къ нимъ.

Г-нъ **А. Ковалевъ** (С. Петербургъ) Зубоврачебное искусство начато, развито и усовершенствовано въ Россіи русскими дентистами.

Послѣ реформы закономъ 7 мая 1891 г. дентисты были и еще по настоящее время состоятъ учителями какъ зубныхъ врачей, такъ и медиковъ и докторовъ медицины, которые въ университетахъ и Медицинской Академіи болѣзней зубовъ, а тѣмъ болѣе зубоврачебной техники не изучаютъ.

Въ случаѣ, если въ будущемъ зубоврачебное искусство будетъ передано медикамъ, то прогрессъ его у насъ въ Россіи, какъ онъ теперь идетъ, перейдетъ несомнѣнно въ регрессъ, доказательствомъ чему служитъ Австрія, и выдающихся дѣятелей зубоврачеванія найдется не болѣе 2—3 человѣкъ, между тѣмъ какъ благодаря свободѣ изученія дентіатріи въ Америкѣ, доступной и не медикамъ, она процвѣтаетъ и прогрессируетъ, какъ нигдѣ.

Dr. **O. Amoëdo** (Paris): Monsieur Nesmeïanov a bien voulu me mettre au courant de l'objet de l'intéressante communication que vous venez d'entendre et nous devons le remercier de l'hommage qu'il adresse au nom vénéré en Amérique d'Horace Well.

En effet tous ceux de nos confrères qui ont fait quelque chose pour nous rapprocher des grands chirurgiens, en relevant du même coup notre niveau moral, ont droit à notre respect et à notre admiration.

Ici se trouve justement un confrère Américain qui a fait un grand pas dans la voie des découvertes, je veux nommer le Dr. Bonwill. *(Applaudissements).*

Monsieur Bonwill parmi près de 200 inventions qu'il a faites, depuis 1857, vient d'inaugurer un tour dentaire avec des applications à la grande chirurgie des os. Avec ce tour on peut faire la résection du maxillaire supérieur ou inférieur par la bouche, sans avoir besoin de fendre la joue et de déformer par suite le visage.

Le Dr. Bonwill est appelé dans les hôpitaux de Philadelphie pour aider les chirurgiens dans les résection osseuses et il me disait que, lorsque l'opération est commencée et que l'os est à nu, on lui livre le malade pour faire la résection avec son instrument, tandis que le chirurgien attend, les bras croisés.

En conséquence je propose à l'assemblée un vote de remerciements pour le Dr. Bonwill. *(Le vote est adopté à l'unanimité et les assistants l'acclament debout et avec grand enthousiasme).*

Deux autres confrères en France méritent aussi nos remerciements: Ce sont M. M. Michaëls de Paris et Martin de Lyon.

Monsieur Michaëls, entre autres opérations remarquables, a fait, il y a quatre ans, les deux tiers supérieurs de l'humerus avec l'articulation, chez un malade atteint de tuberculose osseuse.

Monsieur Aguilar, ici présent, et moi avons vu, avant de quitter Paris, ce malade qui jouit actuellement d'une santé parfaite et qui soulève, avec son bras opéré, un poids de 200 Kg.

Monsieur Martin, de son côté, a inventé la méthode immédiate de prothèse du maxillaire, appelée à un grand avenir.

Pour ma part j'ai eu trois fois l'occasion de placer des maxillaires inférieurs par la méthode immédiate et dans ces trois cas, lorsque la résection a été finie, on m'a livré le malade pour la pose de l'appareil avant de faire la suture des téguments.

Dr. **Amoëdo** (Paris):

Mesdames et Messieurs! Avant de clôre la dernière séance de notre section permettez moi de remercier ceux qui, tant par leurs travaux que par leur assistance aux séances, ont contribué à la réussite de notre section.

Le choix a été enfin fixé sur Paris pour le prochain Congrès et à ce propos je vous dirai que déjà en France nous avons depuis longtemps l'idée d'avoir un Congrès Dentaire International à Paris, pour l'année de l'Exposition, c'est à-dire à l'époque choisie pour le futur Congrès International de Médecine. En vue de nous organiser et de nous habituer aux Congrès, nous avons commencé depuis 1895 à avoir des Congrès dentaires annuels. Par conséquent, d'ici à 1900 nous serons bien organisés et nous espérons obtenir un Congrès imposant et sans précédent.

Je vous invite donc à y venir tous, vous y serez reçus à bras ouverts.

La séance est close.

En dehors des Séances ordinaires.

Démonstrations.

Samedi, le 9 (21) Août.

Dr. W. G. A. Bonwill (Philadelphia): Gold-filing.
   „ „ „ Dental engine.
Dr. H. Th. Hillischer (Wien): Schlafgas-Extractionen und Schlafgas-Apparat.
Dr. Timme (Berlin): Metallplatten, direct auf das Gypsmodell zu stampfen mittelst feinem Schrott.
Dr. Aguilar (Cadix): Appareil du Dr. Telschow pour l'application du chlorure d'éthyle.

Lundi, le 11 (23) Août.

Dr. W. G. A. Bonwill (Philadelphia): Amalgama-filing.
Dr. W. I. Yonger. Traitement de la pyorrhée alvéolaire.
Dr. H. Th. Hillischer (Wien): Schlafgas-Extractionen.
Dr. Aguilar (Cadix): Forceps pour le redressement de dents par la méthode immédiate.
Dr. Hoff (Frankfurt a/M): Plombiren mit elektr. Schwammgold.
Dr. Timme. (Berlin): Warmluftapparat zum Trocknen und Desinfection der Zahnhöhlen und Wurzelcanäle.
Г-нъ И. И. Хрущовъ (Петербургъ): Анэстезія электричествомъ при извлеченіи зубовъ. (Демонстрація эта повторена утромъ 14 Августа).
Dr. Oscar Amoëdo (Paris): Implantation des dents.

Mardi, le 12 (24) Août.

Dr. Bonwill (Philadelphia): Guttapercha-filing.
Mr. Samsioe (Stockholm): Herstellung von Zähnen ohne Platte.
Dr. Schreier (Marienbad): Kali-natrium.
Dr. O. Amoëdo (Paris): Traitement des dents mortes [1]).

Annexes.

Dr. **Pitsch** (Paris):

De l'emploi du bromure d'éthyle dans les cas d'extractions multiples.

P. expose d'abord l'avantage qu'il y a, au point de vue de la prothèse, à enlever le plus rapidement possible tous les chicots qui gènent.

Il passe en revue tous les anesthésiques employés en art dentaire.

Une expérience de cinq années l'a fait s'arrêter au bromure d'éthyle comme agent de choix.

Il l'administre sur un masque en nid de pigeon, et ne se sert jamais d'une compresse. Il inonde la flanelle du masque de médicament sans s'occuper de la dose. Il laisse passer la période d'apnée et n'opère jamais pendant cette période. Il attend le rétablissement de la respiration pour commencer l'opération.

Il a soin de ne pas laisser réveiller son malade pour lui donner une nouvelle dose si l'opération n'est pas terminée; à certains signes d'agitation il reconnaît qu'il va se réveiller, c'est alors qu'il faut lui donner une nouvelle dose de bromure et recommencer encore si besoin est.

---

[1]) Voir communication faite au Congrès dentaire national de Nancy, 1896: Traitement immédiat des dents mortes. Chateauroux, Majesté & Bouchardeau, 1897.

P. a enlevé ainsi dans une seule séance 24 chicots sans que le patient soit plus incommodé que s'il se fût agi d'un seul.

Le bromure d'éthyle présente les avantages suivants. Il permet au dentiste d'opérer chez lui, son malade étant assis. Il conserve donc son bon éclairage auquel il est habitué. Presque jamais de vomissements post-opératoires. Enfin les accidents du bromure d'éthyle sont plus rares qu'avec les autres agents d'anesthésie générale. Pour sa part P. n'a jamais eu la moindre alerte pendant une période de cinq années.

Dr. **W. G. A. Bonwill** (Philadelphia).

The Geometrical and Mechanical Laws of Human Anatomy.

(A contribution from Dentistry to Anatomy).

Half a century nearly has elapsed since I made the discovery, which I have the pleasure at last to contribute.

You may well ask, why have you kept this so long from us?

I have ample reasons, which history, in this, as well as in all history of Men' discoveries, will answer. „Kepler", when he had discovered the „Three Laws of Motion", most philosophically said: „God has waited 6000 years to reveal this to me. I can afford to wait a century to have others receive it". He well knew, it would be years before his generation would even condescend to look into it; and he was correct. Past history was the present, and the coming discoveries must run the same gantlet.

In 1854, when I began life, I had read something of the lines of others, and was prepared for isolation from my fellows and the world.

In all my other works in initiation of appliance in surgery and dentistry there was the same delay of an early and general recognition.

The surgical engine, which I have presented here to this Congress, has been in existence quite 20 years, and prejudice and fear has kept it back from full recognition, save by a few surgeons.

I cannot feel, it was through any ill feeling to dentistry, but rather through that lack of mechanical ability among many surgeons, and because it has been hampered by those, who should have manufactured the first engine.

But it is well, that all new appliances should be well tried in the crucible of time, and all new discoveries also thoroughly sifted, that no mistakes will come therefrom. Then there are many reasons, why I have with held it from you. It was not this discovery that was calculated to save human life, or even prolong it. It was one more to establish the absolute and unchangeable laws underlying the mechanism of the human frame and show the perfection of its movements and give to surgery another link, by which it could depend on law, and no guess work, as rules too much in medecine.

The best reason, I had for not making it public to you, was, when the discovery was made in 1858, I could not have made it intelligible to you, for I had to create the means, by which your senses could grasp the idea.

While I made the first day of its discovery a machine to exactly duplicate the human jaw in all its movements, for my own especial benefit in the practice of my chosen profession (dentistry), although I, as well as my father before me belong to the medical, and could demonstrate mathematically upon a machine, which grew out of the discovery of the law; yet in order to teach by lines and curves as Newton did, in „his Discovery of Gravitation", 28 years were consumed before I drew the last line, that the educated man in geometry and mechanics could grasp the substance, and see its broad application. This you see to day in the large geometrical drawings made from those of the normal size of the human jaw.

Unless your minds have been tutored and exercised in the laws of geometry and mechanics, you cannot realise, what is before you; nor can you see the wonderful working of the human jaw alveol without them and the models.

Of course, I cannot expect even the highly educated man to see it at first glance, for some of you might suppose, I was trying to square the circle, as a celebrated mathematician of London said, when he was shown these drawings of the normal size scale. To know, when you look into the microscope and apparently see with your minds eye, just what another sees, after years of education in that line, with accompanying education in Anatomy in every branch of human research, would be just as preposterous and preserving in you, as to see this subject in its beauties, as I do to-day after nearly 40 years of viewing it.

It is only in the last decade, that I have made any impression on the best men in Dentistry, and I am very reluctant to admit, yet it is a fact, the first one to grasp it, as I saw and taught it, was an educated German from Leipzig, although my own countrymen had it taught them so many years and no progress.

None of you will then ask me a second time, why so long a delay further my hands and brain have been full of the genesis and improvements of machinery to dentistry and surgery in order to raise my profession above so much manual labor and give them the time and surplus energy necessary to the development of their minds in study, discovery and invention.

To day we, on the dental section here in this Congress, would not have had the recognition of the medical branch of the Healing Art, had we not placed ourselves above our early surroundings, and in the short space of a quarter of a century, or since machinally raised us above drudgery, and received our brains, as well as body, to highed flights of usefulness.

While America has done much as the pioneer in our Art, yet I wish to be called a cosmopolitan, since science knows no nationality, and its applications should be universal.

Then, what have I to show and tell you about, which you did not previously know?

Science is the guiding star, and the ruling idea, and principle above mere conjecture, hypothesis and uncertainty. Every truth ushered at this day must be demonstrated and applied, and no one so ill educated, but he can grasp what science through the brains of another has done.

Absolute law is, what we want, and nothing short of this can satisfy the craving of the present age. It must be applicable and useful, and every step in science should be known, let it be ever so much on a mite, and so to day, gentlemen, I ask you to listen to me, fhat I may throw a crumb to give, that I am sure will be nucleus far further thought and from the hard and rough road of the discoverer, investigator and applier for another flight; and finally to that of usefulness to one's fellow-beings, who are at our mercy and call for more perfect systems.

The geometrical and mechanical laws, that govern the machinery of the human frame could not have been discovered and worked out in every detail, except by just such a step and through the means applied here.

In this case we have a perfect reproduction of one of the most complex of all the organs of the human body, and the only one, which could be removed from its moorings and be replaced by the mechanism of a human mind. It is here a perfect creation, in fact and results. This had to be done before the gums could be discovered. I saw in my mechanical mind, and having the power to create an invention the end from the beginning, and step by step it was worked out.

First this anatomical articulation, which I now show you, was made after the measurement of many human lower gums an equilateral triangle. This done, the most difficult task was to place in it a set of artificial teeth, to do what, I say, God did in the begining, or was placed in the first man.

Without these laws the world of machinery and enginery of to day could never have been, and where would intelligence have had its usefulness and expansion.

You can see on present application of it to your own special work, it will teach you the laws governing the development of the body; and that proportion and compensation are necessities not only for true development for ourselves now, but we cannot expect to have sound minds, that will work harmonically, unless we have a substantial organism that will work, as well as any watch, where every part is interchangeable, and its life will not go for an instant, if the least dust reaches its heart or balance, wheel or regulator. Nor can it expect to reach old age should any point chafe from not recognising mechanical law in its construction.

Suppose you then, that our bodies made by the same laws, can go on indefinitely healthy, or up to the standard that time demands.

I am sure then, you will grant me, that posterity cannot go to a higher perfection, unless we now study, what will make us proportional in every fact, that the results will ensure longer life and a happier one, as proportion and compensation must be the rule. The old Greeks and Troyans understood this, and applied it to the making of a race of men, who physically were perfectly developed. But unfortunately the moral side of the equilateral triangle was left out and the great equalizer of man allowed him with all this two sided angular life to loose his power, first over himself, and then he was an easy prey to his surroundings his lust and appetites.

Polycletus (an old artist) 250 years before Christ taught his disciples, that the general proportion of the human body was governed by the equilateral triangle and the circle and square, and to this day no artist has made the least advance upon the law he formulated, as their guide. It gave the laws of proportion, and told the lengh of each bone and how artistic work should procced by relying upon the true model revealed so long ago by him. They cannot get away from his rule.

The free-mason, from time immemorial, has ever done his work inside his lodge and out of it by the dividers, and a rule or straight edge.

The old Egyptians, without they had been conversant with geometry, could never have reared their structures, and left in all time monuments that defy art and skill to change to a higher perfection.

And, gentlemen, I, from my understanding of it, see, that the supreme architects of the universe had only what we free masons have to go by as tools and with geometry, as a law or rule with the intelligence to create organic forms of any shape he pleased, but he had to conform to the laws governing organic structure, as well as the architecture of inorganic structure. „Intelligence must rule sapience" It has taught me at least, that I could not have done this, without it had been done by some superior intelligence and power to design and form into an organic living subject, and that I am but a mere tool in its reproduction.

Plato saw the significance of what he called „the wonderful number 12" When you subdivide it, you come to the figure 3, and anything less, than this has no significance, as the figure 1, nor 2 would have no power to form any shape. One (1), is a point; 2 is another point, between 1 and 2 we have a line, from which is reared the equilateral triangle, the basis of all form in inorganic and organic life. It is the alpha and the omega. Before man ever reared a structure, we had the hexagon cell of the honey-bee, which that creature built wisely and well, and it cannot be improved. It is six equilateral triangles put together to constitute a form or organisation, that we see duplicated in the enamel of the teeth of man, and in inorganic life. It allows of no change. It is ultimate! No more perfect construction can be reared by God or man! Here is thought beyond. Hence, I say, and you may think so arrogantly, that God made the first man equally perfect, as the bee made its cell, as I will, I thrust demonstrate to your satisfaction, that, if you cannot overthrow these laws shown, as in these charts, then you must give up any preconserved ideas of a force, power, or intelligence beyond man, which had no power to make a law, nor design an organisation, nor build a world; nor a living organic being. All this, gentlemen, will raise your minds to greater nobility and generosity for those, who may come hereafter, who discover unknown laws: and you will have a deference for the old Egyptians, who saw, by some revelation, laws, by which they showed themselves organisers of inorganic structures, that are now almost human, for they speak to us in no unknown or unmistakable tongue.

Here let me by degrees show you the steps I had to take to find out by these drawings, how to teach others the development of an organic structure and by simply tracing a point to a line and from this all shapes and forms, and with intelligence back to all I know the same structure, that you see in the human gums, as was or must have been made in the begining of organisation. You have waited to hear the laws!

What is your discovery?

It is said „Necessity knows no law". This is a great mistake!

It is also said „Necessity is the mother of invention" This is equally untrue. The greatest discoveries and inventions have long preceded their necessity, as the delay in their recognition alone proves.

In 1858, after practicing dentistry in 4 years, I discovered, that „the lower jaw of man was an equilateral triangle".

To my mechanical and inventive talent this find struck deep into my nature; and I saw in it a significance in its application to the making artificial teeth, which, up to that time, I had done with comparative skill and satisfaction.

The result of this discovery was, what I now show you, as the first practical output, which nearly 40 years has clinched, as an absolute reproduction of the human jaw, and which during all these years, I have never been able to make any change whatever in its mechanism, while all my own inventions I have personally swept away to be replaced by something better, simpler and less complex.

But this, gentlemen, stands to day without an improvement by any mortal and I have said—God cannot change an equilateral triangle.

The productions of this anatomical jaw, or articular, are here to shown you, that even you will say the same thing, that it reaches an ultimate principle, beyond which God, nor evolution, cannot go.

To assure you, that, I think, I know, what your own educated senses can take in and follow me. I say- educated, because to you, who know nothing of geometrical or mechanical laws, it will be an unprofitable lesson further, than that you will have to admit, that it takes your way beyond the bounds of time, sense, and space. To you, who are in this section, let me say, you can grasp the revelation of these models, and you will have to grant, as did a highly educated boy, that I had in my office with all his infidels, and as a profound evolutionist, after witnessing me place in this instrument a full set of teeth, such as you see here in these articulation. He said „Doctor, if there be any such a being, as a God, he could not do any more, than you have shown me".

It is perfect, because it produces an organization, that not only rivals the most perfect set of natural teeth, but it shows, that no other arrangement of the human teeth could have been made to result in a higher efficiency, or usefulness; and that is first what I claim in the Laws, by which I perform this work.

Before I commence the description of the drawings, I wish you. who want to know, what I am doing, to give me your immediate and sole attention, and note down any thought, that may occur to you, that needs a reply from me, when I am done. and please not say a word to your friend on either side of you, as it will frustrate and make it unpleasant to me.

When you have gone to your homes, and made this your study, you will grant, that it is a revelation, and adds to your knowledge of the absolute precision, by which everything has been done in nature; and that you, as surgeons, should endeavour to produce similar results, the easier by knowing law and in being familiar with the human frame.

To anatomy it belongs, and it will be found in the next edition of group.

To the dental section its value is beyond calculation, since it gives to him a basis, that runs through all his operations upon the human teeth, and, as we are now a part of your body, we can ask you for a fair showing upon this discovery.

Claim 1. — That the human jaw and teeth show, beyond doubt, the workings of absolute laws, which gave them the highest efficiency, and from which organization there could be no change, except retrogressive, not progressive; not to a higher form.

Claim 2. — The human jaw is based for its organization and workings upon the principles of the equilateral triangle, which, as well, underlie the shape of every tooth and the numbers to occupy that equilateral space.

Claim 3. — Given the length of one arm of this triangle, say four (4) inches, and it can be shown from this alone, how, whatever or whoever made the first human jaw, that with a pair of dividers and a straight edge the size, shape and number of each tooth in both upper and lower jaws and their absolute places therein were made; and further what should be the exact arch containing the six incisors in both jaws, and the action in mastication, and incising of food.

Claim 4. — That the human jaw is no exception to this rule. That the proportions of the human body are founded on the equilateral triangle and unless so, no fitter organization could have ever existed, or been brought into being, nor could it ever have been reached, unless by the same rule at the very beginning of its existence.

Claim 5. — That if the hexagon cell of the honey bee, which cell existed before man, is incapable of change to make it fitter for the object, for which it was designed, then we can claim it, as a precedent, that the same principle in the human jaw is none the less true and demonstrable.

Claim 6. — I claim not only to have discovered the laws, by which organizations are made, but have perfected the drawings from these laws, by which any skilled artisan, or mechanic, can reproduce and duplicate, artificially, what the working model here presented demonstrates, and its action shows beyond doubt the highest efficiency in such an arrangement, based simply on the principle of the equilateral triangle.

Claim 7. — If the human mind cannot conceive of a fitter organization, than what is here demonstrated, and produce it from the laws and principles of evolution, then there can be no progression to a higher state, that can form a basis of argument for the evolutionist.

Claim 8. — That, if no one can show any fraud in this work and the claim of "an ultimatum having been reached„ by a human being, it must follow, that nature, who had the first chance at the building of organizations, must have done her best and made the very fittest in the beginning.

Claim 9.—It is claimed, that natural selection could only have reproduced a pre-existing organ, or organism, or previous type, and could add no new organ, or alter the form of the preexisting one to higher efficiency.

Claim 10.—That mechanical means, which can only be externally applied, cannot even reproduce an existing type, let alone form an additional organ, or organism.

Claim 11.—There is no proof, that when any organ has once been lost, that it has ever been reproduced in the same animal; in the progeny, the same organ will again appear, but nature will patch up in order to prolong life, but never in one lifetime make the effort to ever reproduce the lost organ, or lay foundation in the offspring to make an additional organ, either like the original, or make one of a higher efficiency.

Claim 12.—The human jaw (to the glory of dentistry) furnishes one of the strongest or most absolute proofs of Claim 10 in the reproduction of the temporary set of teeth, which when completely lost at the age fifteen, again appear in the offspring, when there was no such organism existing at the time of procreation to give birth to an entirely new temporary set in that offspring.

Claim 13.—The dental apparatus affords the best proof of the workings of a practical scientific workman from preexisting laws, and nothing but intelligence, and a personality could have ever conceived, and made such organs and organisms, and no further proof is needed of the purely scientific productions given in this discovery.

To those, who have been ready to ridicule this idea, let them look into the histories of the work of the Egyptians, their pyramids, temples and monuments. Their calculations were largely based on this equilateral triangle, and led to their works being so perfect, that in the obelisk alone, not a line has ever been changed to make it more perfect.

Polyclitus, an artist 500 years before Christ, saw that in the equilateral triangle, square and the circle, he had the laws and rules to show the perfect proportions of the human body. In all these years no change has been made in his directions; so say artists.

Plato placed this angle, as the most important of all geometrical work; and as a purely scientific mind, he ignored all men, as unscientific unless possessed of geometrical knowledge, as known at that age most perfectly. Come down to the present day, and you will find in this angle a law, that no mechanician, or artist, can afford to ignore.

See, how the circle is divided into 360 degrees, and these again into the hexagon of 60 degrees, upon which even the honey bee has founded its cell of equilateral triangles.

Its importance is as great, as that of the circle, of which it is only a sixth, and is equally perfect because it fills space perfectly, and no more or less can be crowded into the lines given.

No development of the equilateral triangle can be made, except to carry out the geometrical laws, on which it is based and is the first practical shape given after the „point—to a straight line—the shortest distance between two points—to a circle.“

It is the basal angle of all development of form. It is proven beyond doubt in the human jaws, their creation and perpetuation and preservation without change to a higher form of organization, and must ever remain the basis of this complex organism, which cannot be changed to a higher type any more, than its base can be.

From what I have here shown you in this specification or description of the working model of a perfectly reproduced dental organism, with the accompanying drawings and explanation of the laws or rules, underlying the whole discovery, any one conversant with mechanical drawing can construct a perfect set of human teeth, as to size and crown surfaces and their positions without ever having seen an original set, and can reproduce a working model of artificial teeth, which in the mouth shall work perfectly, as in nature. The same rule is followed, as in geometry commencing from a point.

The average jaw measures about four inches from the centre of each condyloid process to the median line at the cutting edge between the inferior central incisors.

The measurement must be taken from the lower jaw, as being the one of motion; the upper has to be made to conform to the special forms and measurements of the lower.

The centre of each condyle, being the centre of motion, rotating on one condyle only, the other describing the arc of a circle by moving forward in the glenoid cavity, is the proper point, from which to measure the angle. The examination, made by me of 4000 dead and at least 6000 living jaws attest this assertion.

The average is four inches, and is as long, as five in many cases of the Indian and Malay, as well as some in all nations.

The few cases, where the angles do not hold true, is among nations, who compress the cranium. The human jaw, left to its own normal development, must always be an equilateral triangle, and it is shown most beautifully and completely in all embryos from the period of formation in the lower jaw. I will go so far, as to state, that, in the designing of the human jaw, it was done by first making the lower; and the dividers, from the same standpoint, while developing the lower, when carried over the arch or outer boundary of the lower, shows the exact size of each upper and the distance they should be from the lower, in order, that in the lateral and forward movement of the lower, one-half of the teeth, or, from the median line to the last molar on one side only, should be in apposition for mastication and incising.

The proportions of the upper teeth to the lower are as exact, as any of the measurements shown.

The size of the arch of the lower jaw must be just onetwelfth of the main circle drawn around the equilateral triangular jaw, or the teeth could not be made to fill the space. To fill the space to perfection in any such an angle it can only be done by throwing everything into an equilateral triangle. No other angles will do it.

The mean diameter of the fourteen lower teeth, in line, measures the same, as one line of the equilateral; when these fourteen teeth are thrown into a circle, they should completely fill that circle.

The six incisors' mean diameter, in line, measure the same, as the two bicuspids and two molars on either side, forming again an equilateral triangle.

The six incisors of lower jaw fill just one-third of the arch, the bicuspids and molars filling the balance of the circle.

The arch of the six incisors in the lower must be one twelfth of the main circle to permit perfect lateral movement and action of all the grinding and cutting surfaces in common in mastication and incising.

As this arch is the one-twelfth of the main circle, so it will be found absolutely correct, that the one-twelfth of this smaller circle will furnish the rule, which gives us the width of the central incisors of the lower jaw, and why they should be the smallest of all the human jaws.

The grinding or masticating surfaces—I use the old nomenclatures— will be found to have the same absolute shape and curves, and each tooth surface varies in depth, as you leave the incisors backward to the molar. They have ever been, and must always be so.

The faces on all sides of each tooth in both upper and lower jaw vary, as you find them in the arch. No one tooth can be substituted for another, nor be interchanged.

The teeth of each human being are so proportioned, that the lower cannot contain the teeth of the father and the upper of the mother, or vice versa. The laws are rigid, or else there would be on smooth working of the teeth one upon the other in action.

It is true for the upper and nether millstones, and we could not ask less of nature's work.

Nature, left to herself, always brings proportion. It is this law, that is herein stated, and if law has any value, as a guide, then we have it to absolute perfection in this most wonderful piece of mechanism, which has no mistake of nature on its face, but, on the contrary, the mark of retrogression everywhere depicted from civilization and man's unwise interference.

To go into every detail of this beautiful piece of wisdom would make us overstep the limit of time assigned.

We will proceed to the description of the working model before us, and the drawings geometrically and mechanically correct to the original scale life size. Kindly, give me your undivided and unprejudiced attention, and when you have gone to your homes and studied the whole subject, as it deserves, you will find, that it is worthy of some consideration, as a truly scientific way of getting at an ultimatum, by which evolution shall be decided to be as much of a fallacy, as it has been an hypothesis.

I beg of you, further, to come to me for private solution of it, where more can be gained than merely as a public listener.

I ask only fair play, and that you watch me as I proceed. I can afford to wait for the verdict.

Dr. **W. G. A. Bonwill** (Philadelphia).

A contribution from dentistry to medicine and surgery.

To have fought and won is always consoling. Success in every battle of life gives new incentive to action. If the maternity of medicine and surgery have ever had a right to feel elated, it is that they have found a specialty worthy of their steel.

No addition to their ranks was ever made, that added more to their nobility than the last acquisition — the 18th section — dentistry is to be congratulated, that she won only in the line of battle against a determined foe. It was well, that resistance should be offered. Nothing is fitted to advance until years of labor have proven the adaptation of the growth to the new surroundings. Affiliation of near akin could not be beneficial until the younger and weaker had shown maturity and expansion of works and thought. Until baptized in adversity, one cannot feel and see the true situation and the relation they bear to the resisting forces.

Whether dentistry is a specialty of medicine or surgery, I shall not stop to argue. It is enough for dentistry to feel exultant at the recognition of the position she holds today before one of the old and learned bodies of men, who themselves at one time, were in their swaddling clothes and pressing for recognition before the world, to ask with a name becoming their efforts. If any laborers have a right to feel proud, we have today, even if we are called a specialty of child of another branch of the healing art. I for one do not feel humbled by the union, nor do I feel proud, only that we have the assurance our manhood has been attained.

A government whose lines run parallel, and are contiguous with our own have recognized us, not in the spirit of the prodigal, but of a rival government, with whom it is well to make terms of agreement, that the relations existing between them, as neighbors heretofore, shall now grow into intimacy, and there shall be exchange of commerce of ideas and works, and that protection shall be guaranteed and inter state relations no longer, be repulsive.

It is not that we are to be merged into one organization without our having certain rights vested in us for separate state actions. As one country can help another, and still be a separate and unique organization, so, we feel, is our lot, as cast by this consummation of our efforts.

No other profession, or association of men, ever were faster elevated to the plains of success. The immense and permanent strides have been made alone in the last two decades. It is not all due to higher education in medical knowledge. The application of machinery and mechanical appliances have given the greatest impetus in relieving the brain of man to be free from the thraldom of so much manual labor.

The mind is released from so much drudgery, that more time is gained for culture from reading and experiment. Men, who were lowly born and with slight education have had hours given them, where before only minutes were theirs. Machinery has brought more money, to place around them more of this world's goods, which also tells upon the elevation of the individual. The increase of operations is freely met by the wonders of the age, and the public are saved in time, pain, money and assurance above all else, that they will receive better results and more lasting.

What machinery has done in civilizing, so can they hope from the precedent set wherever they look, that in no respect is dentistry behind the age. It is really marvellous, when one stops to consider, where we are. History has been made so fast and securely, without, in our case, „repeating itself", that the wonder is „how great is Babylon". We have been brought to a stand, for the moment, by this stopping our coach by the medical men to shake hands and compare notes, before our horses are exchanged for another ride. They do not to ask us to go into their coach, for it is full. It is for comparing notes to see, if we can assist each other in the drive in the long lane before we both meet again at the next hostelry, where we may have another team of laborers drive up at the same time, having made such speed, as we did, when we last met for interchange. Good must grow out of this confederation, and the field of each will be enlarged and harmony of thought and labor must be two-fold more effective in lifting each higher.

Every honorable and efficient M. D. has learned in the last decade, how impotent he is in the treatment of any one of the troubles, that the dentist claims, as his prerogative. Every year, and long before I came to Philadelphia, had I the pleasure of affiliation with M. D's, who were honest enough to confess their ignorance, and especially since I inaugurated machinery for surgery. Dentists have been too uneasy, as to recognition from them. I never did. I knew the day could not be long deferred. I was born and reared in medicine, and my boyhood stamped in often helping my father and in receiving his experience. Associated effort has brought us together, and we could measure ourselves by the half bushel of another. Step by step, then a hop skip and a jump, and at last, with a bound, and we are here almost without feeling it; and, surely, it has been done so gracefully upon the part of all, that we none of us feel, I think, that we are „out of our element".

There is another point I wish to make just here in showing, how circumstances not known to any of you helped materially to consummate this union we are here to forward by our efforts. All here are no doubt aware that the first surgeon in our country, who made the motion for our recognition, was the late lamented Prof. Samuel D. Gross. It was not without a cause he made the suggestion, which was so soon followed by decisive action. Aside from the advance dentistry had made, he was not fully aroused to the consciousness of its great possibilitis until he became intimate with the surgical engine in 1879.

When I perfected this flexible arm of the dental engine, I saw my dreams of its application to surgery could be realized. I at once made the attachment for multiplying speed, and tested it to my fullest satisfaction, and had two engines made for presentation to the Jefferson medical college and the university of Pennsylvania. To be sure, that they would be accepted, I wrote to both Prof. Gross and Agnew. The answer was in the affirmative, by both gentlemen calling at my office immediately thereafter, and upon investigation accepted my offer with seeming pleasure. It was not long before a case occurred in the private practice of Dr. Gross of an exostosis upon the nose of very great hardness, which, he believed, he was incapable of performing without great mutilation of so important and prominent an organ. To the surgical engine it was but a bit. It was no sooner touched than done. The flat-semilunar was stitched in place, and not an unpleasant symptom supervened. Aside from the incision he did not interfere in any way. The nose was restored to its former beauty to the greatest satisfaction of the patient, and Prof. Gross, and without any inflammation.

This at once opened the great heart of that broad minded man, who up to the time of his death was ever ready to send for me, whether in his private or clinical operation whenever the engine could be used. And be it said to the credit of his successor Dr. Samuel W. Gross, he has been ever ready to call in its services, when opportunity offered. So satisfied were these gentlemen of the great value and significance, as an adjunct of surgery, that instead of feeling themselves humbled by asking a dentist to come before their classes, to perform the most difficult part of the operation, they never manifested other than interest and pride. Never once were my hands tied by them.

To still further show his high appreciation of this contribution to surgery from a dentist, he gave me in the last edition of his surgery a higher compliment, than ever was paid me by any dental school or periodical.

As to its history in the university, I will not follow. The Pennsylvania hospital has used it in many operations without assistance, and I learn to their satisfaction. Further on I will name some of its capabilities.

To return to the influence this one instrument had on Prof. Gross so soon after its adoption by him, we must plainly see it was of no little significance. In looking back on my association with that man of great breadth, and almost or quite wanting in that bigotry of so many men in high stations, I can but recall his history in honour to him and to whom we primarily owe our recognition today. You will agree with me, that no one thing had so weighty an argument with him, as this one child of double parentage, which I had the pleasure of engineering. I speak of this, as one incident to show there has been some grounds for this bisexual meeting.

No one can deny, that my assertion in assuming that machinery has done what I claim as much so, as the world at large has been elevated and blessed by the steam engine and especially machinery. Civilization would go back to barbarism were the machinery at a standstill that has carried an irresistible method, as its headlight. Power in dentistry could not be exterminated without relegating it to bygone ages. Looking at it from this eminence then, I can well be pardoned for my strong assertions.

You may ask me, why it has not made greater inroads in surgery, and to be found in many of the offices of M. D's. Why has it not been sold as fast, as the dental engine.

First, there has been even more conservatism in medicine and surgery, and all such radical innovations must have the period of incubation.

The dental engine is a necessity of every minute in the day with dentists, but the surgeon does not treat bones once a week, or, perhaps, months. Beside, capital operations are confined largely to the cities. In no way could there be immense numbers of this engine sold as has been of the dental. The cost to a surgeon of such an apparatus is too much. Such as I first made without the pedal, and while many wrote to me, they would be delighted to have one, if used once a year, yet the expense with so many other instruments could not be entertained. It has, nevertheless, maintained its own, and gradually advanced. The greater efficiency of the ordinary engine has performed any light operations. But for full surgical use, the dental engine has no value. It is both too slow, and no power, and too exhaustive to run by foot alone.

Electricity can drive it, but the ordinary Stow shaft has too much of twist to depend upon it. To attach the motor immediately to the hand piece, such as may be here on exhibition, makes it too unwieldy, and is far from that delicacy of touch so essential to success.

In order to meet this demand of the engine for surgical purposes, I have so modified the dental engine, that it can be used by foot, or by the crank, or by electricity. The same doing for either purpose. By this means, any dentist, who has my combined engine, can give its use to the surgeon of his place without detriment, and go with it to see that all works well. This association of the two professions brings out the qualities of both and begets a liberality, that must be permanent and gratifying.

Could a surgical and dental engine be found in every town, the assurance of the surgeon would be such, as to cultivate a closer relation to our profession who tenders it gratuitously.

The surgeon would not say „we have no need of them. We have done these hundred of years and can be continued". So you can, but the public has something to. say.

The record alone of the medico-chirurgical college of Philadelphia, under the guidance of James Garrotson is one that has a value.

When he was first tendered the use of my surgical engine, he did not accept it. He continued to use for at least a year or two, the ordinary small wheel, white dental engine. It was not until my surgical was presented to the college by a student, that Prof. G. saw its value. He could not keep it, but was pleased to say so great a boon had it been in his hands in performing operations, that could not have been done well by any other means, that had its inventor never given anything else to the world, he had done enough and in his practice.

With one or two exceptions, this is the universal verdict and if such commendations could come while yet it was not comprehended nor its full efficiency known, then imagine what it must be, when surgeons have learned to mechanically adjust instruments, and how to guide them.

Why should it not be used in every operation upon the bones? Every one must admit, that when any portion of a bone has to be removed where there does not exist an artificial opening already, one must be made. That all extra cutting of tissue compounds the danger.

All must admit, that if an opening has to be made, then the

smaller the approach the better. That no more tissue nor bone should be removed than is actually necessary.

That in cutting bone and the periosteum the less lacerated the latter and the smoother the former, the less subsequent ill effects. That if an operation can be curtailed, thereby saving the prolonged time usual by hand operation by all means do so; keep the patient under the anaesthetic no longer than possible.

We must further admit, that the quicker the operation the less shock, and the pain is reduced to a minimum; and, not least of all, the reduction of any operation to greater simplicity giving to the surgeon of limited experience the great advantages of the best operators.

Besides, such an inquiry must open up operations, that the experience with the surgical engine must, as a sequence, come that would otherwise not have been undertaken by hand alone.

What surgeon would any longer use a gimlet, a brace and bit, such as used by carpenters; a chisel driven by a steel hammer, or a wooden, or lead mallet; a saw, coarse enough to rip up an oak plank, a drill or punch that, if many holes are to be made, would take all day; a file or rasp to smooth the angles of a gouged out bone? Who would longer think of cutting off the ends of a fracture by a chain saw or pelting it off with a chisel or mallet? Who would attempt to remove sections of bone, as the quarryman with such utensils and implements, as have come down with surgery? Who would dare a-tempt to cut a stone to pieces in the bladder of a female with at diamond drill and a bow to work it or a brace and bit? Who would remove the whole, or even a part of the superior, or inferior jaw, with any of the means of present day surgery, cutting off half the face also? If a bone needed scraping to renew action, who would dare do it with a gouge, chisel, or bar by hand? Who would care to open into a fractured patella and make the openings for sutures with no better medium, than a common hand awl without regard to the shape of its point? How many resections of former amputations caused by injury to the periosteum from too coarse and dull a saw, suppose you all the sequence?

Let any one familiar with the dental engine watch the workings of the surgical engine, and he will soon determine, that the antiquated means of even modern surgery of the bones must vanish, as a beam of light before one of the glories of modern dentistry.

The queries just made notify you in advance, what to expect of this Goliath of our profession.

Can machinery be made to transmit the delicacy of touch of the human fingers, when it is revolving at ten thousand or twenty thousand revolutions a minute? Can the cold steel be made to feel? If the steel wire can transmit speech so can the most minute object be seen through artificial means, and the revolving point will transmit also as delicate a sensation to the fingers, as in hand operations alone. Can you not tell by contact with a foreign body out of sight, through a delicate metal probe, explores more thoroughly its nature, size etc than even were your fingers directly upon-which latter is not possible-when one is familiar with the anatomy of the bones, he need not see to be convinced, whether normal, or otherwise he need not to dive beneath the surface.

Once explored, the opening ever so small, and with the magic music of the hum of the burr he goes at once for the trouble. The operator, who knows. how to handle it, has no fear whatever of slipping, wounding an artery or even tissue, unduly. Great speed, sharp instruments, the anatomy of the fact in your mind's eye, and one can feel whether he is making progress. If the bone must be entirely removed or only partially, the length of the involved part, the periosteum can be left intact, leaving patches of healthy bone adjacent from which to start a new growth. If a portion of periosteum has to be removed, the burr cuts so keenly under the high revolutions, that no shreds were left, nor is the membrane from the edges of your field of operation.

A bone or a membrane can be tickled so gently, that it is stimulated to renewed action without shock.

The high speed instead of tending to danger is the greatest security in enabling the operator to keep to the spot engaged. Forget not, that with immense speed and sharp instruments the pressure needed to make the burr drill, or saw cut is inversely, as the speed. This secret once known, and ever in mind, you must see the minutest operations are within your grasp and bones no thicker than pasteboard, that, under the force necessary from the old modes of hard operations, would be crushed or so shocked, as to endanger, as much healthy structure, as disease had involved. Take the many cases in the track of the nasal passages, where the resistance to pressure is not great. See, how beautifully a burr, with one side protected, can, by the merest touch in a moment without even an anaesthetic, which I have done, the parts are bevelled, or rebevelled, or made convex, or concave. The sense of touch is remarkable beyond conception to those, who have never had experience. I once had the pleasure (extreme) of removing for Prof. Gross in a private case the bones of the coccyx, which was about the most yielding of anything I ever did. He performed, or, at least, tried to, by the hand gouge, chisel and scraper a similar case a long time before but determined never again to do so unless with better means. To his delight, he saw the bones one by one dissolving under the sharp burr, and in about ten minutes nothing remained, ubt the periosteum with patches of bone upon its whole surface for nucleus.

This was done without once placing my finger in the rectum to support the parts, and not the least of all was that there was no cause for apprehension from the first that irritation could arise or a penetratio into the rectum. The security is beyond peradventure.

An operation more delicate, than this, I had the honor to perform for the first time in history, so far as I know, in the removal from the bladder of a female, a stone the size of a hen's egg and the interior was of great hardness.

It was approached through the vagina, where it was imbedded in the tissues, as no forceps could be passed between the membrane and stone. To dissect it away would have made a frightful wound, and no doubt fatal from many sides. The surgeon in charge of the woman's medical hospital consulted me, as to my engine's ability to assist, or wholly perform the operation. I at once without seeing the case proposed to make a diamond drill of $^1/_8$ in diameter, with which I would permeate its structure from its centre and around this and finally use a Cocnndum & Shellac wheel to run into all the holes made by the diamond. The work proper only required a few minutes, the only detention having occurred from the want of confidence in my method, it seeming to the female M. D's too formidable and hazardous, when the engine, which they had never before seen in operation, was passing like lightning through the hard stone singing as it went. They feared above all, the walls of the bladder would be torn into fragments. Seeing that they could not pass the forceps and defeat must face them, I was allowed uninterruptedly to complete it in the way I began. When completely riddled, I placed in two fingers and the stone fell to pieces, and was removed, and not a vestige of injury or even contact from the drill was observed. No amount of force by forceps could have crushed it, but a slight pressure from within could open the strongest arch.

Let me say, just here, I expect soon to see the day, when I can pass an instrument into the male bladder, catch the stone, envelope and secure it, cut it into dust, wash it out in minute pieces, that will leave no doubt of any remaining particles to be a nucleus to another. This has already been in my mind and modeled, but too many irons are in the fire ahead of this order

While the Listerine method has given us a security for compounding or magnifying a wound, as a port of entry, yet we want but little space and the simplest punctures.

One of the most uncertain of operations has been the union of a fractured patella. How any one would dare a second time to operate by the old method, I cannot conceive unless to try some new or slight advance. The most success yet gained has been where the surgical engine has been used to drill the holes.

I now propose to obviate opening into the patella, and not making a formidable wound, by simply taking the engine and with a spear pointed drill make an opening into the tissues, no larger than the drill itself, making a hole of a given size in each fracture and then cutting a thread (female) into each, by a top, a threaded silver pin of same size by actual measurement, in advance can be inserted, with a screw driver securely without dislodging or injury to the bones and the parts drawn, and held together from without by a simple screw splint easily adjustable at any time, and all from the outside.

The parts have had no extra shock from the operation, nor can the slight puncture made for each threaded pin be likely to set up inflammation even without listerine.

Allow me to speak of the operations about the head 'and face. Until the introduction of this instrument at the Jefferson hospital, quite all growths upon either maxilla of any size involved the enlarging the oral cavity. I am almost ready to guarantee, that the bulk of such can now be done from the mouth alone, even to removing the whole of the inferior jaw and certainly the superior quite to the orbit of the eye or base of brain.

Hemorrhage is greatly reduced, and almost checked in some cases from the force of the blow given by the edge of the burr. The reduction or smoothing roughened bones is nothing to old file or gouge and needs no comment.

The breaking up of a fistula in ano with a rough corundum wheel the size, or rather less of the opening by thoroughly removing the indurated surfaces of the whole track and positively insuring union its entire course is without doubt. It simply rasps it down or off.

These same corundum wheels can be used for denuding the mucous or epithelial surfaces for plastic operations.

Another difficult branch of operations is the reunion of callous surfaces at positions, when the bones cannot be exposed for freshening the joints, and more difficult still to hold the parts in apposition, where the muscles act contrarily. Without seeing the bone, they can have holes drilled in them and a long pin with a screw inserted, by which it can be held while being cut. The same holes can be used for suturing them.

Without enumerating further, the many applications of this little Giant, it must occur to every one of you the broad field it occupies in Modern Surgery. He, who would desire to learn its uses, must stand by the side of the dentist day by day, or for an hour, and he must conclude it to be an untold treasure to the profession, with whom you have lately become more nearly allied, and which has opened up avenues for exploration, and which has not been the least of the many curses, which has brought us to the point wherein recognition of modern dentists could not longer be deferred.

We can well be pardoned for our assumptions and prophecy. Now that the door has been opened for dental section medicine and surgery will soon see, that they have not stooped a peg in this transaction, but that they have added to their reputation a body of men, who can claim to have science, as a basis, whose practice and experiments can but help to reinforce the golden rule.

It cannot be looked upon in the light of an experiment, that must ultimately fail, until our vocation shall have been blotted from the necessities of life's adventure by preventive medicine and dentistry; and better than all, by our combined efforts to find the causes underlying all and anticipating the abnormalities, that now seem to threaten almost extinction of that part of the human race, which was made to last long after the allotted time of growth and usefulness the human teeth. This should be our associated aim, and let it finally, and very soon, be it said to our credit, that even death itself is threatened by extinction. This, then, is the grand goal, and let no rivalry exist in any section of the congress.

Who shall be the first to lay down their weapons? So far as I am personally concerned, I am glad and happy to have lived to see this day and, while I have in a feeble way, helped on, I am not yet too old to renew my grip and apply myself to the surgical branch of the healing art, in which my father so gloried.

In conclusion, I can but say in whatever I am best fitted to serve either, command me.

www.ingramcontent.com/pod-product-compliance
Ingram Content Group UK Ltd.
Pitfield, Milton Keynes, MK11 3LW, UK
UKHW020248180726
13839UKWH00001B/253